JN321570

臨床医学総論

第2版

公益社団法人 東洋療法学校協会 編

奈良信雄 著

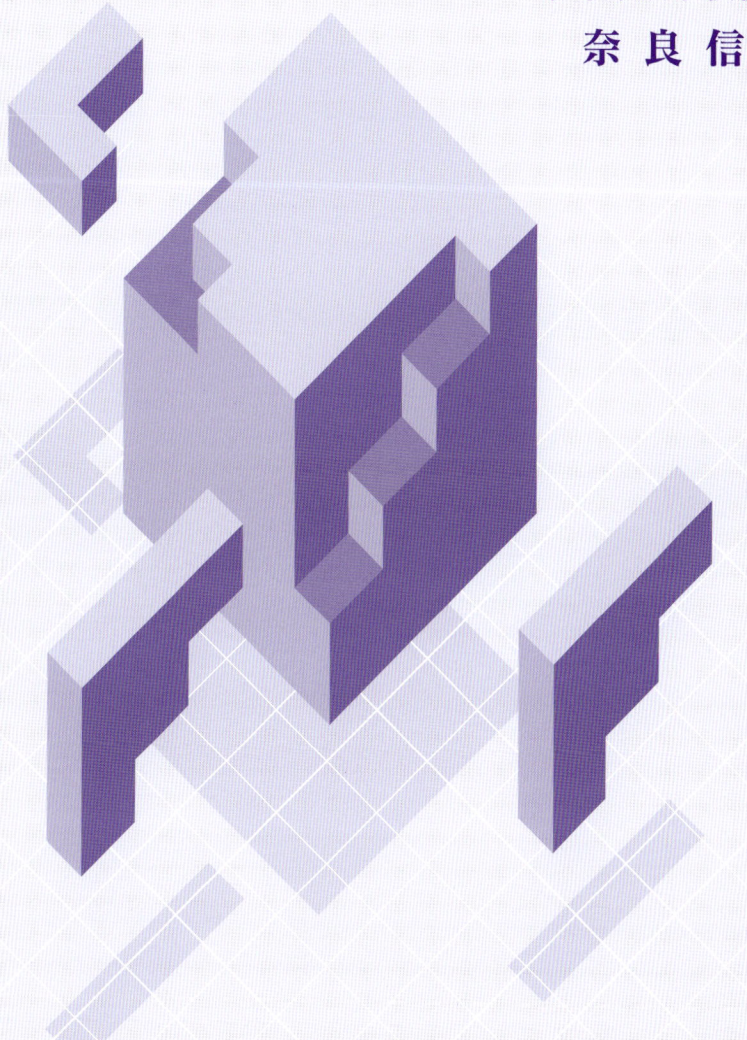

医歯薬出版株式会社

編　者　序

　進展する高齢化社会のなかでは，健康保険の見直し，医療保険の負担増，高齢者の新たな医療負担など，医療分野においても数々の課題が取りざたされている．そうした社会情勢のもと，東洋療法は，治療医学としての範疇にとどまることなく，健康意識の高まりから注目される予防医学においても，また，日本のみならず世界的にも期待が寄せられている統合医療においても，非常に大きな役割を果たせるものと考えられる．

　そして，今後ますますの社会貢献を果たし，あん摩マッサージ指圧師・はり師・きゅう師の活躍の場が広がっていくためには，多様化するニーズに対応していける豊かな知識と技術を備えた医療人の養成が求められている．

　本学校協会では，時代のニーズに応え得る，優れたあん摩マッサージ指圧師・はり師・きゅう師の養成に努めていくため，教育の重要な基礎となる標準教科書の充実に取り組むとともに，教員の資質向上はもとより学術の振興を図る各種事業を通じて，学校教育の質と東洋医学の更なる向上に力を傾注し邁進してきたところである．

　一方，近年の規制緩和の影響などにより，予想を遥かに上回る勢いで養成施設の新増設が相次ぎ，こうした急激な施設の増加は，教育の質の低下が懸念される状況を招き，国民の健康に携わる医療人の質を如何に担保し得るかが問われようとしている．専門学校のみならず大学も含めた教育分野において，質の保証が求められている現在，常に現状の問題点を把握し，時代に合った改善をめざして取り組み続けていくことが肝要である．

　こうした現況をふまえ，ここに改訂教科書を刊行する運びと相成り，本学校協会刊行の標準教科書によって各養成施設での教育がより一層充実され，卒業後，国民医療の一端を担われる学生諸氏の方々が，国民のニーズに応えられる医療人として活躍されることを心から願うしだいである．

　末筆ながら，執筆者をはじめ教材研究部教科書委員会のご尽力と各会員校のご協力に深く感謝を申し上げるものである．

2009 年 2 月

　　　　　　　　　　社団法人（現・公益社団法人）　東洋療法学校協会

　　　　　　　　　　　　　　会　長　谷　口　和　久

公益社団法人 東洋療法学校協会

教材研究部教科書委員会 平成20年 委員名簿（順不同）

部　長　坂本　歩（学校法人呉竹学園）

原田　泉（北海道鍼灸専門学校）
長岡　靖彦（赤門鍼灸柔整専門学校）
松浦由紀子（国際メディカルテクノロジー専門学校）
今井　佳江（埼玉東洋医療専門学校）
森　孝史（大川学園医療福祉専門学校）
大三川万起子（東京医療専門学校）
種田　啓子（東洋鍼灸専門学校）
鈴木　盛夫（早稲田医療専門学校）
船水　隆広（東京医療福祉専門学校）
谷　美樹（東京衛生学園専門学校）
大場　雄二（日本鍼灸理療専門学校）
篠田　英文（長生学園）
黒沢　純一（日本指圧専門学校）
片岡　静子（国際鍼灸専門学校）
岡野亜希子（了徳寺学園医療専門学校）
大野　政明（中央医療学園専門学校）
髙橋　資芳（日本医学柔整鍼灸専門学校）
坂東　臣政（日本健康医療専門学校）
鏡　佳法（東京スポーツ・レクリエーション専門学校）
三田　和紀（新宿鍼灸柔整専門学校）
山下　俊樹（日本工学院八王子専門学校）
高知尾厚志（関東鍼灸専門学校）

青木　昌美（湘南医療福祉専門学校）
鈴木　俊三（呉竹鍼灸柔整専門学校）
曽川小百合（神奈川衛生学園専門学校）
丸山　由美（新潟リハビリテーション専門学校）
水野　浩一（東海医療学園専門学校）
渡邉由美子（専門学校浜松医療学院）
兵藤　平（名古屋鍼灸学校）
清水　洋二（中和医療専門学校）
濱中亜希子（仏眼鍼灸理療学校）
田中　健一（行岡鍼灸専門学校）
安藤　文紀（明治東洋医学院専門学校）
武田　貴司（関西医療学園専門学校）
小林　章子（森ノ宮医療学園専門学校）
藤　仁（履正社医療スポーツ専門学校）
野々井康治（兵庫鍼灸専門学校）
清水佐羊子（朝日医療専門学校岡山校）
尾野　龍一（IGL医療専門学校）
小泉　博幸（四国医療専門学校）
小早川静泰（福岡柔道整復専門学校）
大竹　秀信（鹿児島鍼灸専門学校）
佐藤　格（信州医療福祉専門学校）
鈴木　次郎（大阪医療技術学園専門学校）

協力会員校　広島聖光学園

第 2 版の序

　人を知り，人を理解するのにもっとも有効な手段は，よく話し合い，観察することではないだろうか．同じように，患者を理解し，正しく診断して適切な医療を行ううえで重要なことは，医療面接から始まり，入念な身体診察を行うことが大切である．

　現代の医療では，チーム医療の重要性が叫ばれている．医療は西洋医学を中心とした医師によって実施されることが多い．しかし，手術療法や薬物療法だけでなく，あん摩マッサージ指圧，はり，きゅうなどの東洋療法が有効な患者や疾患も少なくない．栄養療法，理学療法などを主体にする場合もある．このように，個々の患者をめぐって，さまざまな専門性をもつ医療職が参画して診療に当たることの意義は大きい．

　チーム医療を安全に，かつ効果的に実践するには，すべての医療職種が適切な診察法を理解し，主たる症候に精通しておくことが必須である．誤った判断に基づいた医療を行えば，効果はないばかりか，かえって有害事象が発生しないともかぎらない．この意味で，患者との医療面接技法，診察法，症候については，すべての医療職にその十分な理解と，技能の習得が望まれる．

　本書では，とくに東洋療法を実践するうえで必要な臨床医学全般についての知識を紹介することにした．第1版は1991年に発行され，これまで改変を重ねつつ，多くの読者に利用されてきた．この間，医療面接技法や診察技法が大きく変わることはなかった．しかし，その後も医学・医療は発展を遂げ，かつ社会環境や経済状況の変化に応じて，少子高齢化社会の到来，疾患構造の変化など，医療をめぐってさまざまな変化が生じてきた．そこで，このたび，内容を刷新することにし，新たに第2版として上梓することにした．

　ぜひ本書をご利用いただき，臨床医学についての理解を深めていただきたいと思う．本書の編集にご尽力いただいた，社団法人東洋療法学校協会に深謝する．

2009 年　春

著者　奈　良　信　雄

目　次

第1章　診察の概要　　1

1. 診察の意義 …………………………… 1
2. 診察の一般的心得 …………………… 2
3. 関連用語の理解 ……………………… 2
   1）予　後 …………………………… 2
   2）転　帰 …………………………… 3
   3）自覚症状 ………………………… 3
   4）他覚症状 ………………………… 3
4. 診察法の種類 ………………………… 4
5. 診察の順序 …………………………… 4
   1）医療面接（問診） ……………… 4
   2）身体診察 ………………………… 5
6. 記録の目的と内容 …………………… 6

第2章　診察の方法　　9

1. 医療面接（病歴聴取） ……………… 9
   1）意義と方法 ……………………… 9
   2）注意事項 ………………………… 10
   3）主　訴 …………………………… 11
   4）現病歴 …………………………… 12
   5）既往歴 …………………………… 13
   6）社会歴 …………………………… 13
   7）家族歴 …………………………… 14
   8）POS ……………………………… 14
      (1)基礎データ …………………… 15
      (2)問題リスト …………………… 16
      (3)初期計画 ……………………… 16
      (4)経過記録 ……………………… 18
      (5)退院時要約 …………………… 18
2. 視　診 ………………………………… 19
   1）意義と方法 ……………………… 19
   2）注意事項 ………………………… 19
3. 触　診 ………………………………… 20
   1）意義と方法 ……………………… 20
   2）注意事項 ………………………… 21
4. 打　診 ………………………………… 21
   1）意義と方法 ……………………… 21
   2）注意事項 ………………………… 22
   3）打診音の種類 …………………… 22
      (1)清　音 ………………………… 22
      (2)濁　音 ………………………… 22
      (3)鼓　音 ………………………… 23
5. 聴　診 ………………………………… 23
   1）意義と方法 ……………………… 23
   2）注意事項 ………………………… 23
   3）聴診音の種類 …………………… 24
      (1)呼吸音 ………………………… 24
      (2)心　音 ………………………… 25
      (3)腸雑音 ………………………… 26
      (4)血管雑音 ……………………… 26
6. 測定法 ………………………………… 26
   1）意義と方法 ……………………… 26
   2）注意事項 ………………………… 26
7. 神経系の診察 ………………………… 27
   1）診察と意義 ……………………… 27
      (1)感覚検査 ……………………… 27
      (2)反射検査 ……………………… 27
   2）注意事項 ………………………… 28
      (1)感覚検査 ……………………… 28

(2)反射検査 …………………………… 28

第3章 生命徴候（バイタルサイン）の診察　29

1. 体温 …………………………… 29
   1）正常体温 …………………… 30
   2）体温の異常 ………………… 30
   3）熱型 ………………………… 30
   4）低体温 ……………………… 31
   5）皮膚温 ……………………… 31
2. 脈拍 …………………………… 31
   1）正常脈拍 …………………… 32
   2）頻脈 ………………………… 33
   3）徐脈 ………………………… 33
   4）不整脈 ……………………… 33
3. 血圧 …………………………… 34
   1）測定法 ……………………… 34
   2）正常血圧 …………………… 35
   3）高血圧 ……………………… 35
   4）低血圧 ……………………… 36
4. 呼吸 …………………………… 37
   1）正常呼吸 …………………… 37
   2）呼吸の異常 ………………… 37

第4章 全身の診察　41

1. 顔貌，顔色 …………………… 42
   (1)無欲状顔貌 ………………… 42
   (2)ヒポクラテス顔貌 ………… 42
   (3)仮面様顔貌 ………………… 43
   (4)満月様顔貌 ………………… 43
2. 精神状態 ……………………… 43
   1）意識状態 …………………… 43
   2）知能 ………………………… 44
   3）感情 ………………………… 45
   4）協調性 ……………………… 45
   5）見当識 ……………………… 45
3. 言語 …………………………… 46
   1）構音障害 …………………… 46
   2）失語症 ……………………… 47
4. 身体計測 ……………………… 48
   1）四肢の長さと周径 ………… 48
   (1)上肢の周径 ………………… 48
   (2)下肢の周径 ………………… 49
   2）身長 ………………………… 49
   3）体重 ………………………… 49
   4）胸囲 ………………………… 49
   5）座高 ………………………… 49
5. 体型・体格 …………………… 50
   (1)巨人症 ……………………… 50
   (2)低身長症 …………………… 50
6. 栄養状態 ……………………… 51
   1）標準体重 …………………… 51
   2）肥満 ………………………… 51
   3）やせ ………………………… 52
7. 姿勢と体位 …………………… 52
   (1)マン・ウェルニッケ肢位 … 52
   (2)パーキンソン病の肢位 …… 52
   (3)除脳硬直 …………………… 52
   (4)除皮質硬直 ………………… 53
   (5)後弓反張 …………………… 53
   (6)エビ姿勢 …………………… 54
   (7)起座位 ……………………… 54
8. 歩行 …………………………… 54
   1）異常歩行 …………………… 54
   (1)突進歩行 …………………… 54

⑵痙性片麻痺歩行 …………………… 54
⑶痙性対麻痺歩行 …………………… 55
⑷失調性歩行 ………………………… 55
⑸鶏　歩 ……………………………… 55
⑹動揺性歩行 ………………………… 55
⑺ヒステリー性歩行 ………………… 56
⑻間欠性跛行 ………………………… 56
⑼トレンデレンブルグ歩行 ………… 56
⑽疼痛性跛行 ………………………… 56
⑾随意性跛行 ………………………… 56

9. 皮膚，粘膜，皮下組織 …………… 57
1）色調の変化 ………………………… 57
2）発　疹 ……………………………… 58
　⑴原発疹 …………………………… 58
　⑵続発疹 …………………………… 58
3）血管拡張 …………………………… 62

4）出血斑 ……………………………… 62
5）浮　腫 ……………………………… 62
6）発　汗 ……………………………… 63
7）体　毛 ……………………………… 64
8）レイノー現象 ……………………… 64
9）瘙　痒 ……………………………… 64

10. 爪の状態 ………………………………… 65
1）色 …………………………………… 65
2）形 …………………………………… 65

11. リンパ節 ………………………………… 66
1）リンパ節腫脹 ……………………… 66

12. その他の一般的状態 ………………… 68
1）食　欲 ……………………………… 68
2）睡　眠 ……………………………… 68
3）便　通 ……………………………… 69
4）排　尿 ……………………………… 69

第5章 局所の診察　71

1. 頭　部 ……………………………………… 72
⑴大頭症 ……………………………… 72
⑵水頭症 ……………………………… 72
⑶小頭症 ……………………………… 72
⑷脱毛症 ……………………………… 72

2. 顔　面 ……………………………………… 73
⑴顔面の麻痺 ………………………… 73
⑵腫　脹 ……………………………… 73

3. 眼 …………………………………………… 74
1）眼の診察 …………………………… 74
　⑴視　力 …………………………… 74
　⑵視　野 …………………………… 74
　⑶眼　瞼 …………………………… 75
　⑷眼瞼下垂 ………………………… 75
　⑸結　膜 …………………………… 76
　⑹眼球突出 ………………………… 76
　⑺瞳孔異常 ………………………… 76
　⑻眼球運動の異常 ………………… 76
　⑼複　視 …………………………… 76

⑽ホルネル症候群 ………………… 76
⑾ベル現象 ………………………… 77
⑿眼　振 …………………………… 77
⒀眼底所見 ………………………… 77

4. 鼻 …………………………………………… 78
⑴嗅　覚 ……………………………… 78
⑵変　形 ……………………………… 78
⑶鼻翼呼吸 …………………………… 78

5. 耳 …………………………………………… 78
⑴聴　力 ……………………………… 79

6. 口　腔 ……………………………………… 79
⑴口唇色 ……………………………… 79
⑵口　臭 ……………………………… 79
⑶味　覚 ……………………………… 80
⑷舌の異常 …………………………… 80
⑸口腔粘膜の異常 …………………… 80
⑹歯の異常 …………………………… 81
⑺咽頭と扁桃の異常 ………………… 81
⑻喉頭の異常 ………………………… 82

7. 頸　部 …………………………… 82
(1)項部硬直 …………………………… 82
(2)甲状腺腫 …………………………… 83
(3)唾液腺腫脹 ………………………… 83
(4)リンパ節腫脹 ……………………… 83
(5)斜　頸 ……………………………… 84
(6)翼状頸 ……………………………… 84

8. 胸　部 …………………………… 84
(1)胸郭の大きさと対称性 …………… 84
(2)鳩　胸 ……………………………… 84
(3)漏斗胸 ……………………………… 85
(4)ロザリオ胸（肋骨念珠）………… 85
(5)樽状胸 ……………………………… 85
(6)肺肝境界 …………………………… 85

9. 乳　房 …………………………… 85
(1)圧　痛 ……………………………… 85
(2)腫　瘤 ……………………………… 85
(3)女性化乳房 ………………………… 86

10. 肺・胸膜 ……………………… 86
(1)声音振盪 …………………………… 86
(2)肺の打診 …………………………… 86
(3)正常呼吸音 ………………………… 86
(4)呼吸音の異常 ……………………… 87

11. 心　臓 ………………………… 88
(1)心尖拍動 …………………………… 88
(2)心濁音界 …………………………… 88
(3)正常心音 …………………………… 88
(4)心音の異常 ………………………… 89
(5)心雑音 ……………………………… 89

12. 腹　部 ………………………… 90
(1)皮膚線条 …………………………… 90
(2)腹壁静脈の怒張 …………………… 91
(3)腹壁の緊張・膨隆・陥凹・腫瘤 …… 91
(4)圧痛（マックバーネ点，ランツ点，ボアス点）………………………………… 92
(5)筋性防御 …………………………… 92
(6)ブルンベルグ徴候 ………………… 93
(7)腹　水 ……………………………… 93
(8)鼓　腸 ……………………………… 94
(9)鼓　音 ……………………………… 94
(10)グル音 ……………………………… 94
(11)血管雑音 …………………………… 95
(12)腹部内臓の触診（胃，腸，肝臓，腎臓，脾臓，胆嚢，膵臓）……………… 95
(13)直腸・肛門の診察 ………………… 96
(14)外性器の診察 ……………………… 97

13. 背　部 ………………………… 98
1) 脊柱の異常 …………………………… 98
2) 圧痛, 筋緊張, 筋萎縮 ……………… 99

14. 四　肢 ………………………… 100
1) 上肢の変形 …………………………… 100
(1)下垂手（落下手）………………… 100
(2)猿　手 ……………………………… 100
(3)鷲　手 ……………………………… 100
(4)関節リウマチの手指の変形 ……… 100
(5)ヘバーデン結節, ブシャール結節 …… 102
(6)太鼓ばち指 ………………………… 102
(7)デュピュイトラン拘縮 …………… 102
(8)鋤　手 ……………………………… 103
(9)くも状指 …………………………… 103
2) 下肢の変形 …………………………… 103
(1)膝の変形 …………………………… 103
(2)足の変形 …………………………… 103

第6章 ❋ 神経系の診察　　　　　　　　　　105

1. 感覚検査法 ……………………… 106
1) 意義と方法 …………………………… 106
2) 感覚検査を行う際の注意 ………… 106
3) 表在性感覚検査 …………………… 107
(1)触・圧覚 …………………………… 107
(2)痛　覚 ……………………………… 108

- (3)温度覚 …………………… 108
- 4）脊髄神経デルマトーム …………… 108
- 5）深部感覚検査 …………………… 109
  - (1)位置覚 …………………… 109
  - (2)振動覚 …………………… 110
  - (3)深部痛覚 …………………… 110
- 6）複合感覚（識別感覚）検査 …… 110
  - (1)二点識別覚 …………………… 110
  - (2)皮膚書字試験 …………………… 111
  - (3)立体認知 …………………… 111
  - (4)局所覚 …………………… 111
- 7）病変部位別の感覚障害 …………… 111
  - (1)大脳皮質の障害 …………………… 111
  - (2)視床の障害 …………………… 111
  - (3)脊髄の障害 …………………… 112
  - (4)末梢神経の障害 …………………… 112

2. 反射検査 …………………… 113
- 1）意　義 …………………… 113
- 2）反射検査の方法と注意事項 ……… 114
- 3）表在性反射 …………………… 114
  - (1)粘膜反射 …………………… 115
  - (2)皮膚反射 …………………… 115
- 4）深部反射 …………………… 116
- 5）自律神経反射 …………………… 119
- 6）病的反射 …………………… 119
  - (1)上肢の病的反射 …………………… 119
  - (2)下肢の病的反射 …………………… 120
- 7）原始反射 …………………… 121

3. 脳神経系の検査 …………………… 123
- 1）脳神経 …………………… 123
- 2）対光反射 …………………… 125
- 3）輻輳反射 …………………… 125
- 4）リンネ検査 …………………… 125
- 5）ウェーバー検査 …………………… 125

4. 髄膜刺激症状検査 …………………… 126
- 1）項部硬直 …………………… 126
- 2）ケルニッヒ徴候 …………………… 126
- 3）ブルジンスキー徴候 …………………… 127
- 4）ジョルト・サイン …………………… 127

5. その他の検査 …………………… 127
- 1）高次脳機能検査 …………………… 127

第7章　運動機能検査　129

1. 運動麻痺 …………………… 129
- 1）運動麻痺の分類 …………………… 131
- 2）上位運動ニューロン障害（錐体路系障害） …………………… 131
- 3）下位運動ニューロン障害 …………… 131
- 4）錐体外路系障害 …………………… 131

2. 筋肉の異常 …………………… 132
- 1）筋萎縮 …………………… 132
- 2）筋肥大 …………………… 133
- 3）仮性肥大 …………………… 133
- 4）筋トーヌスの異常 …………………… 133
  - (1)痙直・固縮 …………………… 134
  - (2)筋トーヌスの低下 …………………… 134

3. 不随意運動 …………………… 134
- 1）痙　攣 …………………… 134
- 2）振　戦 …………………… 135
- 3）舞踏運動 …………………… 136
- 4）アテトーゼ …………………… 136
- 5）バリスムス …………………… 136
- 6）ジストニー …………………… 136
- 7）ミオクローヌス …………………… 137
- 8）チック …………………… 137

4. 協調運動 …………………… 138
- 1）運動失調 …………………… 138
- 2）運動失調の検査法 …………………… 138

5. 起立と歩行 …………………… 140
- 1）片足立ち検査 …………………… 140
- 2）継足歩行 …………………… 140

3）つま先歩行 …………………… 140	1）頸部・胸部の検査 …………… 145
4）踵歩行………………………… 140	⑴頸椎疾患のテスト法 ………… 145
5）ロンベルグ徴候 ……………… 141	⑵胸郭出口症候群の検査法…… 146
6）登はん性起立（ガワーズ徴候）… 141	2）肩関節の検査 ………………… 146
6．関節可動域検査 ………………… 142	⑴上腕二頭筋長頭腱伸展検査法 … 147
1）概　要………………………… 142	⑵ペインフルアーク徴候 ……… 147
7．徒手筋力検査法 ………………… 143	⑶ダウバーン徴候 ……………… 147
1）概　要………………………… 143	⑷インピンジメント徴候 ……… 148
8．日常生活動作 …………………… 144	3）腰・下肢の検査 ……………… 148
1）概　要………………………… 144	4）股関節の検査 ………………… 149
9．徒手による整形外科学的検査法 145	5）膝関節の検査 ………………… 150

第8章　その他の診察　　153

1．救急時の診察 ………………… 153	3．小児の診察 …………………… 155
2．女性の診察 …………………… 154	4．高齢者の診察 ………………… 156

第9章　臨床検査法　　157

1．一般検査 ……………………… 159	リット …………………………… 162
1）尿検査の概要 ………………… 159	⑶網赤血球 ……………………… 162
⑴尿　量 ………………………… 159	⑷白血球数，分類 ……………… 163
⑵尿の色 ………………………… 159	⑸血小板数 ……………………… 163
⑶尿比重 ………………………… 160	⑹出血時間 ……………………… 163
⑷pH …………………………… 160	⑺凝固機能検査 ………………… 163
⑸蛋　白 ………………………… 160	4）髄液検査の概要 ……………… 164
⑹尿　糖 ………………………… 160	2．血液生化学検査 ………………… 165
⑺ビリルビン …………………… 160	1）血液生化学検査の概要 ……… 165
⑻ウロビリン体 ………………… 160	⑴総蛋白，アルブミン，蛋白分画，A／G比
⑼ケトン体（アセトン体） …… 161	………………………………… 165
⑽尿沈渣 ………………………… 161	⑵血　糖 ………………………… 165
2）便検査の概要 ………………… 161	⑶糖化蛋白 ……………………… 165
⑴潜血反応 ……………………… 161	⑷コレステロール ……………… 166
⑵寄生虫検査 …………………… 162	⑸トリグリセリド（中性脂肪） … 166
3）血液検査の概要 ……………… 162	⑹尿素窒素（BUN） …………… 166
⑴赤血球沈降速度（赤沈） …… 162	⑺クレアチニン（Cr） ………… 166
⑵赤血球，ヘモグロビン（血色素），ヘマトク	⑻尿　酸 ………………………… 166

⑼ビリルビン ……………………… 167
⑽血清トランスアミナーゼ AST（GOT），
　ALT（GPT） ……………………… 167
⑾アルカリホスファターゼ（ALP） …… 167
⑿γ-グルタミルトランスペプチダーゼ
　（γ-GT） ………………………… 167
⒀乳酸脱水素酵素（LD） ……………… 168
⒁クレアチンキナーゼ（CK） ………… 168
⒂C 反応性蛋白（CRP） ……………… 168
⒃抗ストレプトリジン O（ASO） …… 168
⒄抗ストレプトキナーゼ（ASK） …… 168

3. 生理学的検査および画像診断の概要 …… 169

1）心電図検査 ……………………… 169
2）筋電図検査 ……………………… 169
3）脳波検査 ………………………… 169
4）呼吸機能検査 …………………… 170
5）基礎代謝検査 …………………… 170
6）超音波検査（エコー検査） ……… 171
7）エックス線検査 ………………… 171
8）コンピュータ断層撮影（CT） …… 172
9）MRI（磁気共鳴画像） …………… 172
10）サーモグラフィ ………………… 172
11）シンチグラム …………………… 173
12）ポジトロン CT（PET） ………… 174
13）内視鏡検査 ……………………… 174

第 10 章 おもな症状の診察法　181

1. 頭　痛 …………………………… 182
⑴定義・概念／⑵病態生理／⑶分類および原因疾患／⑷臨床症状／⑸検査と鑑別診断／⑹治療

2. 顔面痛 …………………………… 185
⑴定義・概念／⑵病態生理／⑶分類および原因疾患／⑷臨床症状／⑸検査と鑑別診断／⑹治療

3. 歯　痛 …………………………… 186
⑴定義・概念／⑵病態生理／⑶分類および原因疾患／⑷臨床症状／⑸検査と鑑別診断／⑹治療

4. 眼精疲労 ………………………… 187
⑴定義・概念／⑵病態生理／⑶分類および原因疾患／⑷臨床症状／⑸検査と鑑別診断／⑹治療

5. 鼻閉・鼻汁 ……………………… 188
⑴定義・概念／⑵病態生理／⑶分類および原因疾患／⑷臨床症状／⑸検査と鑑別診断／⑹治療

6. めまい …………………………… 189
⑴定義・概念／⑵病態生理／⑶分類および原因疾患／⑷臨床症状／⑸検査と鑑別診断／⑹治療

7. 耳鳴り …………………………… 191
⑴定義・概念／⑵病態生理／⑶分類および原因疾患／⑷臨床症状／⑸検査と鑑別診断／⑹治療

8. 難　聴 …………………………… 192
⑴定義・概念／⑵病態生理／⑶分類および原因疾患／⑷臨床症状／⑸検査と鑑別診断／⑹治療

9. 咳・痰 …………………………… 193
⑴定義・概念／⑵病態生理／⑶分類および原因疾患／⑷臨床症状／⑸検査と鑑別診断／⑹治療

10. 息切れ（呼吸困難） …………… 195
⑴定義・概念／⑵病態生理／⑶分類および原因疾患／⑷臨床症状／⑸検査と鑑別診断／⑹治療

11. 動　悸 ………………………… 198
⑴定義・概念／⑵病態生理／⑶分類および原因疾患／⑷臨床症状／⑸検査と鑑別診断／⑹治療

12. 胸　痛 ………………………… 200
⑴定義・概念／⑵病態生理／⑶分類および原因疾患／⑷臨床症状／⑸検査と鑑別診断／⑹治療

13. 腹　痛 ………………………… 203
⑴定義・概念／⑵病態生理／⑶分類および原因疾患／⑷臨床症状／⑸検査と鑑別診断／⑹治療

14. 便　秘 ………………………… 206
⑴定義・概念／⑵病態生理／⑶分類および原因疾患／⑷臨床症状／⑸検査と鑑別診断／⑹治療

15. 下　痢 ………………………… 209
⑴定義・概念／⑵病態生理／⑶分類および原因

疾患／(4)臨床症状／(5)検査と鑑別診断／(6)治療

16. 月経異常 …………………… 212
(1)定義・概念／(2)病態生理／(3)分類および原因疾患／(4)臨床症状／(5)検査と鑑別診断／(6)治療

17. 不正性器出血 ………………… 213
(1)定義・概念／(2)病態生理／(3)分類および原因疾患／(4)臨床症状／(5)検査と鑑別診断／(6)治療

18. 排尿障害 …………………… 214
(1)定義・概念／(2)病態生理／(3)分類および原因疾患／(4)臨床症状／(5)検査と鑑別診断／(6)治療

19. 乏尿・無尿 ………………… 215
(1)定義・概念／(2)病態生理／(3)分類および原因疾患／(4)臨床症状／(5)検査と鑑別診断／(6)治療

20. 多尿 ………………………… 217
(1)定義・概念／(2)病態生理／(3)分類および原因疾患／(4)臨床症状／(5)検査と鑑別診断／(6)治療

21. 浮腫 ………………………… 219
(1)定義・概念／(2)病態生理／(3)分類および原因疾患／(4)臨床症状／(5)検査と鑑別診断／(6)治療

22. 肩こり ……………………… 223
(1)定義・概念／(2)病態生理／(3)分類および原因疾患／(4)臨床症状／(5)検査と鑑別診断／(6)治療

23. 頸肩腕痛 …………………… 224
(1)定義・概念／(2)病態生理／(3)分類および原因疾患／(4)臨床症状／(5)検査と鑑別診断／(6)治療

24. 肩関節痛 …………………… 226
(1)定義・概念／(2)病態生理／(3)分類および原因疾患／(4)臨床症状／(5)検査と鑑別診断／(6)治療

25. 上肢痛 ……………………… 227
(1)定義・概念／(2)病態生理／(3)分類および原因疾患／(4)臨床症状／(5)検査と鑑別診断／(6)治療

26. 腰下肢痛 …………………… 228
(1)定義・概念／(2)病態生理／(3)分類および原因疾患／(4)臨床症状／(5)検査と鑑別診断／(6)治療

27. 関節痛 ……………………… 229
(1)定義・概念／(2)病態生理／(3)分類および原因疾患／(4)臨床症状／(5)検査と鑑別診断／(6)治療

28. 運動麻痺 …………………… 231
(1)定義・概念／(2)病態生理／(3)分類および原因

疾患／(4)臨床症状／(5)検査と鑑別診断／(6)治療

29. 食欲不振 …………………… 232
(1)定義・概念／(2)病態生理／(3)分類および原因疾患／(4)臨床症状／(5)検査と鑑別診断／(6)治療

30. 肥満 ………………………… 234
(1)定義・概念／(2)病態生理／(3)分類および原因疾患／(4)臨床症状／(5)検査と鑑別診断／(6)治療

31. やせ（るいそう）……………… 236
(1)定義・概念／(2)病態生理／(3)分類および原因疾患／(4)臨床症状／(5)検査と鑑別診断／(6)治療

32. 発熱 ………………………… 239
(1)定義・概念／(2)病態生理／(3)分類および原因疾患／(4)臨床症状／(5)検査と鑑別診断／(6)治療

33. のぼせ・冷え ……………… 241
(1)定義・概念／(2)病態生理／(3)分類および原因疾患／(4)臨床症状／(5)検査と鑑別診断／(6)治療

34. 睡眠障害（不眠）…………… 242
(1)定義・概念／(2)病態生理／(3)分類および原因疾患／(4)臨床症状／(5)検査と鑑別診断／(6)治療

35. 疲労・倦怠 ………………… 243
(1)定義・概念／(2)病態生理／(3)分類および原因疾患／(4)臨床症状／(5)検査と鑑別診断／(6)治療

36. 発疹 ………………………… 244
(1)定義・概念／(2)病態生理／(3)分類および原因疾患／(4)臨床症状／(5)検査と鑑別診断／(6)治療

37. ショック …………………… 246
(1)定義・概念／(2)病態生理／(3)分類および原因疾患／(4)臨床症状／(5)検査と鑑別診断／(6)治療

38. 出血傾向 …………………… 248
(1)定義・概念／(2)病態生理／(3)分類および原因疾患／(4)臨床症状／(5)検査と鑑別診断／(6)治療

39. 易感染性 …………………… 250
(1)定義・概念／(2)病態生理／(3)分類および原因疾患／(4)臨床症状／(5)検査と鑑別診断／(6)治療

40. 貧血 ………………………… 251
(1)定義・概念／(2)病態生理／(3)分類および原因疾患／(4)臨床症状／(5)検査と鑑別診断／(6)治療

41. 眼振 ………………………… 252
(1)定義・概念／(2)病態生理／(3)分類および原因

疾患／(4)臨床症状／(5)検査と鑑別診断／(6)治療

42. 口 渇 ……………………… 253
(1)定義・概念／(2)病態生理／(3)分類および原因疾患／(4)臨床症状／(5)検査と鑑別診断／(6)治療

43. 嗄 声 ……………………… 254
(1)定義・概念／(2)病態生理／(3)分類および原因疾患／(4)臨床症状／(5)検査と鑑別診断／(6)治療

44. 嚥下困難 …………………… 255
(1)定義・概念／(2)病態生理／(3)分類および原因疾患／(4)臨床症状／(5)検査と鑑別診断／(6)治療

45. 血痰・喀血 ………………… 256
(1)定義・概念／(2)病態生理／(3)分類および原因疾患／(4)臨床症状／(5)検査と鑑別診断／(6)治療

46. 胸 水 ……………………… 257
(1)定義・概念／(2)病態生理／(3)分類および原因疾患／(4)臨床症状／(5)検査と鑑別診断／(6)治療

47. 悪心・嘔吐 ………………… 259
(1)定義・概念／(2)病態生理／(3)分類および原因疾患／(4)臨床症状／(5)検査と鑑別診断／(6)治療

48. 吐血・下血 ………………… 262
(1)定義・概念／(2)病態生理／(3)分類および原因疾患／(4)臨床症状／(5)検査と鑑別診断／(6)治療

49. 意識障害 …………………… 264
(1)定義・概念／(2)病態生理／(3)分類および原因疾患／(4)臨床症状／(5)検査と鑑別診断／(6)治療

第11章　治療学　　267

1. 概　要 …………………………… 267
1）意義（治療の意義と分類） ……… 268
　(1)自然治癒 ……………………… 268
2）治療法の種類 …………………… 269
　(1)原因療法 ……………………… 269
　(2)対症療法 ……………………… 269
　(3)特殊療法 ……………………… 269
　(4)保存療法 ……………………… 269
　(5)生活指導 ……………………… 269

2. 薬物療法 ………………………… 270
　(1)一般原則 ……………………… 270
　(2)薬物の吸収と排泄 …………… 270
　(3)解熱・鎮痛・抗炎症薬 ……… 270
　(4)抗菌薬 ………………………… 271
　(5)抗アレルギー薬 ……………… 271
　(6)精神科用薬 …………………… 272
　(7)循環器用薬 …………………… 272
　(8)呼吸器用薬 …………………… 272
　(9)消化器用薬 …………………… 272
　(10)ホルモン薬 …………………… 272
　(11)ビタミン薬 …………………… 273

3. 栄養食事療法 …………………… 273
　(1)意　義 ………………………… 273
　(2)応　用 ………………………… 273

4. 理学療法 ………………………… 274

5. その他の療法 …………………… 274
1）手術療法の概要と適応疾患 …… 274
2）放射線療法の概要 ……………… 274
3）集中治療の概要 ………………… 275
4）透析療法の概要 ………………… 275
5）人工ペースメーカーの概要 …… 275
6）輸液療法の概要 ………………… 276
7）輸血療法の概要 ………………… 276
8）体位ドレナージの概要 ………… 276
9）ネブライザー療法の概要 ……… 276
10）全身麻酔，局所麻酔 ………… 276
11）神経ブロック ………………… 277
12）ターミナルケア（緩和医療）… 277
13）臓器移植 ……………………… 277

第 12 章 ❋ 臨床心理　　265

1. 患者の心理 ………………………… 279
　1）精神・心理機能 ………………… 279
　2）心身相関………………………… 279
　3）気分障害（感情障害）／神経症性障害，ストレス関連障害および身体表現性障害 ………………………………… 280
2. 心理学的検査・評価方法 ………… 281
　1）面接法…………………………… 281
　2）知能検査………………………… 281
　3）人格（性格）検査 ……………… 282
　4）ＣＭＩ調査票（コーネルメディカルインデックス Cornell Medical Index：CMI） ……………………………………… 282
3. カウンセリング …………………… 283
　1）カウンセリング ………………… 283
4. その他の療法 ……………………… 284
　1）精神分析法 ……………………… 284
　2）自律訓練法 ……………………… 284
　3）心理療法の概要 ………………… 285

索引……………………………………………………………………………………………………… 287

第1章 診察の概要

1. 診察の意義　1
2. 診察の一般的心得　2
3. 関連用語の理解　2
   1) 予後
   2) 転帰
   3) 自覚症状
   4) 他覚症状
4. 診察法の種類　4
5. 診察の順序　4
   1) 医療面接（問診）
   2) 身体診察
6. 記録の目的と内容　6

1. 診察の意義

　「診察」は，患者がかかえている精神的および肉体的な異常を的確に把握し，適切な処置を施すための根拠を得る医療行為をいう．あらゆる医療において，最も基本となる手段である．

　診察で確認した患者のもつ異常を取り除く行為を「治療」という．適切な治療を行い，治療によって患者をもとの健康な状態に復帰させるには，正しい診察を行うことが前提となる．

　診察では，まず，患者が訴える自覚的な異常感（自覚症状または愁訴）を聞き取る．これを「医療面接」という．かつては「問診」とよばれたが，これだと患者を問いつめる印象を与えることになり，患者から自由に情報を集めることから「医療面接」とよぶようになった．

　ついで，患者の全身および局所における異常所見（身体所見，他覚所見，または徴候）を「身体診察」によって確認する．そして，必要に応じて，「臨床検査」を追加する．

　これらの結果を総合的に判断し，患者の異常状態を把握し，疾患を判断する．これを「診断」という（図1-1）．

　パーキンソン病など，特徴的な症状や所見を診ただけで診断できる疾患もある．しかし，多くの場合，患者に異常を引き起こす可能性があるいくつかの疾患を念頭におき，それらの中から個々の患者に最も妥当と思われる疾患を判定しなければならない．この過程を「鑑別診断」という．

```
・医療面接 ┐
・身体診察 ├→ 総合判断 → 鑑別診断 → 診断 → 治療
・臨床検査 ┘
```

図1-1　診察，診断，治療のプロセス

2. 診察の一般的心得

　患者は，なんらかの異常を感じて医療機関を訪れる．このため，患者は精神的・肉体的に弱者の立場にあるといえる．また，患者の訴えを聞き取り，診察をする過程では，患者のプライバシーに介入することが少なくない．

　こうしたことから，患者を診察するときには，つねに真摯で温かみのある親切な態度をとる必要がある．そして，患者から信頼され，尊敬されるように心がける．このように心がけて患者に接すれば，患者から協力が得られるようになり，正しい診断と適切な治療を実行することができる．患者から信頼されないままで診療を行えば，誤診につながったり，場合によっては医療訴訟に発展することもある．

　正確な診断を下すためには，つねに細心の注意を払わなければならない．ささいな異常所見をも見落とさないよう，一定の方式で系統的に秩序立てて診察するとよい．

　診察の進め方は次項で述べるが，患者の状態に応じて，診察する順序は適宜変更してもよい．たとえば，腹痛を訴えてくる患者ではまず腹部を診察する．ただし，この場合でも，異常所見は必ずしも患者の訴えている部位にのみ限局しているわけではないので，ほかの部位の診察を怠らないように注意する．

3. 関連用語の理解

1）予　後

　患者の病態・疾患によっては，その後にたどるであろう経過を予測することができる．こうした見通しを予後という．

　病勢が軽く，すみやかに治癒が期待されるものを予後良好という．逆に，難治性で，生命の危険をも想定される場合は，予後不良という．

たとえ同じ病名がつけられた疾患であっても，患者の状態によって予後は異なることが多い．このため，それぞれの患者について正確に予後を判断するのは困難なことが少なくない．しかし，患者に病態を説明し，治療方法・治療期間の見通しを立てるうえで，予後を決定する必要がある．

2）転　帰

転帰とは，患者のもつ病態が帰結した状態をさす．完全に病状が消失し，健康状態に復することを全治という．治癒しない状態を不治という．疾患によっては，完全には治癒が得られないものの，患者が苦痛を感じずに日常生活に戻れる状態もある．病変が進行性で，生命活動が永久に停止する状態を，死の転帰をとるという．

3）自覚症状

自覚症状は，患者が訴える症状のことである．頭痛，腹痛，関節痛，筋肉痛，食欲不振，倦怠感など，さまざまなものがある．

これらの自覚症状のうち，最も患者にとって重要で，医療機関を訪れるきっかけになったものを主訴という．主訴は単一のことも，複数ある場合もある．

自覚症状の訴え方は，たとえ同じ疾患であっても，個人によってまちまちであることが多い．

たとえば，急性心筋梗塞のように重症の疾患であっても，単に「胸が気持ちわるい」といった程度のことしか訴えない患者もいる．一般にがまん強い人ほど自覚症状が乏しい．この場合には，真の自覚症状を見逃さないよう，医療従事者が慎重に判断しなければならない．

逆に，神経質な人は，重症ではない疾患であっても，症状をことさらに強く訴えたりする．過呼吸症候群の患者では，「いまにも息が止まってしまうのではないか」と心配し，かえって症状が悪化したりする．このような場合にも，患者の訴えを軽視したり無視するのではなく，自覚症状をよく聞いたうえで丁寧に診察し，客観的に評価を行うことが大切である．

4）他覚所見

他覚所見は，患者以外の第三者が気づく所見をいう．

これには，医療従事者など観察者が目で見て確認できることが多いが，医療従事者など観察者が触れてわかったり，においでわかることもある．たとえば皮膚の発疹，腫瘤，

表 1-1　診察法の種類

自覚症状の確認	・医療面接
他覚所見の確認	・視診 ・触診 ・打診 ・聴診 ・身体計測 ・神経系の診察

表 1-2　医療面接で確認する事項

・患者像
・主訴
・現病歴
・既往歴
・家族歴
・社会歴
・システムレビュー*

*診療後患者へ行う臓器・系統別症状・徴候の再チェック.

関節の変形，麻痺，口臭，体臭などが他覚所見になる．

なお，自覚症状と区別するために，徴候とか所見という表現を用いることも多い．

4. 診察法の種類

　診察では，まず患者から自覚症状を聞き取り，ついで医療従事者が診察を行って他覚所見を確認する．診察の方法は表 1-1 に示すようなものがあり，個々の方法については第 2 章で解説する．

5. 診察の順序

　実際の診療においては，①医療面接（問診），②身体診察，③臨床検査，④鑑別診断・診断，⑤治療，⑥経過観察といった順序で行われる．

　診察の各方法と応用については次章でくわしく述べるが，診察の順序とおもな項目を記す．

1）医療面接（問診）

　医療面接（問診）では，患者から自覚症状やこれまでの病気の有無などを聞いて確認する．

　医療面接で確認すべき事項を表 1-2 に示す．

表 1-3 身体診察で確認する主な内容

1) 全身的所見
① 全身状態：体重，身長
② バイタルサイン：体温，脈拍，呼吸，血圧
③ 精神状態：意識，感情，見当識
④ 皮膚：色調，形状，発疹，浮腫

2) 局所的所見
① 頭部：大きさ，形，頭髪
② 顔面：顔貌，形，色調
③ 眼：眼瞼，結膜，眼球，瞳孔，視力
④ 耳：聴力，分泌物
⑤ 鼻：嗅覚，鼻出血
⑥ 口：口唇，舌，歯，口腔粘膜，歯肉，咽頭，扁桃
⑦ 頸部：リンパ節，甲状腺，唾液腺，気管，頸静脈
⑧ 胸部：胸郭，乳房，肺，心臓
⑨ 腹部：腹壁，胃，腸，肝臓，胆嚢，膵臓，脾臓，腎臓，膀胱
⑩ 背部：脊柱
⑪ 四肢：肢位，形と大きさ，皮膚，筋肉，血管，リンパ管，骨，関節，運動
⑫ 神経系：運動，感覚，皮膚反射，腱反射，病的反射

2）身体診察

　医療面接に続いて，身体状態を確認する．この医療行為を「身体診察」と呼ぶ．この用語もかつては「理学診察」とか「理学検査」などと呼ばれてきたが，これは英語の physical examination を誤訳してしまったためで，この用語は現在では使われない〔physical は肉体的，身体的の意味である．physics（物理学）と混同されたらしい〕．

　身体診察で確認するおもなものを表 1-3 に示す．

　医療面接，身体診察，さらに臨床検査の結果を総合的に判断して，診断が下される．診断が確定した後は，患者の苦痛を取り除くための治療が開始される．

　治療法には，種々の方法があり，患者の状態に応じて適宜実施される（表 1-4）．

　治療には，患者が訴える疾患の原因を見極めて，それを取り除くことを目的とする原因療法と，原因よりもむしろ患者の苦痛を除く対症療法とがある．

　病巣をすっかり取り除く方法を根治療法という．一方，病巣を残しながらも治療を行って治癒に導く方法を保存療法という．たとえば胃癌を除去する外科的手術療法や，子宮頸癌を放射線照射で治す放射線治療法などは根治療法にあたる．薬物療法，栄養療法，理学療法などは保存療法が主体となる．

　実際の治療では，種々の治療法を適宜使い分け，患者の苦痛を除きながら，病気の原因を除くことが多い．そこで，診断に基づき，どのような治療法で，どのくらいの期間治療を続けるかといった計画を立てることが重要になる．

　疾患によっては，診察，治療法，予後の手順がほぼ決まっており，あらかじめ計画さ

表 1-4　治療法の種類

治療薬	方　法
薬物療法	●薬物を使って行う治療法
手術療法	●外科手術で治療する方法
放射線療法	●放射線を照射して治療する方法
免疫療法	●免疫賦活薬や抑制薬を使う治療法
栄養療法	●適切な栄養素を補う治療法
物理療法	●温熱，電磁波などを使う治療法
リハビリテーション療法	●訓練を行って治療する方法
鍼灸療法	●鍼や灸で治療する方法

れた日程で治療が行われる場合がある．クリニカルパス（クリティカルパス）とよばれ，効率よく医療を実施するのに使われる．

　たとえば胆石症に対して腹腔鏡下手術を行う場合，入院してからの検査，手術，手術後の管理など，入院から退院までのスケジュールが示され，その計画に従って治療を受けるようになっている．

　クリニカルパスはすべての疾患で決められているわけではないが，医療効率の向上，医療経済の改善に役立っている．

6. 記録の目的と内容

　診察で得られた所見は，専門的な見地から客観的に正しく評価し，そのつど，診療録〔病歴，チャート（英），カルテ（独）〕に記録しておく．

　患者の自覚症状や他覚的所見は，時間の経過とともに，あるいは治療によって変化する．初診時に認められた症状・所見が改善して消失したり，経過とともに新しい所見が出現したりする．これらの変化を的確に把握し，変化に対応して治療の指針にする必要がある．

　このため，診療録には，要領よく，正確に記録することが重要である．後から見直すこともしばしばあり，簡潔に整理しておく．診療録は他の医療スタッフがみることも多く，わかりやすく，見やすい字で記載する．

　診療録は，対象となる疾患によって様式が異なるが，記載漏れのないよう，一定の方式で記録することが望ましい．診療録は診察の所見だけでなく，診断，治療内容，治療後の経過などについても整理して記録する．

　患者やその家族へ説明した内容，あるいはインフォームド・コンセントも記載してお

く．

　診療録は，患者の疾病に関する重要な記録として大切に保存する．また，患者のプライバシーを侵害することがないよう，関係者以外にその内容を決して漏らさないよう，十分な配慮が必要である．

　現在では多くの医療機関で電子カルテが導入されている．電子カルテは正確な情報を効率よく記載し，かつ集計したり検索するのにも有用である．ただし，類似した名前の薬物が誤って処方されたり，薬用量が誤って記載されたりするなどの過誤も報告されている．便利ゆえに，電子カルテの記載にも細心の注意が要求される．

第2章　診察の方法

1. 医療面接（病歴聴取）　9
　1）意義と方法
　2）注意事項
　3）主　訴
　4）現病歴
　5）既往歴
　6）社会歴
　7）家族歴
　8）POS
　　(1) 基礎データ
　　(2) 問題リスト
　　(3) 初期計画
　　(4) 経過記録
　　(5) 退院時要約
2. 視　診　19
　1）意義と方法
　2）注意事項
3. 触　診　20
　1）意義と方法
　2）注意事項
4. 打　診　21
　1）意義と方法
　2）注意事項

3）打診音の種類
　(1) 清　音
　(2) 濁　音
　(3) 鼓　音
5. 聴　診　23
　1）意義と方法
　2）注意事項
　3）聴診音の種類
　　(1) 呼吸音
　　(2) 心　音
　　(3) 腸雑音
　　(4) 血管雑音
6. 測定法　26
　1）意義と方法
　2）注意事項
7. 神経系の診察　27
　1）診察と意義
　　(1) 感覚検査
　　(2) 反射検査
　2）注意事項
　　(1) 感覚検査
　　(2) 反射検査

1. 医療面接（病歴聴取）

1）意義と方法

　　診察を始めるにあたり，まず患者の氏名を確認し，どのような訴えがあるのか聞くことが重要である．

医療面接（メディカルインタビュー）は，治療を求めて医療機関を訪れてきた患者の訴えを聴取するとともに，種々の質問によって患者の症状を正確に把握するものである．このことにより，患者がどういう理由で医療機関を訪れ，何を期待しているのかを確認し，適切な診療を行うことができる．

医療面接での質問内容は，「どうなさいましたか」，「どのように具合がわるいのですか」など，「開かれた質問」を行って，患者の訴えを聞き出すことが重要である．

これに対し，「食欲はありますか」，「腰が痛くないですか」など，限定した内容で質問を行うのは「閉ざされた質問」という．はじめて医療面接を行うときなど，いきなりこれらの質問をするのはよくない．むしろ患者には心おきなく自由に不安な点を述べてもらい，あらかた診断の目安をつけてから診断を絞ったり，他の疾患を否定する目的に「閉ざされた」質問をしていくとよい．

医療面接は，通常，患者自身との対話という形式で行われる．もっとも，患者の意識や精神状態に障害があったり，小児や知能程度の低い者では，近親者から代わって情報を得ることもある．ただしこの場合には，情報が誤って伝えられることもありうるので，十分な注意が必要になる．

医療面接で確認する内容は，①患者像，②主訴，③現病歴，④既往歴，⑤家族歴，⑥社会歴などである．これらは疾患を中心とした患者の歴史ともいうべきものであり，患者の病態を解析して疾病を診断する根拠を提供する．このうち最も重要なものは主訴，現病歴であるが，過去にかかった疾病が現在の病気に関係していることもあり，既往歴，家族歴も確認しておくことが欠かせない．

また，患者は病める"人"であり，病態を正確に認識するうえで，生活環境・生活歴といった社会歴も意義が深い．

2）注意事項

医療面接を行うにあたり，下記の点に注意が必要である．

① 医療行為は，患者と医療従事者の間に信頼関係が成り立ってこそ行うことができる．医療面接にあたっては，温かみのある態度をとり，言葉づかい，身なりに十分配慮する．診察衣は清潔なものを着用し，患者が不愉快に感じないような服装，化粧に留意する．

② 医療面接で行う質問は系統立てて行い，診療録には要点を整理して要領よく記載する．

③ 患者は一般に医学的知識に乏しく，重大な症状を申告しなかったり，ささいな症状を大げさに表現したりする．医療面接では，専門的見地から，患者の訴えを判断する．予測される症状がみられないといった陰性の所見が診断に重要であることも

表 2-1　おもな主訴

部　位	主　訴
全身症状	高身長, 低身長, 体重増加, 体重減少, 肥満, やせ, 全身倦怠感, 発熱, 全身浮腫, 不眠など
皮膚・毛髪	皮膚瘙痒, 発疹, チアノーゼ, 脱毛など
頭部	頭痛, めまいなど
顔面	顔面蒼白, 顔面紅潮など
眼・耳・鼻・口	視力低下, 耳鳴り, 聴力低下, 鼻出血, 口腔内出血, 咽頭痛など
頸項部	前頸部腫脹, リンパ節腫脹など
胸部	胸痛, 動悸, 呼吸困難, 咳, 喘鳴など
腹部	食欲不振, 腹痛, 悪心・嘔吐, 下痢, 便秘など
四肢	関節痛, 下腿浮腫など
精神・神経系	意識低下, 不安感, 歩行障害, 麻痺, 感覚障害など
泌尿器	多尿, 乏尿, 血尿など

ある.
④　ただし，最初から特定の疾患を推定し，その疾患に都合のよいように質問を誘導してはいけない．あくまでも医療を実践するうえでは客観性が重要である．
⑤　親や同僚など，患者以外から症状などについて情報を得る際には，必ずしも正確でないこともあるので十分に注意する．
⑥　医療面接で確認した内容は患者のプライバシーにかかわることが多い．このため，医療面接で得られた情報は，関係者以外には絶対に内容を漏らさないようにする．医療従事者としての守秘義務には忠実であらねばならない．

3）主　訴

　主訴とは，患者が治療を求めて医療機関を訪れる直接の動機となるもので，患者の訴える自覚症状のうちで最も主要なものである．

　主訴は1つだけでなく，複数のこともある．診療録（病歴）の記載では，患者自身の表現，あるいはこれに近い表現を用い，簡潔に記載する（表2-1）．たとえば「腰が痛い」，「手足のしびれ」などである．神経症の患者では主訴が多彩で，時間の経過とともに変動したりする．

　なお，患者本人には自覚症状がなく，たまたま受けた健診などで検査値の異常や疾患の存在を指摘され，その確認のためや，精密検査を目的として受診してくることもある．この場合には，それらの精査が主訴となる．たとえば，健診で高血圧を指摘されて来院したのなら「高血圧の精査」，尿検査で糖陽性を指摘された場合なら「糖尿の精査」な

表 2-2 現病歴で確認する事項

・発病した日時と発症のしかた
・症状が続く期間
・症状がみられる部位
・症状の内容と変化の有無
・随伴する症状の有無
・全身状態
・治療を受けている場合はその効果

どと記載する．

4) 現病歴

　現病歴とは，患者の訴える症状が，いつから，どのように発生し，現在までどのように経過したかを記録するものである．すなわち，発病の日時，様式，持続期間そして経過などを患者からくわしく聴取する（表 2-2）．

　発病の日時は，何月何日何時と特定できることもあるが，何か月前ごろ，あるいは何年前ごろと明確にできないことも少なくない．

　また，突発的に発病したのか，徐々に進行してきたのかを聴取することも重要である．たとえば，両下肢の麻痺を主訴とした患者でも，交通事故などの外傷や出血・血栓などの血行障害に起因する場合は，突然にそして急激に発病する．一方，変性疾患や腫瘍などの慢性疾患の場合では，同じ程度の麻痺が起こるのに数か月～数年を要し，しかも徐々に発病してくる特徴がある．これらの発病のしかたから病名を推測することができる．

　発病してから受診するまでの間における症状の推移についてもくわしく確認する．症状がしだいに増悪してきたのか，消長しているのか，軽快しているのか，あるいは主症状以外に随伴する症状は出現していないか，などをよく確認する．

　積極的に症状の推移を説明してくれる患者もいるが，必要に応じて適宜質問していく．「こういう症状はありませんでしたか」というような閉ざされた質問で確認していく必要のある場合がある．この場合，先入観にとらわれすぎて，推定している疾患に都合のよい点だけを聞くことがないよう注意する．

　他の医療機関で治療を受けている患者には，受けた治療内容，治療後の症状の変化などを照会しておくようにする．

表2-3 既往歴で聴取する事項

- 出生時の状況
- 幼小児期の健康状態
- 発育状態
- 幼小児期にかかったおもな疾患
- 成人期以降にかかったおもな疾患
- 外傷，手術，輸血の有無と内容
- アレルギーの有無と内容
- ワクチン接種の有無と内容
- 薬物使用の有無と内容
- 嗜好品（タバコ，アルコール）
- 女性：月経，妊娠，分娩歴

5) 既往歴

　既往歴では，出生してから現在に至るまでの患者の健康状態，罹患した疾患や手術，外傷などについて確認する．扁桃炎にかかった後で糸球体腎炎が発病したり，過去に受けた輸血がきっかけで肝炎を発病するなど，過去の疾患や処置が原因となって発病する疾患がある．

　既往歴を聴取する場合，出生時の状況，幼小児期の健康状態，発育状態，予防接種，輸血の有無，既往の疾患などについて確認する（表2-3）．疾患は，ただ単に病名だけでなく，症状や，受けた治療，治療後の経過などについても聞いておくようにする．女性では月経，妊娠，分娩，流産などについても確認する．タバコ，アルコール，コーヒーなどの嗜好品や，常用薬の有無についても確認する．

6) 社会歴

　社会歴は，患者をとりまく生活環境や職業などの変遷を示すものをさす．

　まず，住居地を確認する．現住所だけでなく，出生地や，以前に住んでいた場所も確認しておくとよい．海外渡航の経験は必ず聞いておく．公害による環境汚染や，風土に応じた特有な寄生虫症などが，疾患の発生に直接もしくは間接的に関係していることもある．

　職業については，単に職種だけでなく，仕事の具体的な内容と，従事した期間を聞くようにする．重労働による腰痛症，上肢を繰り返し使うことによる頸肩腕症候群，砂岩坑夫や石工の塵肺症など，仕事の内容そのもの，あるいは職場環境が疾患の発生の誘因になることが少なくない．

　生活環境では，家族構成，住宅環境，日常の生活習慣，趣味，経済状況などについて聞いておく．家庭内の問題や経済状況をめぐる精神的ストレスなどが，疾患と関連する

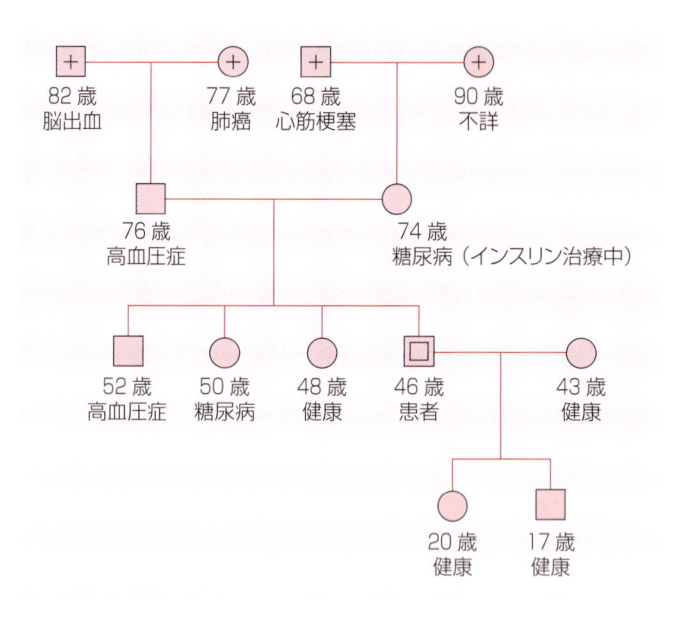

図 2-1　家系図の一例

こともある.

7) 家族歴

　　祖父母，両親，同胞，配偶者，子どもなどを中心に，健康状態，罹患した疾患，死因，死亡時年齢などを記載する．家系図として描いておくと理解しやすい（図2-1）．家族内に発症しやすい疾患としては，筋ジストロフィーなどの遺伝性疾患があるが，遺伝性でなくても，同じ生活環境や食習慣などのために，家族内で発症する疾患や，家族内に感染が起こる疾患もある．高血圧症，糖尿病，脳血管障害，造血器疾患，代謝疾患，アレルギー性疾患，精神神経疾患，先天異常，内分泌疾患，悪性腫瘍などが家族内で発症しやすい．

　　遺伝性ないし体質的疾患では，祖父母よりさらに世代をさかのぼり，あるいは親類まで調査する必要がある．

　　家族歴を正確に知るためには患者および家族の協力が重要である．また，調査の際には，家族への聴き方の配慮が必要である．

8) POS

　　現代の医療では患者のもつ問題点を列挙し，それを解決するという方式が主流である．このような方式を問題解決志向システム（problem oriented system），略してPOSと

表 2-4　POMR で記載する内容

```
基礎データ
  ・病歴情報：主訴，現病歴，既往歴，家族歴，社会歴など
  ・身体診察所見
  ・検査所見
問題リスト
  ・番号（#），問題点
初期計画
  ・診断計画
  ・治療計画
  ・指導計画
経過観察
  ・S（subjective：患者の訴え）
  ・O（objective：身体所見，検査所見）
  ・A（assessment：評価，考察）
  ・P（plan：計画）
退院時要約
```

いう．

　POS では，初診時の医療面接と身体診察，さらに基本検査から得られた情報を整理し，問題点を問題リストとしてあげる．そして，それぞれの問題について考察し，問題点を解決するための診療計画を立てて実施する．そして，POS に則って診療録に記載するものを問題解決志向型診療録（problem oriented medical record：POMR）という．

　POS では次のような手順で診療を行う．

① 患者のもつ問題点をすべて集める．
② それらの問題点を整理して明確化する．
③ それぞれの問題解決のための合理的な計画を立てる．
④ その計画を実行する．
⑤ 得られた成果を評価し，フィードバックする．

　この方式で診療することにより，系統的な思考ができ，客観的かつ科学的な診療をスムーズに行える．そして，POMR は，その思考過程に沿って記載するので，見落としがなく，客観的で論理的な診療が実行できることになる．

　POMR は大きく 5 つに分けられる（表 2-4）．初診時には基礎データ，問題リスト，初期計画を記載し，経過に伴って日々の経過記録を記載する．患者が入院して治療を受けたときには，退院するときに退院時要約を書き，その後の診療方針の参考になるようにする．

(1) 基礎データ

　患者に関する情報のすべてを基礎データとして記載する．基礎データには，主訴，現病歴，既往歴，家族歴，生活歴などの医療面接で得た病歴情報，身体診察で確認した身

主　訴：左足痛
現病歴：昨日から左足の第1中足趾節関節付近が赤くなって腫れ上がり，激痛があるため受診した．
既往歴：1997年　急性肝炎で入院
家族歴：父親　高血圧で治療中
　　　　母親　糖尿病でインスリン治療中
　　　　兄　　高血圧症で治療中
　　　　長姉　糖尿病で食事療法中
生活歴：アルコール　ビール　500m*l* ／日（21歳より）
　　　　タバコ　20本／日（20〜38歳）
　　　　常用薬　なし
身体所見：
　　　　身長　165 cm，体重 72kg（BMI 31.8）
　　　　体温　36.8℃，血圧　132／66，脈拍　68／分・整
　　　　意識　清明
　　　　眼瞼結膜　貧血なし
　　　　眼球結膜　黄疸なし
　　　　口腔内　異常所見なし
　　　　胸部　異常所見なし
　　　　腹部　異常所見なし
　　　　四肢　左第1中足趾節関節付近の発赤，腫脹
　　　　神経学的所見　異常所見なし
検査所見：
　　　　（初診時の結果や，健診の結果などがあれば記載する）

図 2-2　基礎データの例
（左足痛を主訴に受診した 46 歳，男性の例を示す）

体所見，そして検査結果による所見が含まれる（例：図 2-2）．

(2) 問題リスト

医療面接，身体診察，検査で集めた情報を基に，患者にとって解決すべき問題点を抽出して整理する．問題点は複数あることが多く，重要な順に箇条書きにして番号をつけて整理し，問題リストを記載する（図 2-3）．

問題点には，現時点で解決すべき active problem と，すぐに解決する必要はないにしても将来問題になりうる可能性のある inactive problem があり，区別しておく．

(3) 初期計画

あげられた問題点のリストを解決するための計画を立てる（図 2-4）．初診時に最初に立てるもので，初期計画という．これには，診断するための計画，治療の計画，患者

日付	active problem	inactive problem
2020.7.25	No.1. 左足痛	
	No.2. 肥満（BMI 31.8）	
	No.3.	急性肝炎（1997年）

図2-3　問題リストの例

```
No.1. 左足痛
    Dx    1. 尿検査（25／Ⅶ）
          2. 血液検査，血液生化学検査（25／Ⅶ）
          3. 足X線撮影（25／Ⅶ）
    Tx    1. 足に湿布
          2. 鎮痛薬投与
              Rp）ナイキサン　4錠　分4
    Ex    1. 痛みの性質から痛風が考えられる．血清尿酸の検査を行って確定する．
             当面は鎮痛が第一で，疼痛が軽減し，尿酸値が高ければ高尿酸血症
             治療薬で治療を開始することを説明する．
          2. 痛風の可能性が高く，肥満と飲酒が影響していると考えられる．体
             重の是正と，アルコールを控えるように指導する．
No.2. 肥満
    Dx    1. 血液生化学検査（25／Ⅶ）
          2. 腹部超音波検査
          3. 腹部CT検査
    Tx    1. 食事エネルギーの調整
          2. 適度の運動
    Ex    1. 肥満が痛風の発症に関連している．過食を防ぎ，適度の運動を励行
             するよう説明する．
```

図2-4　初期計画の例

と家族を指導して教育するプログラムがある．

① 診断計画（Dx，diagnostic plan）

あげられた問題点のそれぞれに対し，どのようにアプローチし，どのように解決していくのかの計画である．

② 治療計画（Tx，therapeutic plan）

患者の病態に応じて，いかに治療していくかの方針を記載するのが治療計画である．これには，薬物療法，手術療法などについての基本方針のほか，安静度や食事の指示も必要である．

③ 指導計画（Ex，educational plan）

患者と家族に病態や病名をよく説明し，さらに検査や治療方針なども説明して，

```
2020. 7. 26
S：まだ左足が痛い．
O：左第1中足趾節関節付近の発赤，腫脹，圧痛あり
   血液生化学検査　尿酸 10.2 mg/dl
   足部X線写真は異常所見なし
A：足痛の性状，他覚的所見，並びに血清尿酸値が高いことから痛風と診断．
P：疼痛の痛みがおさまれば，高尿酸血症治療薬を投与する．また，ビールを控え，
   肥満を是正するよう指導する．
```

図 2-5　叙述的記録の例

理解し納得してもらうことが重要である．こうした説明についての計画を立てるのが指導計画である．

（4）経過記録

初診時に立てた計画に沿って診療を開始した後，日々の経過について記録する．

経過記録は通常，叙述的に記録する．叙述的記録では，患者の愁訴，身体診察所見，検査所見を記載し，かつそれらに対する考察と以降の計画を記載する．これらはSOAPと呼ばれる（図2-5）．

①S：subjective data（患者の訴え）

患者が訴える愁訴を記載する．なるべく患者の言葉で書く．

②O：objective data（身体所見，検査所見）

身体診察ならびに検査で得られた客観的な情報を記載する．

③A：assessment（評価，考察）

それぞれの問題点に対して得られた情報について，十分に分析をして考察する．現時点で何が起こっているのか，なぜそうしたことが起きたのか，病態を解析して仮説を立てる．

④P：plan（計画）

assessmentで立てた仮説が正しいことを立証するための計画を立案し，記載する．それに基づいて以降の診療が進められる．

（5）退院時要約

患者が入院して治療を受けた場合，患者が退院するときに，入院中の経過を総括し，要約する．これを退院時要約といい，その後の外来通院や，他院に転院するときなどには参考資料となる．

2. 視　診

　医療面接に引き続いて，身体診察を行う．診察には，視診・触診・打診・聴診の4つが基本で，さらに身体計測，感覚検査・反射検査などの神経学的検査が加わる．診察によって得られる他覚的所見または身体所見を現症という．

　身体診察のうち，最も簡単で基本的な診察法が視診である．

　視診は，診察者の眼で患者の外形と外観を観察し，所見をとらえる診察法である．

1）意義と方法

　視診が疾患の診断に与える情報は大きい．

　たとえば，胸痛を主訴としている患者の胸背部に帯状の発赤と水疱を認めた場合は，帯状疱疹（帯状ヘルペス）が示唆される．全身倦怠感・食欲不振を訴える患者の皮膚や眼球結膜が黄染している際は，肝疾患が考えられる．バセドウ病・先端巨大症などの内分泌疾患や，パーキンソン病・舞踏病などの神経疾患は，一見しただけでも特徴的な所見から診断できることがある．ただし，このような場合でも身体各部の診察を怠ってはならない．そしてその診断が正しいことを裏づけるとともに，合併症の存在を見逃さないようにしなければならない．

　患者が診療室に入ってきた時点から視診を始める．体格・表情・身だしなみ・歩行などの動作などについてまず観察する．これらは医療面接を行っている間にも並行して行う．ついで実際に患者の全身的状態から観察を行い，症状に応じて局所の視診に移る．所見の見落としがないよう，一定の順序で，全身にわたって詳細に視診を行う．

2）注意事項

① 診察室は適温とし，患者に不快感を与えないように配慮する．
② 室内の照明は均一とし，採光は天然光線，あるいは天然色にできるだけ近い照明にする．
③ 診察者自身も精神を集中して診察を行えるよう，室内外の環境を整備する．
④ 不必要な身体の露出は避けるべきであるが，正確な視診を行うためには，観察しようとする部位は十分に露出する必要がある．この旨は患者に説明し，了解をとる．
⑤ 女性の患者を診察する場合は，女性看護師など女性を同席させる．

3. 触　診

　触診は，診察者が手指で患者の身体各部に触れることによって所見を得る診察法である．

1）意義と方法

　触診では，患者が異常感を訴える局所，あるいは視診によって診察者が異常所見と判断した部位の性状を，診察者が自らの手指で触ってくわしく調べることに意義がある．

　触診の方法は身体各部によって異なるが，皮膚・皮下組織などの体表部分，筋肉・骨・関節，そして内部臓器などを手指で触れて診察する．例として腹部を診察する方法を示す（図2-6）．

　触診では，局所の熱感・緊張・弛緩・圧痛・感覚過敏などを，診察者の指先の感覚でとらえる．しこり・硬結・腫瘤などがある場合には，その大きさ・形状・硬さ・可動性・周囲との癒着・圧痛などを確認する．肝臓などの臓器を触知する場合は，その臓器であることを確認するとともに，表面や辺縁の性状・硬さ・緊張度・圧痛などを調べる．

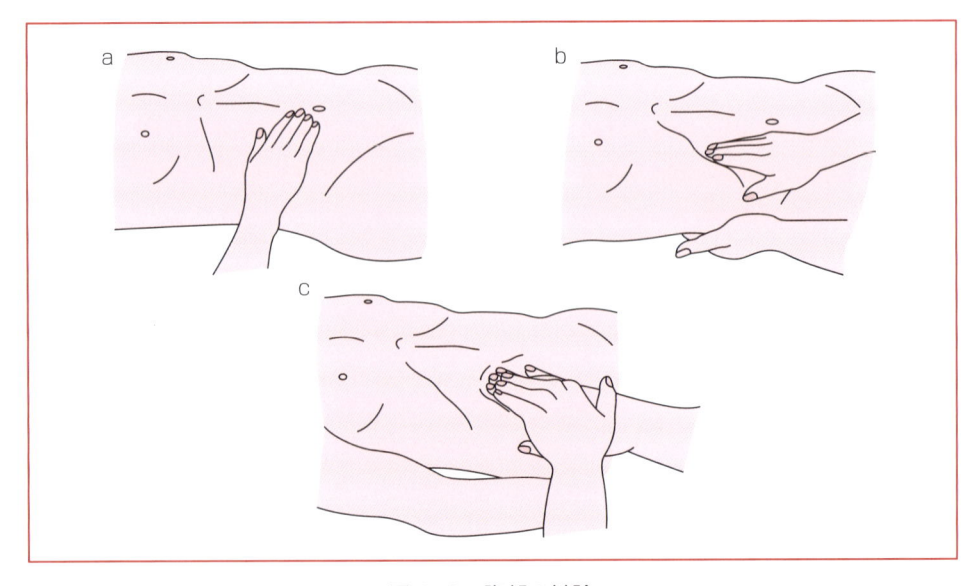

図2-6　腹部の触診
a：単手による触診（手を腹壁に軽く当て，触診する）．b：双手診（両手で挟むようにして触診する）．
c：双手深部触診（深在性の臓器や，腹壁の厚い肥満者ではこの方法で行う）．

2）注意事項

① 手掌・指先は清潔にし，爪は適宜整えておく．
② 手指は適温を保つこと．ことに冬季，いきなり冷たい手で触れられると，皮膚・筋肉が緊張して十分な所見が得られにくくなる．
③ 触診は，最初は軟らかく広く触れ，力を加える場合は徐々に加えて徐々に抜くようにし，決して衝撃的に行ってはならない．
④ 患者の訴えている局所のみを触診するのではなく，むしろ他の部位の触診から開始して，最後に問題の局所を入念に触診してもよい．たとえば，腹部などで疼痛のある部位を最初に触診すると，腹壁筋肉が緊張してしまい，くわしく触診できなくなる場合がある．ただし，このような場合は，"痛む箇所は最後にくわしく診察しますから"と患者に説明して，不信感をいだかせないように注意する．
⑤ 体位，姿勢，肢位をいろいろ変えて触診することも重要である．

4．打　診

打診は，身体のある部位を指または簡単な器具をもって叩き，そのときに発生する音の性質を聴き分けて，その部位の性状を判断する方法である．

1）意義と方法

肺・胃腸管など空気の存在する臓器と，心臓・肝臓など含気量の少ない実質臓器が混在する胸部・腹部の診察に有用である．

打診では，体表に診察者の指をおき，その上から指で叩いて生じる音を聴き取る（指指打診法：図2-7）．通常は左手中指（左利きの診察者は右手中指）の中節を体表に密着させ，その指の背面を鉤状に曲げた右手中指（左利きでは左手中指）の指頭で叩く．この場合，体表におく指の中節を体表に強く密着させておくことが重要で，打診による衝撃が体内に伝播しやすくなる．叩く中指は近位指節間関節を軽く鉤状に曲げ，手関節のみをスナップをきかせて動かして叩く．体表においた指の背面をすみやかに直角に叩き，叩いた後はただちに指から離す．この瞬間に生ずる音を聴く．同時に，叩いた際に生ずる振動ないし抵抗感にも注意する．

打診音の性状は，音量・音調・音質・持続の4要素に分析して判断する．

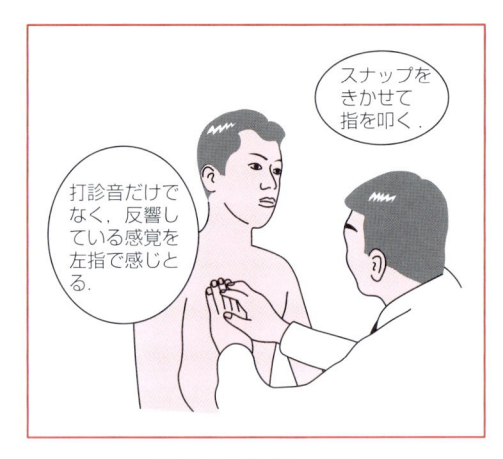

図 2-7　胸部の打診

2）注意事項

① 診察室内は静かにし，叩打によって発する音を集中して聴く．
② 打診は，叩打によって生ずる音響を耳で聴いて判断するだけでなく，体表においた指に感ずる振動ないし抵抗感にも注意する．
③ 叩打する強さは，その程度により弱打診・中等打診・強打診に分けられる．肺野の打診には通常弱打診を行うが，胸郭の厚さによって，多少叩打の強さを変える．
④ 体位を変えたときの打診音の変化に注意する．たとえば，胸水や腹水など体腔に水分が貯留している場合，体位変換によって水分が移動することによって打診音が変化し，このことによって胸水や腹水の存在が診断できる（体位変換現象）．

3）打診音の種類

（1）清　音

叩打によって発生する音が振幅の大きい音で，正常肺野を叩打した際に聴取される．かなり長い比較的低調の音で，音量は大きい．振動が体表においた指に感じられる．

（2）濁　音

叩打によって発生する音の振動が小さいものである．心臓・肝臓など含気量の少ない実質臓器を叩打した場合や，空気を含まない大腿部などを叩打した際などに聴取される音である．持続性の短い，高調の音で，音量は小さく，ごく近くにいる人にしか聞こえない．指に伝わってくる振動感も弱く，抵抗の増加として感じられる．

(3) 鼓　音

　　振動が規則的で単音に近くなった音をいう．胃・腸管など，閉じた囊状のものの中に空気が存在する場所を叩打したときに聴かれる．あたかも鼓を叩いたときに発する音のように，清音に比べて高調で，響きがある．持続はそれほど長くなく，音量は中等度ないし大である．弱く打診したほうがはっきりしやすい．

5. 聴　診

　　聴診器を使い，体内で発生する音を聴き分けて診察する方法である．

1) 意義と方法

　　身体内部では，呼吸運動に伴う空気の出入り，心臓の鼓動，腸管の蠕動などによって自然に音が発生している．病変が起きると，これらの自然に発生する音に変化が生じたり，通常では聴こえないような音が発生したりする．聴診では，身体内部に発生する音を聴き分け，異常の有無を診断する．

　　聴診の方法には，患者の身体表面に診察者が耳を直接当てて聴く方法（直接法）と，聴診器を当てて聴く方法（間接法）がある．緊急時を除き，間接法で聴診するのが一般的である．

　　聴診器は，ふつう，左右両耳に当てて聴診する双耳型を用いる．双耳型聴診器には種々の型があるが，基本的には，採音部・挿耳部およびその両者を結ぶゴム管からなっており，採音部を患者に当てて体内の音を聴き取る（図2-8）．

　　採音部にはベル型と膜型の2型がある．ベル型は主として低周波（低調）の音を，膜型は高周波（高調）の音を聴くのに適している．実際には両者を使い分けて体内で発する音を聴き逃さないようにする．

　　聴診は，心臓の心音・心雑音，肺野の呼吸音・副雑音（呼吸雑音），腹部の腸雑音などの診察に重要である．

2) 注意事項

① 診察室内は静かにして，診察者は注意深く聴診を行う．
② 聴診器は体表に密着させ，採音部と皮膚の間に間隙がないようにする．

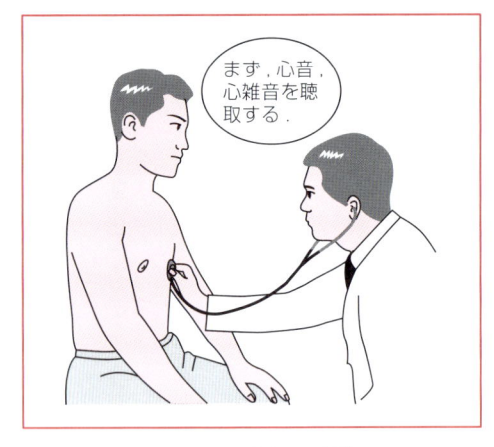

図2-8　胸部の聴診

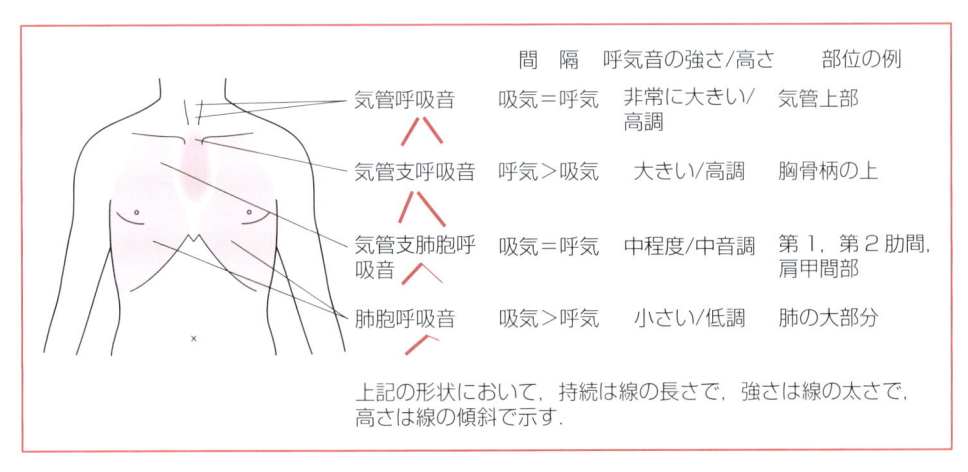

図2-9　正常呼吸音の聴取位置

③ 室内は適温とし，患者が寒さのためふるえて筋肉収縮による雑音を生じないよう配慮する．

3）聴診音の種類

(1) 呼吸音

　呼吸音は前胸部と背部で聴診する（図2-9）．正常では呼吸によって空気が気管・気管支を通過するときに生じる乱流が音を発生して聴こえる．正常では気管呼吸音，気管支呼吸音，気管支肺胞呼吸音，肺胞呼吸音を聴取できる．吸気と呼気で聴診する．

　呼吸器の疾患では正常の呼吸音が変化したり，通常では聴かれないような異常音が聴こえたりする．

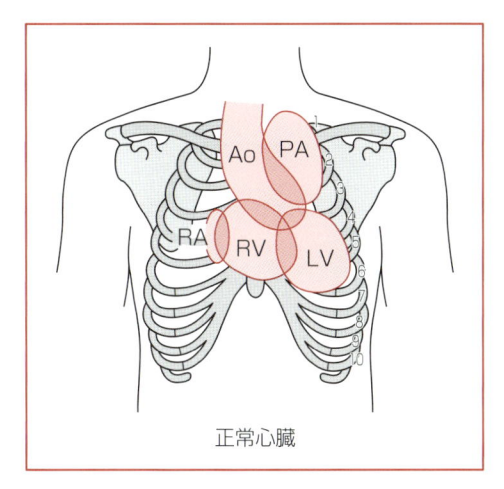

図 2-10　心臓聴診部位
LV：左室領域，RV：右室領域，Ao：大動脈領域，PA：肺動脈領域，RA：右房領域
病的心臓では，正常と比べてそれぞれの領域の広がりが変化する．それゆえ，聴診部位の記載に際しては，各領域の名称だけでは適切とはいえない
（磯部光章，本川克彦：心臓の診察．福井次矢，奈良信雄，編，内科診断学第3版，医学書院，2016より）

　呼吸音の減弱ないし消失は，気胸，胸水貯留，胸膜肥厚などによって呼吸音の伝導が低下する病態で起こりうる．

　正常の呼吸音ではない音として，肺疾患で副雑音の聴かれることがある．副雑音としては，肺炎では"ブツブツ"などといった水泡音や，間質性肺炎では"パリパリ"などというベルクロ（Velcro）ラ音などの断続音が聴こえたり，気管支喘息では"ヒューヒュー"とか"ピューピュー"などといった連続音（ウィーズ，wheeze）が聴こえ，これらの聴診所見は呼吸器疾患を診断するのに有用である．

(2) 心　音

　心音は，心臓を4つの部屋に区切っている弁が開閉したり，心臓が収縮したりするときなどに発生する音で，おもにⅠ音とⅡ音が聴こえる．Ⅰ音は心室収縮の開始（僧帽弁閉鎖）に，Ⅱ音は拡張期の始まり（大動脈弁閉鎖）に一致して聴こえる．そこで心音の聴診では，まずこの2つの音を聴き分け，その音に異常があったり，ほかの音や雑音が聴こえないかを確認する．聴診するのは，主として音が発生する部位に近いところで聴くようにする（図2-10）．

　心音の異常は，Ⅰ音やⅡ音が減弱していたり，Ⅰ音，Ⅱ音以外のⅢ音やⅣ音が聴こえたりすることで判断する．さらに，これらの心音の合間にザーといった雑音の聴かれることもある．これらの異常は，先天性心疾患，弁膜症，不整脈などのときに聴取され，特徴的な心音および心雑音から心疾患を診断することができる．

(3) 腸雑音

腸管が蠕動運動を行うときには空気と腸管内容物が移動し，ゴロゴロといった音が自然に発生する．これを腹鳴という．また，お腹を押したりして腸管を外部から圧すると，"グルグル"といったグル音が聴取される．一般には腹鳴とグル音を同義語として用いることがほとんどで，腹部の聴診ではこれらの音に注意する．

急性腸炎や，腸管の狭窄や閉塞によって上部の腸管の蠕動が亢進すると，グル音が増強する．逆に，急性腹膜炎や麻痺性イレウスなどで腸管の蠕動が停止するとグル音は消失する．

(4) 血管雑音

動脈が狭窄したり，動脈瘤などで部分的に拡張すると，動脈内の血流に変化が起こる．その結果，乱流や渦流を発生して血管雑音が発生する．動脈硬化症，腹部大動脈瘤，大動脈炎症候群，血栓症などで血管雑音が聴こえるようになる．

6. 測定法

身長，体重，四肢長などを計測し，異常の有無を判定する診察法である．具体的な方法については第4章「4. 身体計測」を参照のこと．

1）意義と方法

全身または各部位の長さや重量などを測定し，異常の有無を判定する．身長計，体重計，巻き尺などの計測器具を用いて測定する．

測定では，身長，四肢長および周径，胸囲，腹囲，骨盤囲，体重などを計測する．

2）注意事項

正しい姿勢や肢位で測定しないと誤差が出る．患者に正しい姿勢や肢位を指示し，協力を得たうえで測定する．

四肢の計測では，一般に巻尺で定められた部位を測る．計測点をはっきり決め，左右差をみるには，左右同一肢位で行うことが重要である．もし片側に変形や拘縮位があるときは，反対側も同じような肢位をとって計測する．また，同一項目については同じ検

者が測定することが原則である．

7. 神経系の診察

神経系の診察では，おもに，感覚，運動，反射などの診察を行う．具体的な方法については第6章神経系の診察を参照のこと．

1）診察と意義

神経系の診察では，感覚，運動，反射などについて診察し，神経・筋肉系の異常の有無を判定する．

（1）感覚検査

感覚は，表在性感覚，深部感覚，複合感覚に大別される．表在性感覚は痛覚・温度覚・触覚を，深部感覚は位置覚・振動覚・深部痛覚を，複合感覚は立体覚・2点識別覚・局所覚などをさす．感覚の障害は，運動障害と並んで神経疾患の重要な症状である．感覚検査は，神経疾患を診断するとともに，病変の局在を決定するうえでも有意義である．

（2）反射検査

反射とは，皮膚・筋肉・腱などに与えられた刺激に対し，無意識に起こる不随意的反応のことをいう．すなわち，外部から受けた刺激は感覚（知覚）線維の求心性ニューロンから反射中枢（脊髄・延髄・橋など）に入り，ここで介在ニューロンを経るかまたは直接に，遠心性ニューロンによって筋肉などの運動器官に伝達される．これを反射弓といい，大脳皮質を介さない点に特徴がある（図6-7）．

反射は，刺激を与える部位により，表在性反射（粘膜反射，皮膚反射），腱反射，臓器反射に分類される．刺激受容器から効果器官にいたる反射弓のいずれの部位においても中断が起こると反射が消失することになる．一方，錐体路は随意運動をつかさどっているが，一般に腱反射に対しては抑制的に作用する．このため，錐体路が障害された場合には，腱反射が亢進し，種々の病的反射が出現する．他方，腹壁反射は消失する．

反射検査は，神経系疾患をはじめ，糖尿病・甲状腺機能異常などの代謝性疾患を含む諸疾患の診察にきわめて重要である．

2）注意事項

（1）感覚検査

　　感覚検査は検査に対する患者の主観的な反応に頼っているため，注意が必要である．（第 6 章神経系の診察「1．感覚検査法」参照）．

（2）反射検査

　　反射検査は神経疾患の診断に重要であり，注意深く行う（第 6 章「2．反射検査」参照）．

第3章 生命徴候（バイタルサイン）の診察

1. 体 温 *29*
   1) 正常体温
   2) 体温の異常
   3) 熱 型
   4) 低体温
   5) 皮膚温
2. 脈 拍 *31*
   1) 正常脈拍
   2) 頻 脈
   3) 徐 脈
   4) 不整脈
3. 血 圧 *34*
   1) 測定法
   2) 正常血圧
   3) 高血圧
   4) 低血圧
4. 呼 吸 *37*
   1) 正常呼吸
   2) 呼吸の異常

　生命徴候（バイタルサイン）は，生命を維持するのに最も基本的な"呼吸"と"循環"の状態を表す徴候である．一般に体温，脈拍，血圧，呼吸の状態として診察する．なお，生命徴候に意識を入れる場合もある．

　体温は皮膚という臓器における血流状態を示し，脈拍と血圧は心血管系の機能を示す．一方，呼吸は呼吸機能の指標となる．

　生命徴候は人間が生きていくうえで最も重要なので，どんな患者に対しても必ず最初に観察しなければならない．とりわけ重症な救急患者では迅速に，しかも繰り返して評価をする必要がある．もしもバイタルサインに異常がみられれば，ただちにしかるべき医療機関で適切な処置を受けなければならない．

1. 体 温

　体温は，体温計を用いて，腋窩・口腔内・直腸内などで測定する．真の体温は体腔内の温度をさし，外界温度の影響を受けない部位での測定が望まれる．わが国では簡便さゆえに，腋窩で測定されることが多い．腋窩体温は口腔内・直腸内の体温に比べ，それぞれ0.2〜0.5℃，0.6〜1.0℃ほど低い．いずれの部位で測定するにしろ，正しい位置で，

①稽留熱
発熱が持続
日内変動が1℃以内
腸チフス
肺炎

②弛張熱
日内変動が1℃以上
平熱まで下がらない
種々の化膿性疾患
敗血症

③間欠熱
体温の変動が1℃以上
最低体温は平熱まで下がる
腫瘍
薬物副作用

④波状熱
有熱期と無熱期が不規則に
繰り返す
ホジキンリンパ腫

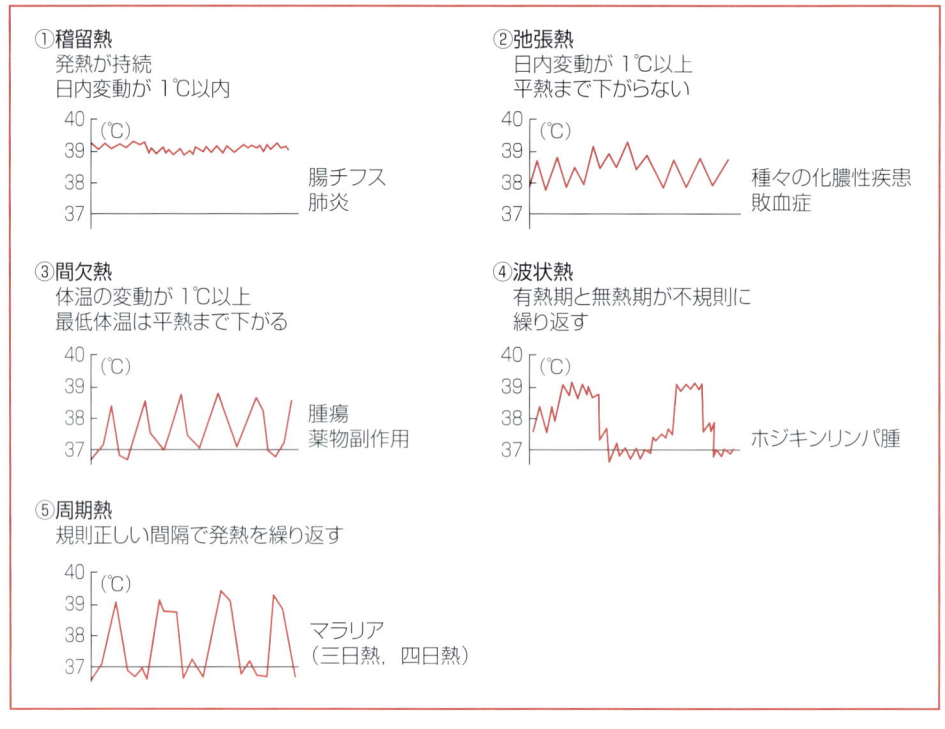

⑤周期熱
規則正しい間隔で発熱を繰り返す
マラリア
(三日熱,四日熱)

図3-1 特徴的な熱型

十分に時間をかけて計測するようにする．

1) 正常体温

　健常者の体温(腋窩)は通常，36.0〜37.0℃の範囲にある．体温は個人差があり，また，同一人でも午前2〜4時ごろに最低となり，行動が活発になる午後2〜6時ごろにかけて最高となる日内変動がある．

2) 体温の異常

　一般に体温が37℃を超えるとき，発熱という．発熱はその程度により，37.0〜37.9℃の発熱を微熱といい，39.0℃以上を高熱という．41.5℃以上は過高熱ともいう．
　一方，36.0℃未満の体温は低体温とされる．

3) 熱　型

　発熱は，感染症，悪性腫瘍，膠原病，内分泌疾患，代謝性疾患，アレルギー性疾患など種々の病態で生ずる．発熱状態での体温の変化を経過によってグラフに表したものを

熱型という．疾患によっては特徴的な熱型を示すことがある．ただし現在では発熱すると，早期に薬物が投与され，典型的な発熱型をみることは少ない（図3-1）．

① 稽留熱　　体温が持続的に高いが，日内変動が1℃以内のものをいう．腸チフス，肺炎，髄膜炎などでみられる．
② 弛張熱　　体温が持続的に高いが，日内変動が1℃以上を超えるものをいう．敗血症，肝膿瘍，膠原病などでみられる．
③ 間欠熱　　日内変動が1℃以上あるが，低いときには正常体温にまで下がる熱型である．弛張熱と同様の疾患で起こりうる．
④ 波状熱　　発熱期と無熱期とが不規則に繰り返す熱型である．ホジキンリンパ腫などでみられる．
⑤ 周期熱　　高熱期と無熱期が周期的にくる状態．マラリアが代表的である．

体温が急激に上昇する際には，激しいさむけ（悪寒）や，体をふるわせる（戦慄）ことがある．悪寒戦慄は5～15分程度続き，その後，熱感とともに高熱を生じる．

高熱が下降するのを解熱（下熱）という．2～3日かけて徐々に解熱する場合，渙散という．急速に解熱するものを分利といい，肺炎が治癒するときなどに認められる．

4）低体温

甲状腺機能低下症，慢性消耗性疾患などでは持続的に低体温の状態になることがある．一方，外傷・大量出血・急性の重篤疾患（糖尿病昏睡，重症感染症など）では急速に体温が下降する．これらの病態は予後が重篤であり，慎重に対処しなければならない．

5）皮膚温

皮膚表面の温度をいい，サーモグラフィーで体表温度分布が測定できる．

通常の生活環境下では外気温は体温より低いため，熱は皮膚から外環境へ放散される．外気温が高い場合には皮膚血管が拡張して熱を放散したり，発汗によって熱放散を促進して体温が上がるのを防ぐ．逆に寒冷の環境下では皮膚血管は収縮し，熱の放散を防ぐ．

2. 脈 拍

脈拍は，心臓の拍動に伴って起こる動脈の拍動をさす．脈拍の触診は循環器疾患の診察だけでなく，生命徴候の1つとして全身状態を示す指標として意義がある．脈拍の触

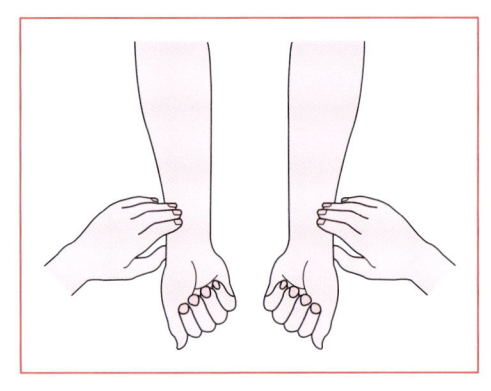

図 3-2 脈拍の触診
左右同時に触診し，比較する

診は，動脈が体表に近い位置を走行し，かつ骨などの硬い組織に対してその動脈を圧迫できるような部位で行う．橈骨動脈・上腕動脈・頸動脈・膝窩動脈・大腿動脈・足背動脈などがその目的に適しているが，通常は，橈骨動脈で触診する．

　患者の手掌を上に向け，橈骨茎状突起の高さで，橈骨動脈の上に検者の示・中・環の3指をおいて触診する（図3-2）．この際，患者の腕はとくに屈曲させないで，自然のままに軽く曲げる程度にする．通常，橈骨動脈は母指から中心部に向かって手掌側に触知されるが，ときには異常走行によって橈骨の上を越えて手背側から手に入り込んでいることがある．このような患者では，橈骨の上を越える部位で触診するとよい．

　脈拍は左右では差は普通みられない．しかし，動脈疾患（動脈硬化症，動脈瘤，血管炎など）や縦隔腫瘍，上腕部の異常などでは左右の脈拍に差が生じていることがある．このため，診察では左右両側を同時に触診し，左右の脈拍に差がないことがわかったら，一側でくわしく触診するとよい．また，脈なし病（大動脈炎症候群）では，橈骨動脈を触れないことがある．この場合には，上腕動脈，鎖骨下動脈，頸動脈，下肢の動脈などの触診をたんねんに行う．

　脈拍の触診では，脈拍数だけでなく，調律（リズム），大きさ，遅速，緊張，血管壁の性状などについても観察する．

1）正常脈拍

　脈拍数は，成人健常者では65〜85/分で，規則正しく脈拍を触れる．これを整脈という．一般に小児や若年者では脈拍数は多く，新生児は140〜180/分，乳児は120〜140/分，幼児は100〜110/分程度である．睡眠中は少なく，運動，食事，精神的緊張などで増加する．よく鍛練されたスポーツマンでは50/分以下のこともある．

2) 頻　脈

　　成人で，1分間に100以上の場合を頻脈という．健常者でも，精神的緊張や運動後には脈拍数は増加し，また，発熱時にも体温が1℃上昇するごとに8〜10/分程度増加する．貧血，心不全，甲状腺機能亢進症，大量出血後などで頻脈がみられる．

3) 徐　脈

　　脈拍数が60/分以下を徐脈という．甲状腺機能低下症，脳圧亢進などでみられる．腸チフスでは発熱のわりには脈拍が増えず，相対的な徐脈になる．40/分以下の高度の徐脈は房室ブロックによることが多い．極端な徐脈の場合には脳への循環血液量が低下して脳虚血状態となり，痙攣や失神発作を起こすことがある．このような病態をアダムス－ストークス症候群という．

4) 不整脈

　　正常では脈拍は規則正しいが，脈拍のリズム（調律）が乱れている状態を不整脈という．不整脈は心疾患によって起こるが，器質的な心疾患がなくても起こりうる．不整脈の存在は触診で確認されるが，心臓聴診や心電図検査によって診断を確定する．
　　不整脈には以下のようなものがある．
　① 洞性不整脈　　吸気時に脈拍数が多く，呼気時に少なくなるもので，呼吸性不整脈ともいう．病的な意義はない．
　② 期外収縮　　心拍が，その起こるべき時期よりも早期に出現するものをいう．脈拍は欠滞して触れないことがある．
　③ 絶対性不整脈　　各脈拍の間隔・強さ・大きさが不同で不規則なものをいう．心房細動で起こる．
　④ 心ブロック　　洞結節から心室に至る刺激伝導が障害されて起こる．完全房室ブロックでは徐脈になる．
　⑤ 交互脈　　脈拍の大きさが交互に変わるものをいう．
　⑥ 奇　脈　　吸気時に脈拍が小さくなり，ときに触れなくなる．心膜炎・縦隔腫瘍などで出現することがある．

3. 血　圧

血圧とは，血液が脈管壁に及ぼす血管内圧のことをいう．動脈血圧・静脈血圧・毛細血管血圧があるが，単に血圧というときは動脈血圧をさす．血圧は心臓の収縮期に最高となり（最高血圧，最大血圧，収縮期血圧），拡張期に最低となる（最低血圧，最小血圧，拡張期血圧）．最高血圧と最低血圧の差を脈圧という．

1）測定法

血圧計は，血圧を水銀柱の重さと釣り合わせる水銀血圧計が原則として用いられてきた．しかし，最近では水銀処理が問題となり，水銀血圧計にかわって電子血圧計（図3-3）が普及している．

いずれの血圧計でも，ゴム嚢を収めた圧迫帯（マンシェット）を上腕に巻き，聴診器を肘窩で上腕動脈の拍動を触れる部位に当てる．圧迫帯に空気を送り込み，徐々に空気を抜いていくと拍動に一致して音(コロトコフ音)が聴こえるようになる(スワン第1点)（図3-4）．このときの圧迫帯内圧が最高血圧を示す．ついで1心拍ごとに2～3 mmHgの速さで圧を下げていくと聴診される音は強さと性質が変化していき，突然音が弱くなり（スワン第4点），さらに圧を下げると音は完全に消失する（スワン第5点）．完全に音が消失したときの圧迫帯内圧を最低血圧とする．

血圧を測定するときには以下の点に注意する．

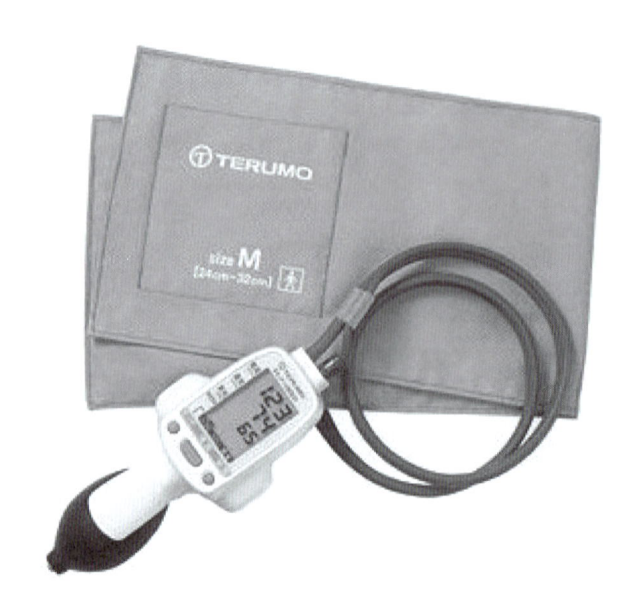

図3-3　電子血圧計

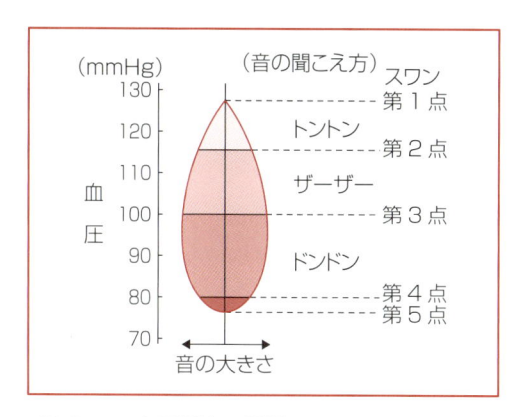

図 3-4　血圧測定で聴診されるコロトコフ音

① 血圧は運動・精神的興奮・食事などの影響を受けやすい．なるべく 15 分以上安静にしてから測定する．
② 患者は座位または臥位で楽な姿勢をとらせ，前腕全体を心臓の高さになるよう，なめらかな表面におく．
③ 衣服などで上腕が緊迫されないように注意する．
④ 圧迫帯の下縁は肘窩よりも約 3 cm 上になるようにして，均等にきちんと巻く．
⑤ 立位で血圧が下降する人もあり，体位変換による血圧の変動にも注意する．

2）正常血圧

2019 年日本高血圧学会による「高血圧治療ガイドライン 2019」によれば，最高血圧 120 mmHg かつ最低血圧 80 mmHg（120/80 mmHg と記載する）未満を正常血圧とし，最高血圧が 120〜129 で，かつ最低血圧が 80 mmHg 未満を正常高値血圧としている（表 3-1）．そして，130〜139/80〜89 mmHg を高値血圧としている．

なお，血圧は，診察室，家庭でも異なるので，家庭血圧についての分類も併記されている．

3）高血圧

血圧が 140/90 mmHg 以上の場合を高血圧と定義し，さらに血圧の程度に応じて I 度，II 度，III 度に分類する（表 3-1）．家庭血圧は 135/85mmHg 以上，また 24 時間自由行動下血圧は 130/80mmHg 以上の場合を高血圧と判定する．

高血圧には，原因が明らかでない本態性高血圧と，なんらかの臓器に異常があって二次的に高血圧となる二次性高血圧がある．頻度としては本態性高血圧が多いが，二次性高血圧では原因疾患に対する治療が不可欠なため，鑑別が必要である．

表3-1 成人における血圧値の分類 (mmHg)

分類	診察室血圧 (mmHg) 収縮期血圧	拡張期血圧	家庭血圧 (mmHg) 収縮期血圧	拡張期血圧
正常血圧	<120 かつ	<80	<115 かつ	<75
正常高値血圧	120～129 かつ	<80	115～124 かつ	<75
高値血圧	130～139 かつ/または	80～89	125～134 かつ/または	75～84
Ⅰ度高血圧	140～159 かつ/または	90～99	135～144 かつ/または	85～89
Ⅱ度高血圧	160～179 かつ/または	100～109	145～159 かつ/または	90～99
Ⅲ度高血圧	≧180 かつ/または	≧110	≧160 かつ/または	≧100
(孤立性) 収縮期高血圧	≧140 かつ	<90	≧135 かつ	<85

〔日本高血圧学会：高血圧治療ガイドライン2019, 2019より〕

二次性高血圧はその原因により，腎性（腎炎，糖尿病腎症，膠原病など），内分泌性（褐色細胞腫，クッシング症候群，原発性アルドステロン症など），神経性（頭蓋内圧亢進など），心臓血管性（大動脈弁閉鎖不全症など）に分けられる．

4) 低血圧

最高血圧が，男子で100 mmHg，女子で90 mmHgに達しないとき，一般に低血圧という．持続的に低血圧である場合と，起立時などに一過性に低血圧がみられる（起立性低血圧）場合がある．

低血圧にも原因の明確でない本態性低血圧と，種々の疾患に伴う症候性低血圧がある．本態性低血圧は，やせた無力性体質の人に多い．症候性低血圧は，大出血，脱水，心筋梗塞，敗血症，急性副腎不全，薬物中毒などで起きる．

症候性低血圧のうち，末梢循環不全が急激に起きた病態をショックという．全身は衰弱し，顔面は蒼白になって意識障害もみられる．四肢は冷たく，脈拍は頻数・細小となる．血圧低下が著しいほど重篤である．

4. 呼 吸

呼吸運動は生命の維持に最も重要な機能の1つであり，その異常の有無を確認することは生命徴候を把握するうえで重要である．平静呼吸時における呼吸数（通常1分間あたり），型，深さ，規則性（リズム），胸郭運動の左右差などについて観察する．また，深呼吸時の胸郭運動も観察する．

1）正常呼吸

呼吸運動は，肺内へ空気が出入りする機能である．吸気の際，胸郭または横隔膜の運動によって肺が膨張する．肋間筋の収縮による肋骨の挙上による呼吸運動を胸式，横隔膜の収縮によるものを腹式という．男性は通常その両者による胸腹式で呼吸し，女性は胸型で呼吸することが多い．

安静時の健常成人の呼吸数は1分間約16〜20で，その深さ・リズムは規則正しい．呼吸数/脈拍数比はほぼ1：3〜4である．種々の疾患では，呼吸数だけでなく，型・深さなどに異常がみられる．

2）呼吸の異常（図3-5, 6）

① 頻呼吸

呼吸数が増加した状態である．心不全，肺炎，髄膜炎，尿毒症などでみられる．発熱時，ことに小児で頻呼吸となる．頻呼吸では，一般に呼吸は浅くなる．

② 徐呼吸

呼吸数が減少した状態である．頭蓋内圧亢進，気管支の閉塞，モルヒネ中毒などの際にみられる．呼吸の深さは増すことが多いが，ときに浅くなる．また，一時的に呼吸が停止する状態を無呼吸という．

③ 呼吸困難

健常者では，とくに努力せず，ほとんど意識しないで呼吸している．ところが，呼吸に際し，努力感や空気不足感を伴うことがあり，この状態を呼吸困難という．軽度の場合には，重労働のときにのみ息切れを感ずるが，重症になると軽い労働でも，あるいは平静にしていても息切れを感ずるようになる．

呼吸困難は，心不全，呼吸器疾患，重症貧血，呼吸筋麻痺などで起こる．

④ 起座（坐）呼吸

心不全の患者では，仰臥位になると呼吸困難が強くなるため，座（坐）位か，後

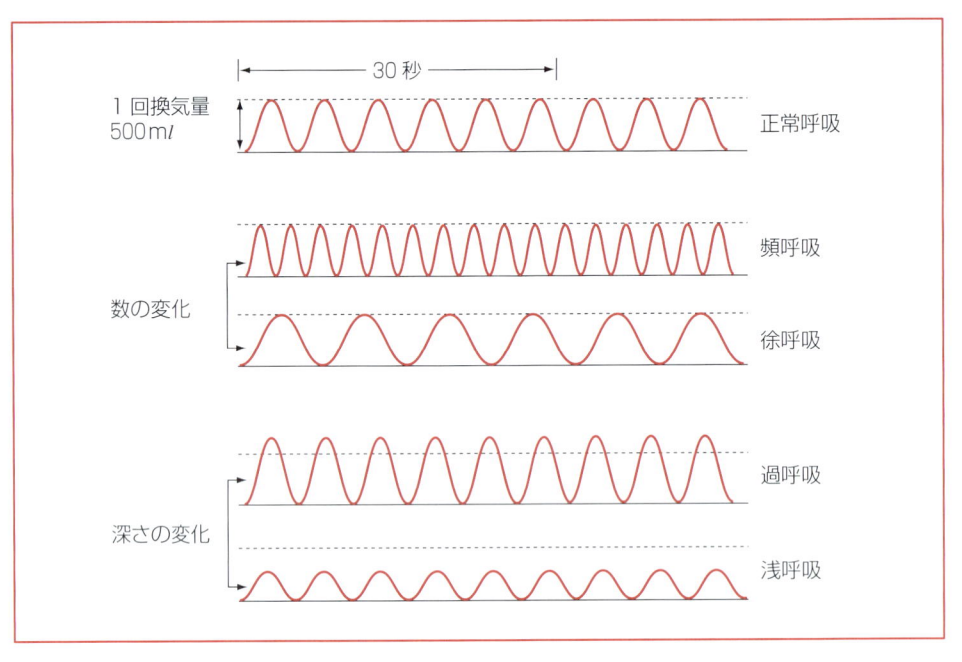

図3-5 呼吸の数と深さ

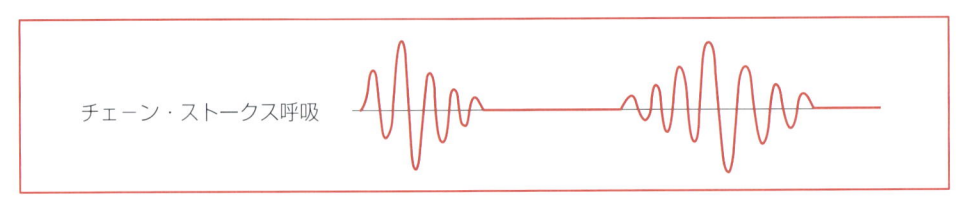

図3-6 異常な呼吸

ろによりかかったり，体の前にふとんを当てがって前に傾いたりして呼吸する．このような呼吸の状態を起座（坐）呼吸といい，重症であることを示す（53頁図4-4 f）．

⑤ 過換気（換気亢進）

呼吸数も大きさも異常に増加した状態をいう．健常者でも，激しい運動の直後や過度の精神興奮によって起きるが，尿毒症性昏睡，糖尿病性昏睡時などの病態で出現する．

⑥ 周期性呼吸

速く深い呼吸をしたかと思うと，しだいに浅くなって無呼吸になり，ふたたび大きな呼吸をするといった呼吸運動を繰り返す状態をいう．典型的なものとしてチェーン-ストークス呼吸がある．頭蓋内圧亢進時，重症心不全，薬物中毒などでみられ，予後不良の兆しである．

⑦ 喘息性呼吸困難

呼吸困難が発作的に起こる病態を喘息という．典型的なものは気管支喘息で，細気管支・小気管支が狭窄もしくは閉塞し，呼気が著しく延長して，吸気が短縮する．呼気時に，"ゼーゼー"とか，"ヒューヒュー"といった音が周囲にも聞こえることがある（喘鳴）．心不全では，夜間睡眠中に肺うっ血を起こし，発作性に呼吸困難を訴えることがある．このような状態を心臓喘息と呼ぶ．

第4章　全身の診察

1. 顔貌, 顔色 42
   (1) 無欲状顔貌
   (2) ヒポクラテス顔貌
   (3) 仮面様顔貌
   (4) 満月様顔貌
2. 精神状態 43
   1) 意識状態
   2) 知　能
   3) 感　情
   4) 協調性
   5) 見当識
3. 言　語 46
   1) 構音障害
   2) 失語症
4. 身体計測 48
   1) 四肢の長さと周径
      (1) 上肢の周径
      (2) 下肢の周径
   2) 身　長
   3) 体　重
   4) 胸　囲
   5) 座　高
5. 体型・体格 50
   (1) 巨人症
   (2) 低身長症
6. 栄養状態 51
   1) 標準体重
   2) 肥　満
   3) やせ
7. 姿勢と体位 52
   (1) マン・ウェルニッケ肢位
   (2) パーキンソン病の肢位
   (3) 除脳硬直
   (4) 除皮質硬直
   (5) 後弓反張
   (6) エビ姿勢
   (7) 起座位
8. 歩　行 54
   1) 異常歩行
      (1) 突進歩行
      (2) 痙性片麻痺歩行
      (3) 痙性対麻痺歩行
      (4) 失調性歩行
      (5) 鶏歩
      (6) 動揺性歩行
      (7) ヒステリー性歩行
      (8) 間欠性跛行
      (9) トレンデレンブルグ歩行
      (10) 疼痛性跛行
      (11) 随意性跛行
9. 皮膚, 粘膜, 皮下組織 57
   1) 色調の変化
   2) 発　疹
      (1) 原発疹
      (2) 続発疹
   3) 血管拡張
   4) 出血斑
   5) 浮　腫
   6) 発　汗
   7) 体　毛
   8) レイノー現象
   9) 瘙　痒
10. 爪の状態 65
    1) 色
    2) 形
11. リンパ節 66
    1) リンパ節腫脹
12. その他の一般的状態 68
    1) 食　欲
    2) 睡　眠
    3) 便　通
    4) 排　尿

診察では，まず全身所見を観察し，それから局所の診察へとうつる．全身の診察では視診が中心となり，注意深い観察によって疾患を診断できることもある．

診察室に患者が入ってきた時点から，歩行や動作などを観察し，医療面接を行う合間にも，顔貌・表情・精神状態などについて注意を払う．あまりジロジロ眺めると不審に思われることもあり，全身の診察はそれとなく行うとよい．

1. 顔貌，顔色

健常者では，表情や眼はいきいきとしており，苦痛を訴える表情はない．このような正常顔貌に比べ，病変を訴える患者では特徴ある顔貌を示すことがある．

(1) 無欲状顔貌

表情に活気がなく，眼光も鈍く，周囲に対して無関心になっている状態をいう．腸チフス・敗血症・粟粒結核など，高熱を呈する患者にみられ，一見して重篤な印象がある．精神疾患（うつ病など）・脳疾患・中毒などでも無欲状顔貌になるが，これらの場合には平熱である．

(2) ヒポクラテス顔貌

消耗性疾患で死期が近い患者では，意識はやや混濁し，表情は乏しい．眼窩はくぼんで眼光は鈍くなり，頬はくぼんで鼻がとがってくる．

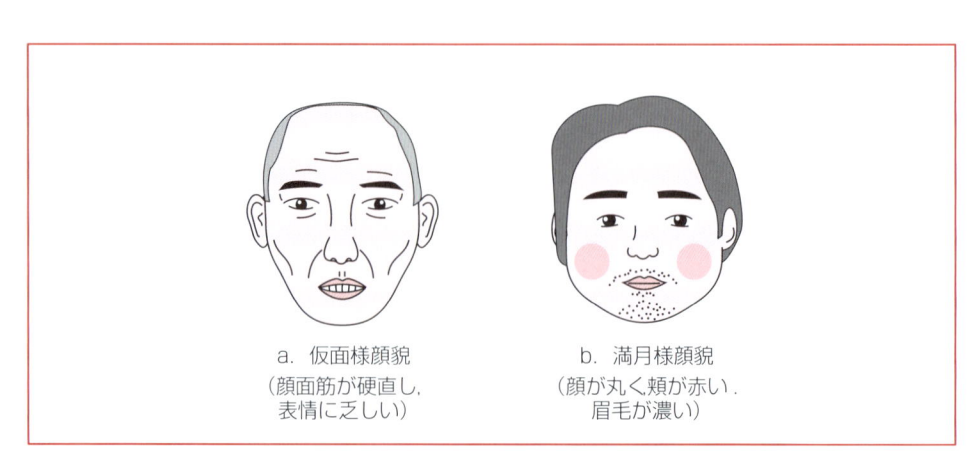

a. 仮面様顔貌
（顔面筋が硬直し，表情に乏しい）

b. 満月様顔貌
（顔が丸く頬が赤い．眉毛が濃い）

図 4-1　仮面様顔貌と満月様顔貌

(3) 仮面様顔貌

パーキンソン病の患者では、顔面筋が硬直し、運動が低下しているため、表情が乏しくなり、あたかも能面のような顔貌になる（図4-1 a）. また、皮脂腺の分泌が亢進して、脂ぎった光沢を帯びていることもあり、膏顔という.

(4) 満月様顔貌

クッシング症候群や副腎皮質ステロイド薬大量使用患者では、顔全体が満月のように丸みをおび、赤くてかつ多毛になる（図4-1 b）.

2. 精神状態

患者の精神状態や感情の動きを、診察室での態度、医療面接の際の応答などから判断する. 精神状態の観察は、神経系疾患など多くの器質性疾患の診断や、心身症など心理的因子が背景となっている疾患の診断に重要である.

1）意識状態

意識は脳への血流を反映し、生命徴候としてもあげられるほど、人間としての生命活動を行ううえでの重要な徴候である. 意識がしっかりしているものを清明という. 意識の障害には、次のような状態がある.

① 無欲状態
　意識があっても、周囲にほとんど関心を示さず、ぼんやりとした状態をいう.
② 傾　眠
　うとうと眠っているようにみえるが、比較的軽い刺激に反応し、質問にも答えられる状態をいう.
③ 昏　迷
　意識障害が進み、皮膚をつねるなどの強い刺激に対してだけ少し反応する状態である.
④ 昏　睡
　意識が完全に消失し、外部からのいかなる刺激にも反応しなくなった状態をいう. 尿・便を失禁し、種々の表在性・深部反射は消失する.

表4-1 日本昏睡尺度 Japan Coma Scale（3-3-9度方式）による意識レベル分類法

```
Ⅰ．刺激しないでも覚醒している状態
  1．意識清明とはいえない
  2．見当識障害がある
  3．自分の名前, 生年月日が言えない
Ⅱ．刺激すると覚醒する状態（刺激をやめると眠り込む）
  10．普通の呼びかけで容易に開眼する
  20．大きな声または体をゆさぶることにより開眼する
  30．痛み刺激を加えつつ呼びかけを繰り返すとかろうじて開眼する
Ⅲ．刺激をしても覚醒しない状態
  100．痛み刺激に対し, 払いのけるような動作をする
  200．痛み刺激で少し手足を動かしたり, 顔をしかめる
  300．痛み刺激に反応しない
```

不穏状態（restlessness）があればR, 失禁（incontinence）があればInc, 無動無言症（akinetic mutism）または失外套状態（apallic state）があればAを最後に付ける

⑤ 失　神

　　意識が一過性に短時間失われる状態をいう．

⑥ せん妄

　　外からの刺激には反応しないが，不安・興奮状態になって，無意識に身体を動かしたり，意味不明のことを口走ったりする．

　意識障害は，脳疾患（脳血管障害，脳腫瘍，脳炎など）のほか，肝硬変，尿毒症，糖尿病，呼吸不全，心不全，薬物中毒，一酸化炭素中毒などでも出現する．

　なお，意識障害の状態は上述のように表現されるが，経過を追跡するような場合には，より客観的な表現が望ましい．そこで，日本昏睡尺度 Japan Coma Scale（3-3-9度方式）やグラスゴー昏睡尺度（Glasgow Coma Scale）による意識レベルの客観的評価法が定められ，とくに救急医療の現場で使用されている（表4-1）．

2）知　能

　生まれつき知能の発育が遅れているものを「知的障害」，一度発達した知能が低下する場合を「認知症」と呼ぶ．

　知能を判定するには，知能検査を行うとよいが，簡便には，簡単な数の加・減算を行わせてみたり（計算能力），朝食に何を食べたか，生年月日はいつかとか，最近の事柄や過去の事柄に関する記憶（記憶力）を調べる．

3) 感　情

感情は，外的な刺激に対する精神的反応のことで，喜び，怒り，悲しみ，愉快，憂うつなどをいう．感情の変化には，不安状態・抑うつ状態・躁状態・多幸状態などがある．

① 不安状態

じっとしていられないような強い苦しみの感情である．胸内苦悶・動悸・呼吸促進・冷汗・頻尿・不眠など，さまざまな自律神経症状を伴うことが多い．不安障害などにみられ，診察中，患者は緊張し，落ち着きがない．

② 抑うつ状態

気分は沈みがちで，絶望感や自責感などが現れる状態である．仕事に対する関心や意欲もなく，ささいなことを心配する．

③ 躁状態

気分が高揚し，外界の状況を無視して感情を現し，また行動に移す．多弁で，話題が次から次へと飛躍したりする．

④ 多幸状態

異常な，あるいは誇張された爽快気分をいう．躁状態とは異なり，行動の促進を伴うことはない．進行麻痺，老人性認知症，多発性硬化症などの脳の器質的疾患でみられる．

4) 協調性

周囲に関心があり，疎通性があるかどうかを判断する．統合失調症ではまったく協調性がない．抑うつ状態では協調性はあるが，質問に対し，緩慢に応答したりして一見協調性がないようにみられることがある．

5) 見当識

時間・場所・人物などを正しく認識しているか否かを判断する．「今日は何日ですか」，「ここはどこですか」，などと質問して調べる．種々の脳障害，中毒性精神疾患などで見当識が障害される．

3. 言　語

　医療面接の際，患者の発声や会話の特徴についても注意する．口蓋裂によって鼻腔と口腔が連絡した状態では，鼻声となる．声帯ポリープなどによる声帯の病変や，下喉頭神経（反回神経）麻痺による声帯麻痺のときには，声はしわがれたようなかすれた声となり，嗄声（させい）という．また，会話では精神状態によって内容に特徴がある．たとえば抑うつ状態では，小声でボソボソと話し，逆に躁状態では，大声で活発に話したりする．
　言語の理解や発語が困難であったり，不可能になっている場合を言語障害という．言語障害には，言語を発するための器官に異常があって起こる構音障害と，言語中枢の障害が原因になる失語症とがある．

1）構音障害

　患者自身は言葉を正常に理解でき，言うことも，考えていることも正常であるが，うまくしゃべることができない状態である．口唇，舌，咽頭，喉頭など，構音器官の筋肉や，それを支配する神経系の異常によって起きる．

① 重症筋無力症
　　会話をしているうちに，構音器官の筋肉が疲労し，しだいに発語しにくくなってくる．早朝や，休息をとった後には症状が軽快するのが特徴である．

② 球麻痺
　　進行性球麻痺では延髄運動神経核が進行性に変性萎縮をきたし，構音筋の麻痺が起きる．まず唇音が障害され，ついで舌音，歯音（サ行），喉頭音（カ行）などが障害される．

③ パーキンソン病
　　口唇や舌の筋肉が硬直するために言語は不明瞭となり，区切るようにゆっくりゆっくりと話す．単調な話し方である．

④ 小脳疾患
　　筋肉の協調運動が障害され，言葉はゆっくりとなり，とぎれとぎれになる．重症になると，話し始めが爆発的になる．

⑤ その他
　　脳血管障害や多発性神経炎などで構音器官を支配する脳神経系が障害されても構音障害が生じる．

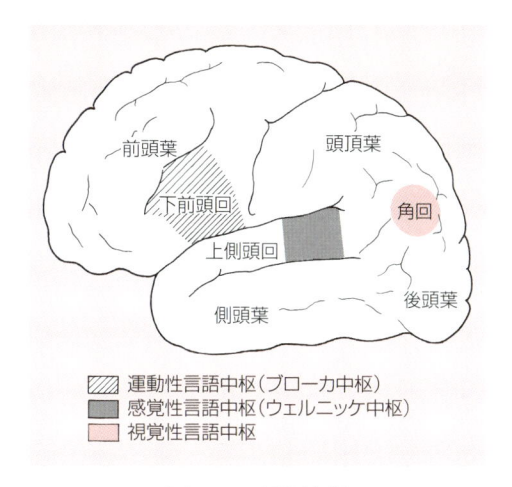

図4-2 言語中枢

2）失語症

　発語に関する筋や末梢神経には異常がないにもかかわらず，言語や文字を表現したり，理解ができない状態をいう．失語症は，言語中枢（図4-2）が脳血管障害，脳腫瘍，脳炎，脳外傷などで障害されて発生する．言語中枢は，右利きの人は左大脳半球に，左利きの人は右大脳半球に存在する．

① 運動性失語症（ブローカ失語）

　　人が話す言語を理解できるが，自発言語ができない状態である．運動性言語中枢が障害されると発生する．

② 感覚性失語症（ウェルニッケ失語）

　　人が話す言語は理解できないが，言葉はしゃべれる状態である．しかしその言葉は内容がでたらめで，何をいっているのかわからない（錯語症）．感覚性言語中枢が障害されると起きる．

4. 身体計測

身長計，体重計，巻尺などを使って計測する．

1）四肢の長さと周径

四肢の長さは，通常は巻尺を使用して表 4-2 に示すような項目を測定する．

上肢の計測では，上肢を体側に下垂し，肘関節伸展，前腕回外位，手関節掌背屈中間位で計測する．下肢の計測では，骨盤を水平にし，両下肢平行伸展位，股関節を内外旋中間位にして計測する．

四肢の周径は次のように計測する．

（1）上肢の周径

① 上腕周径

上肢を下垂し，肘関節を伸展位にして，肩峰より一定距離の点，一般的には上腕中央部で，上腕二頭筋筋腹の最大隆起部で測る．

② 前腕周径

前腕最大膨隆部の周径を測る．橈・尺骨の茎状突起の直上で，最も細い部分を測り，骨格の発育状況をみることもある．

③ 指の太さ

ホィートシーフの指輪で測る．太さは周径によって A～Z まで 26 個ある．

表 4-2 四肢長の計測

上肢の計測	
・上肢長	肩峰外側端（または第 7 頸椎棘突起）→橈骨茎状突起
・上腕長	肩峰外側端→上腕骨外側上顆
・前腕長	上腕骨外側上顆→橈骨茎状突起
・手　長	橈骨茎状突起→中指先端
下肢の計測	
・下肢長（棘果長）	上前腸骨棘→内果
・下肢長（転子果長）	大腿骨大転子→外果
・大腿長	大転子→外側膝関節裂隙
・下腿長	外側膝関節裂隙→外果
・足　長	踵後端→足（母指）先端

(2) 下肢の周径

① 大腿周径

大腿周径は，股，膝関節伸展位で測る．膝蓋骨上端から成人では10 cm上，小児では5 cm上の部で計測する．

② 下腿周径

下腿部で最も太い部の周径（最大周径）を測る．なお，外果，内果の直上の最小周径を測り，骨格の発育状況をみることもある．

2）身　長

身長計で計測する．身長は個人差が大きく，異常の判断については，年齢・性を考慮するとともに，全身とのつり合いを観察する．身長が極端に高いものを巨人症，逆に同性・同年齢者に比較して低いものを低身長症という．

3）体　重

体重計で測定する．体重は年齢，身長によって個人差が大きいが，同年齢，同一身長では体重が栄養状態を反映している．このため身長を基準とした標準体重を設定し，標準体重と比較して体重が多すぎるか，少なすぎるかを判断する．標準体重に比べて体重が多すぎる場合を肥満，少なすぎる場合をやせ（るいそう）という〔第10章「30. 肥満」，「31. やせ（るいそう）」参照〕．

4）胸　囲

胸囲は座位または立位で測る．乳頭の直上と肩甲骨下角の直下を通る水平線で測る（注：乳房のよく発達した女性では，乳頭よりやや高いところを測るか，乳房のすぐ下で測る．安静呼吸の吸気と呼気の中間で測る）．

5）座　高

座高は，通常，いすに座った状態で座面から頭頂までを測定する．（座高÷身長）×100で表すものを比座高といい，比座高の値が大きいことは相対的に脚長が短いことを意味する．

5. 体型・体格

　体型とは，いわゆる"からだつき"のことをさす．体格は，身長・体型を含めた総合的な身体の外見をいい，主として身長，すなわち縦方向への発達の程度を表現することが多い．

　体格の異常は，遺伝的素因，胎児期における母体の疾患，出生後の疾患（心血管系，消化器系，呼吸器系，腎疾患，内分泌疾患など）による成長障害などによって起きる．体格は，年齢，性差により個人差が大きく，身体のいろいろな要素を総合的に調べて異常かどうかを判断する．身長が極端に高い状態を巨人症，低い状態を低身長症とよぶ．

(1) 巨人症

　下垂体機能亢進が骨端完成前に起きると巨人症になり，骨端完成後に起きると頭部・顔面各部・手足などが肥大して先端巨大症となる（図4-3）．マルファン症候群では，四肢が長く身長が高くなる．本症では指趾が細長く（くも状指趾症），先天性心疾患・眼症状などを伴うことが多い．

(2) 低身長症

　低身長症では，身体各部の均整がよくとれている場合と，とれていない場合がある．また，知能の発達や性的発育が遅れている場合もある．

　低身長症の原因としては，①体質的発育遅延（小児期に単に身長が低いだけで，ほかに異常はなく，青春期以降に普通の身長になる），②骨疾患（くる病・骨軟骨異栄養症などで骨の変形を伴う），③全身性疾患（心臓・腎臓・肺・消化器・代謝疾患など），④内分泌疾患（甲状腺機能低下症，下垂体機能低下症など），⑤そのほか（卵巣形成不全性低身長症など）がある．

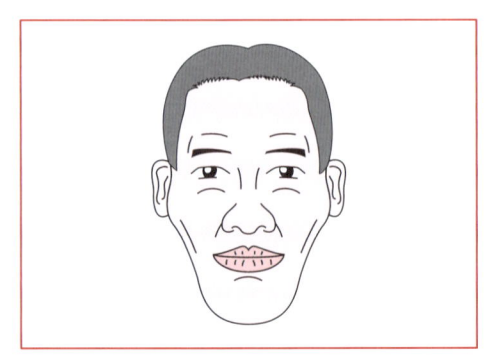

図4-3　先端巨大症顔貌
眉弓，頬骨，下顎が突出し，鼻，口唇が大きい

6. 栄養状態

　栄養状態は，皮下脂肪組織の発達の程度で判断する．通常は患者の体重を計測し，標準体重と比較して栄養状態を評価する．標準体重の−10％〜＋10％は中等度と判断されるが，＋20％以上を肥満，−20％以下をやせ（るいそう）と定義している．なお，日本肥満学会では，BMI ≧ 25 を肥満と定義している（235 頁）．

1）標準体重

　標準体重を算出する方法には種々あるが，現在では体格指数（body mass index：BMI）を用いるのが一般的である．BMI は次式で計算する．
　BMI＝体重(kg)÷｛身長(m)×身長(m)｝
　BMI が 22 の場合に高血圧症や脂質異常症などに最も罹患しにくく，理想値とされる．そこで，BMI＝22 を使って，標準体重(kg)＝22×身長(m)×身長(m) として計算する．
　標準体重を 100 として，患者の体重の比を計算し，表 4-3 のように分類する．
　体重は，ある時点だけでなく，経過を追って変動をみることが重要である．たとえば，悪性腫瘍，重症結核などでは体重が急激に減少していく．糖尿病，動脈硬化症，痛風などの生活習慣病は，体重が肥満になるにつれて発生しやすくなる．

2）肥　満

　肥満には，カロリー摂取過剰による単純性肥満，なんらかの体質的素因による体質性肥満，さまざまな疾患に基づく症候性肥満がある．前二者が肥満の大部分を占め，食生活・家族歴などから判断する．
　症候性肥満は内分泌疾患によるものが多く，副腎皮質機能亢進症，性腺機能不全，甲状腺機能低下症などがある．クッシング症候群は副腎皮質機能の亢進によって起きるが，顔面・体幹が肥満になるのに比べて四肢は正常なため，水牛のような不釣合いな肥満体型が特徴的である．

表 4-3　標準体重による栄養状態の評価

肥満：標準体重に比べ＋20％以上多い
肥満傾向：標準体重に比べ＋10〜＋20％多い
中等度（普通）：標準体重に比べ−10〜＋10％
やせ傾向：標準体重に比べ−20〜−10％少ない
やせ：標準体重に比べ−20％以上少ない

3）や　せ

やせは，摂食障害〔神経性食思（欲）不振症〕にみられるように，精神的影響や消化器疾患のために，食事の摂取が不十分であったり，吸収不良の場合に起きる．また，代謝の亢進，内分泌疾患（甲状腺機能亢進症，下垂体機能低下症，アジソン病，糖尿病など），発熱，消耗性疾患などでもみられる．重症ないし慢性の消耗性疾患（悪性腫瘍，重症肺結核症など）の末期には高度のやせとなり，皮膚は乾燥・弛緩し，眼窩・両頬もくぼんで特徴的な顔貌を呈する．このような状態を悪液質という．

7．姿勢と体位

健康人では，頭はまっすぐ，胸をはり，腹部は平坦である．まっすぐに立ったり座位の状態をとるなど，体位を自由に変えることができる．

これに対し，骨・筋肉・神経系疾患や疼痛などのある患者では特徴的な姿勢をとり，診断に役立つことがある．また，重症のため仰臥位にならざるをえない状態（受動的仰臥位）もあり，患者の病態を評価するのに重要である．

(1) マン・ウェルニッケ肢位

脳血管障害などで上位運動ニューロン（錐体路）が一側性に障害されると，麻痺した側の下肢は痙性となり，足はやや足底側へ屈曲する．前腕は屈曲・回内位をとり，上腕は胸部に向かって内転した状態になる．このような肢位をマン・ウェルニッケ肢位という（図4-4 a）．

(2) パーキンソン病の肢位

パーキンソン病では，頭を前屈し，上肢を肘関節で曲げて，独特な前かがみの姿勢をとる（図4-4 b）．

(3) 除脳硬直

脳血管障害や頭部外傷などで中脳や橋上部が障害され，上部脳との連絡が絶たれた場合に起こる．四肢が伸展内旋し，手首は回内屈曲，体幹が弓そり，緊張を示し，全身が硬直した筋緊張亢進の状態になる（図4-4 c）．この状態はきわめて予後が不良である．

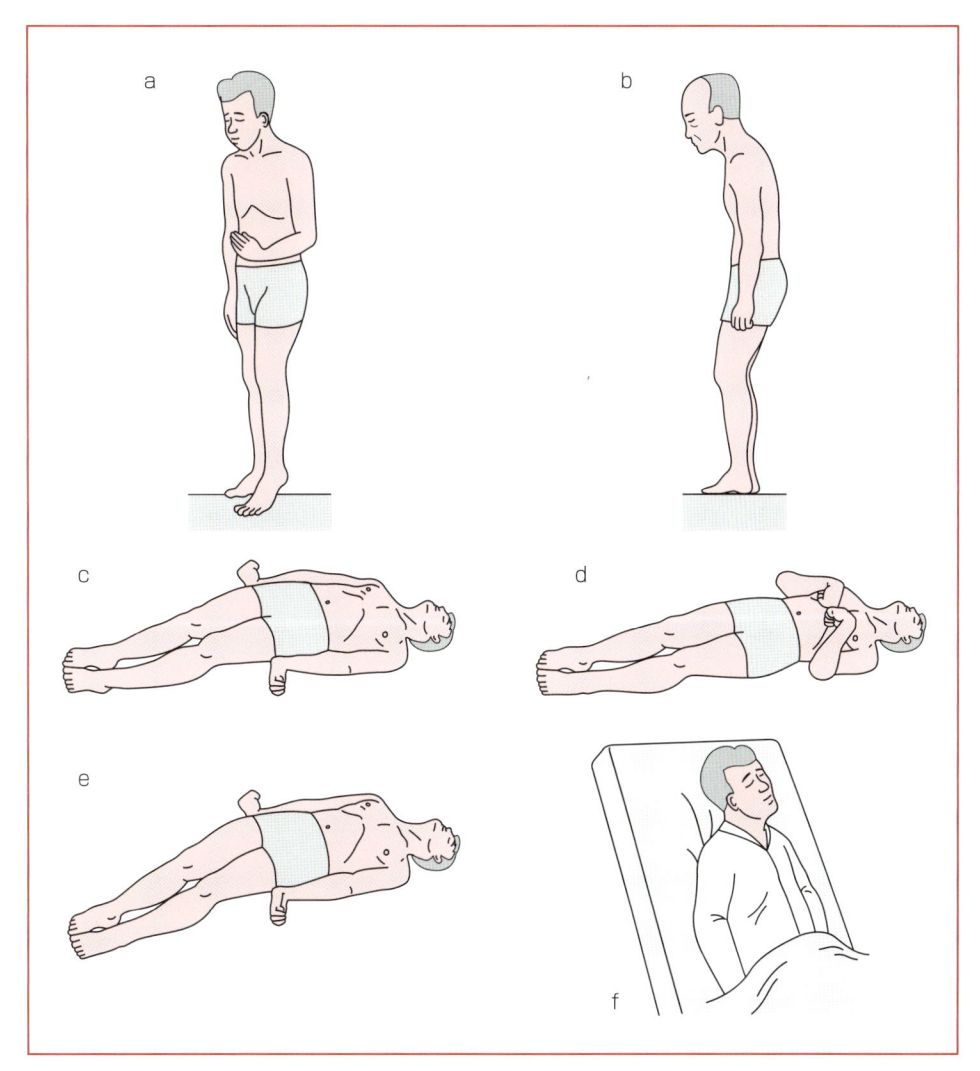

図 4-4
a：片麻痺患者のマン-ウェルニッケ肢位，b：パーキンソン病患者の特有な姿勢，c：除脳硬直，d：除皮質硬直，e：後弓反張，f：うっ血性心不全患者の起座呼吸

(4) 除皮質硬直

　脳血管障害や外傷などで内包，大脳基底核，視床，広範囲の大脳半球が障害された場合にみられる．肩を内転し，肘・手首・手指は屈曲し，下肢は伸展・内転する（図4-4 d）．全身は硬直して筋緊張が亢進している．除脳硬直よりは予後がよい．

(5) 後弓反張

　髄膜炎や破傷風では，背筋が強く緊張・強直し，体全体がまっすぐに伸びて硬く，背中を強く背屈して，頭・踵を弓状に背屈した姿勢（弓そり緊張）をとる（図4-4 e）．

(6) エビ姿勢

急性膵炎などで強い腹痛がある場合，少しでも痛みを和らげようと股関節および膝関節を曲げて身体を前屈させ，エビのように前屈みの姿勢になる．

(7) 起座（坐）位

重症心疾患や肺疾患では，横臥するとかえって苦しくなるため，床上に座ったり（起座位），胸の前にふとんを当ててそこに，もたれかかるようにしていることがある（図4-4 f）．

8. 歩　行

歩行は，筋肉や骨・関節の疾患，神経系の疾患などによって特徴的な変化のみられることがあり，診断するうえでの意義が大きい．歩行状態を観察するには，自然の速度でまっすぐに歩行する状態のほか，回れ右や左，後ろ歩き，つま先歩き，踵歩きなどによって観察を行う．足や下肢の動きだけでなく，体幹・上肢・肩・顔面などにも注意を払って観察する（第7章運動機能検査「5. 起立と歩行」参照）．

1）異常歩行

（1）突進歩行

パーキンソン病では前屈みの姿勢になっているが（図4-4 b），背中を後ろから軽く突くと，身体の重心が前へ移り，加速度的に歩行が速くなる（前方突進）．また，普通に歩くときには，頭と上体を前屈し，ちょこちょこと小刻みに歩くのが特徴である（パーキンソン歩行）．

（2）痙性片麻痺歩行

脳血管障害などによる片麻痺にみられる．麻痺した側の下肢は硬直してぎこちなく動き，下肢を上げるときには股関節を中心として外側に半円を描くように外転・分回し運動する（草刈歩行，図4-5 a）．接地は足先の外側から始まり，患肢の立脚相は短い．

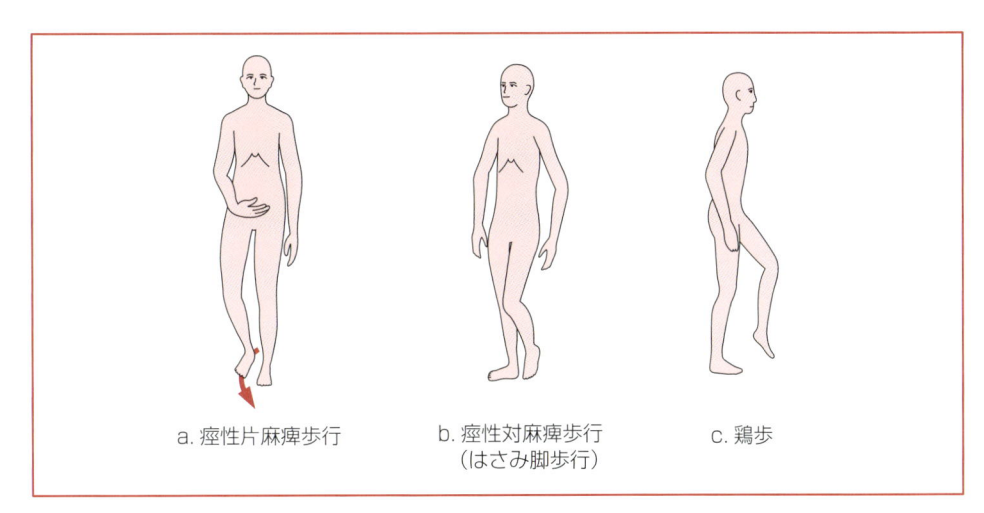

図4-5 歩行異常

(3) 痙性対麻痺歩行

　脳血管障害などで両側の錐体路に障害がある場合，対麻痺が起きる．この場合，両膝が重なり合うようにして歩き，両足が内側に向いた足尖を交互に交差させながら爪先歩行を行う．はさみの動きに似ているので，はさみ脚歩行ともいう（図4-5 b）．

(4) 失調性歩行

　失調性疾患では円滑な運動ができないために，歩行がつたなく，不確実な状態になる．
　脊髄後根・後索障害では深部感覚の障害により，大きく両下肢を開き，1歩ごとに足を高く上げて眼で足もとを確かめながら足を運ぶ．鶏歩とちがい，踵が足先よりも先に降りる．
　小脳障害では，"千鳥足"のように，頭部や体幹が動揺し，しばしば患側へよろめく．眼を開閉させても変化はない．

(5) 鶏　歩

　腓骨神経の麻痺による尖足がある場合，足を高く上げて足先を引きずるように歩行する．鶏の歩行に似ていることから鶏歩と呼ばれる（図4-5 c）．

(6) 動揺性歩行

　進行性筋ジストロフィー，多発筋炎，近位型脊髄性筋萎縮症などで下肢帯の筋力が低下した場合にみられる．下肢を交互に骨盤ごと持ち上げ，上体を支持足側に大きく傾け左右に揺すりながら歩く．腹を突き出し，上体を後方にのけ反らした腰椎前彎姿勢をとる．

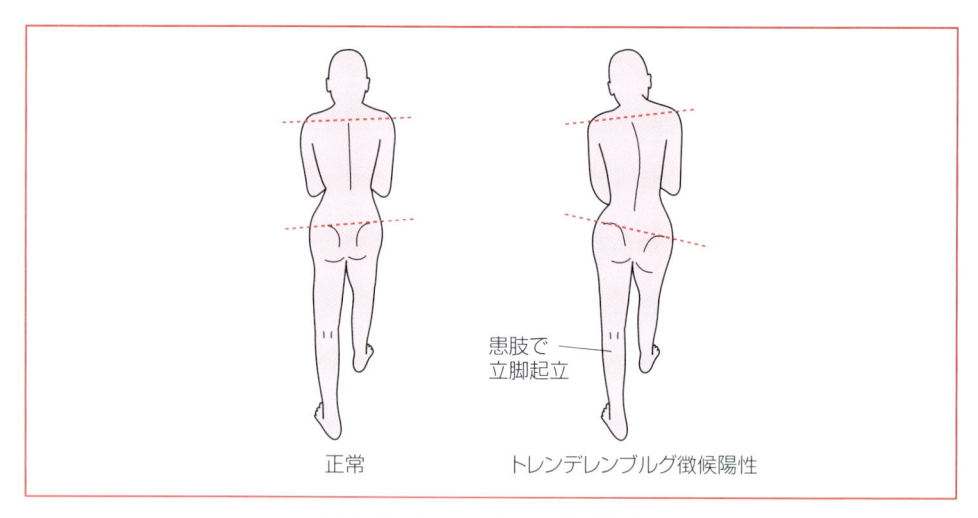

図4-6　トレンデレンブルグ歩行

(7) ヒステリー性歩行

　　ヒステリー患者では，あたかも麻痺があるような歩行をするが，いかにも誇張的である．歩行のしかたはその時々で変化し，しかも他人が見ていないところでは正常に歩いたりする．

(8) 間欠性跛行

　　下肢に動脈硬化症のある患者で，歩行していると，ときどき歩行できなくなる現象をいう．しばらく安静にしていると歩行できるようになる．

(9) トレンデレンブルグ歩行

　　股関節の外転筋の筋力が低下するために股関節が不安定となって跛行をきたす歩行である．患側下肢で起立した際に健側骨盤が下がり，身体の重心のバランスをとるために患側の肩を低下させながら歩行する（図4-6）．先天性股関節脱臼，変形性股関節症などの股関節疾患で認められる．

(10) 疼痛性跛行

　　下肢に疼痛があると，罹患側の下肢は注意深く地面につき，接地時間を短くして健側の下肢をすばやく前に出して歩行する．

(11) 随意性跛行

　　股関節結核の患児にみられる．周囲の人が注意すると正常に歩行するが，しばらくするとふたたび跛行が現れる現象である．

9. 皮膚, 粘膜, 皮下組織

　皮膚, 粘膜, 皮下組織の変化は, これら自身の疾患によるものだけでなく, 全身性疾患の部分徴候である場合も少なくない. 視診, あるいは触診によって観察所見を確認する. 皮膚の触診では, 皮膚の緊張度, 乾燥度, 表面の性状, 硬度, 温度などを調べる.

1) 色調の変化

　視診はなるべく自然光の下で行い, 皮膚, 粘膜の色調を観察する.

① 蒼　白

　高度の貧血患者でみられる. 皮下を流れる毛細血管内の血液ヘモグロビン濃度が低いために皮膚, 粘膜が蒼白に見える. 眼瞼結膜, 口腔粘膜, 手掌, 爪床などが蒼白になる.

② チアノーゼ

　毛細血管を流れる血液中の還元ヘモグロビン濃度が高くなるため, 皮膚, 粘膜が暗紫赤色を呈する状態である. 先天性心疾患, 肺疾患, 心不全, 末梢循環不全, 動静脈奇形, 静脈血栓症などでみられる. ヘモグロビン濃度が高い多血症で現れやすく, ヘモグロビン濃度の低い貧血では現れにくい.

③ 潮　紅

　発熱したときや精神的に興奮した場合に皮膚や粘膜が赤みを帯びる. 多血症, クッシング症候群などの疾患でも皮膚や粘膜が赤味を帯びる.

④ 色素沈着

　皮膚や粘膜にメラニン色素が沈着して色調に変化を起こすものである. アジソン病ではメラニン色素が沈着し, 皮膚や粘膜が黒褐色になる. とくに口腔内粘膜が黒褐色になる.

⑤ 色素脱失

皮膚や粘膜のメラニン色素が脱失して白くなるもので, 先天性の白色症や後天性の尋常性白斑などでみられる.

⑥ 黄　疸

　血清中のビリルビン濃度が上昇し, 毛細血管中の血液が黄色くなるために皮膚や粘膜が黄色になる状態をいう. とくに眼球結膜や口腔粘膜で観察できる. 肝胆道疾患, 溶血性貧血などのときにみられる.

2) 発　疹

　発疹は局所の刺激によって生じるだけでなく，全身性疾患の一部分症として現れることが少なくない．

　発疹がみられた場合には，その性状，分布，経過，随伴症状などについても十分注意する．

　皮膚病変は，それまで健康であった皮膚に生じるので，原発疹という．原発疹が変化し，引っかいたり感染が加わるなどして続発する発疹を続発疹といい，よくみられる発疹には次のようなものがある．

(1) 原発疹

① 紅　斑

　皮膚が限局性に発赤したもので，ガラス定規で圧迫すると容易に退色する．皮膚は隆起していない．

② 紫　斑

　皮膚組織内の出血によるもので，大きさにより，点状出血，斑状出血に分けられる．はじめは赤色であるが，やがて紫色→青色→黄色と変化して消失する．

③ 丘　疹

　皮膚が半球状，扁平に隆起した病変で通常，直径5mm以下のものをいう．

④ 結　節

　エンドウ豆の大きさ以上に皮膚が隆起したものをいう．

⑤ 水　疱

　表皮内に空洞を生じ，その中に漿液がたまった状態である．

⑥ 膿　疱

　膿液がたまり，水疱が混濁したり黄色に見える．

⑦ じん麻疹

　真皮上層で浮腫が起こり，皮膚が限局性に，かつ境界鮮明に隆起した状態をいう．

(2) 続発疹

⑧ びらん

　皮膚が欠損した病変のうち，浅いものをいう．

⑨ 潰　瘍

　皮膚が深く欠損し，治癒した後に瘢痕を残すものをいう．

⑩ 痂　皮

　創傷が治癒するときにできる，いわゆる"かさぶた"の状態である．

9. 皮膚，粘膜，皮下組織　59

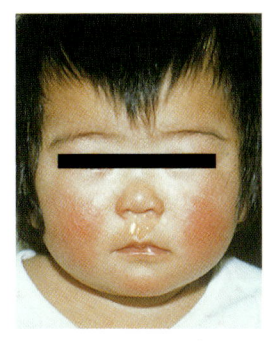

カタル期．38〜39℃の発熱が3〜4日間持続する．この間，くしゃみ，鼻水，眼脂，羞明，咳嗽などのカタル症状がみられる

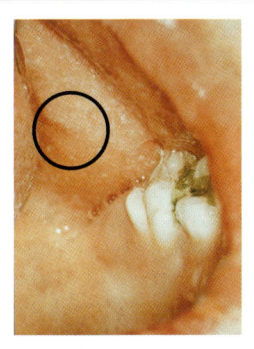

カタル期．カタル期の終わりに下臼歯対側の頬粘膜に紅暈を伴うやや隆起した小さな白色の斑点（コプリック斑）がみられる

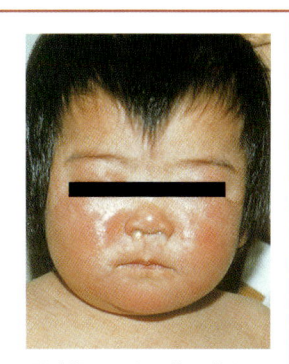

発疹期．カタル期の終わりに一時解熱するが，再度急激に体温が上昇し発疹が出現する

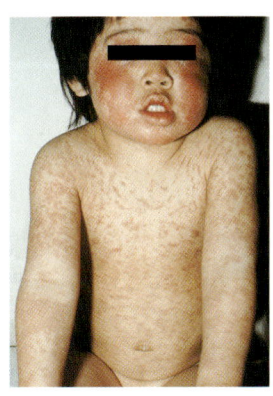

回復期．7〜8日ころに解熱し，発疹も出現の順に消退していくが，褐色の色素沈着を残す

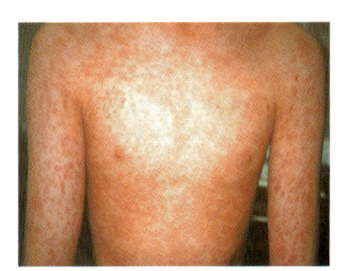

成人の発疹

図4-7　麻疹（はしか）

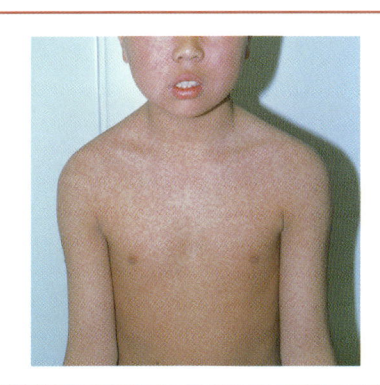

発疹は顔面，体幹，四肢へと広がり，3日間で消褪することが多い．一般に融合性が少なく淡い桃紅色を呈する

図4-8　風疹

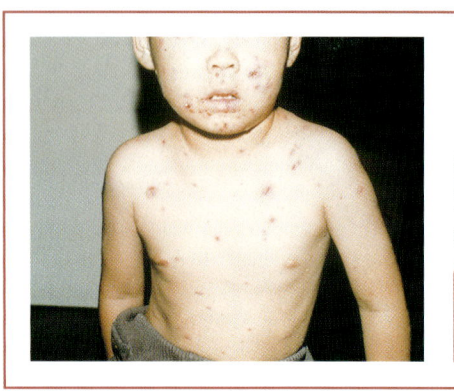

初感染で発疹が全身性，とくに体幹に分布する．発疹は，はじめ赤い小丘疹で，しだいに発赤を伴う数ミリ程度の水疱性丘疹になる．水疱は膿疱化，痂皮形成，落屑の順に進行する

水痘（みずぼうそう）と帯状疱疹（帯状ヘルペス）

水痘　⟶　回復　⟶　再発症：**帯状疱疹**

図 4-9　水痘

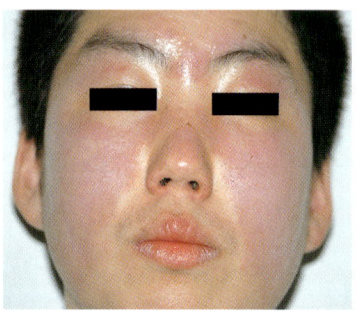

SLE 男児例．頬部の蝶型紅斑，光線過敏が認められた

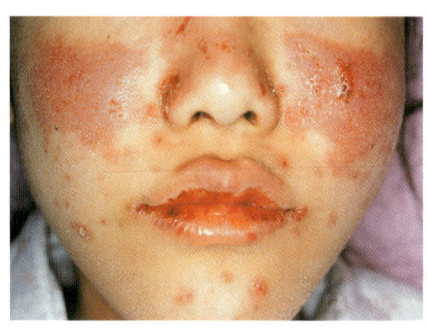

SLE 女児例．円盤状皮疹，口腔内潰瘍がみられた

皮膚粘膜症状は多彩である．小血管炎による浮腫性紅斑が左右対称にみられる．頬部の蝶形紅斑は特徴的なもので，円板状皮疹，光線過敏，斑状丘疹，樹枝状紋理，口腔内潰瘍，脱毛などがみられる

図 4-10　全身性エリテマトーデス（SLE）

図 4-7〜10 の出典：実践 小児診療（生涯教育シリーズ -62）．日本医師会雑誌特別号（129：12，2003）．写真・解説提供：和田紀之（和田小児科医院，東京慈恵会医科大学小児科講師）

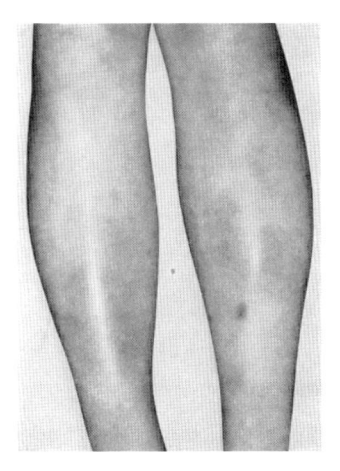

図4-11 結節性紅斑
(川田陽弘:結節性紅斑.小嶋理一,三浦 修,清寺 真,編,基本皮膚科学Ⅱ,p.218,医歯薬出版,1972より)

⑪ 瘢痕

創傷が結合組織によって修復された状態である.

⑫ 鱗屑

表皮角層上層が角質片となって剥脱したものをいう.

発疹を生ずる疾患では,以上の発疹が組み合わさってみられたり,分布・経過によって異なったりする.発疹をきたしやすい全身性疾患には次のようなものがある.

● 感染症

ウイルス感染症〔麻疹,風疹,水痘(図4-7,8,9)など〕,リケッチア感染症(発疹チフスなど),細菌感染症(猩紅熱,腸チフスなど),スピロヘータ感染症(梅毒など)などの感染症では,それぞれ特有の発疹が出現して,診断の決め手になることが少なくない.

● アレルギー性疾患

食品(カニ,エビ,サバなど多岐にわたる),薬物(ヨード剤,アンチピリン,サリチル酸剤など),昆虫,植物,輸血などにより,アレルギー反応の一つとしてじんま疹がみられることがある.個人の体質にもよるが,薬物などでは,ときに重篤な反応を示すことがあるので注意が必要である.

● 膠原病

全身性エリテマトーデス(蝶形紅斑,図4-10),結節性多発動脈炎(結節性紅斑,図4-11),全身性硬化症(強皮症),リウマチ熱,皮膚筋炎などの膠原病では,多彩な皮膚病変がみられる.

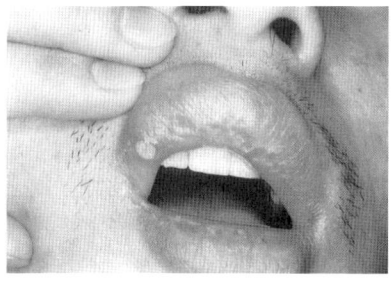

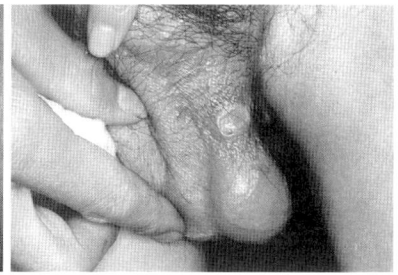

図4-12 左：ベーチェット病（口唇のアフタ性潰瘍），右：ベーチェット病（陰部の潰瘍）

（川田陽弘：Behçet病．小嶋理一，三浦 修，清寺 真，編，基本皮膚科学Ⅱ，p.240-2,3, 医歯薬出版，1972より）

● その他

ベーチェット病では口腔粘膜潰瘍，陰部潰瘍が繰り返して起こりやすい（図4-12-左，右）．慢性肝障害（肝硬変など）では，手掌が赤くなり，手掌紅斑とよばれる．

3）血管拡張

毛細血管が赤く盛り上がって丘疹になり，そこから周囲に放射状に細く拡張した血管が広がってみえる症状をくも状血管拡張（くも状血管腫）という．小児や妊娠に伴ってみられるほか，肝硬変などの慢性肝疾患でもみられる．

4）出血斑

血小板，血管，凝固因子などの異常による出血傾向のために皮下や粘膜に出血したものを出血斑（紫斑）と呼ぶ．直径が3mm以下の小さな出血斑を点状出血斑，それ以上の大きさの出血斑を斑状出血斑という．点状出血斑は，血小板，血管の異常が原因になり，斑状出血斑は凝固因子の異常が原因になることが多い．

5）浮　腫

皮下組織に水が過剰に蓄積した状態をいう．足背部・脛骨前面など，指で圧迫すると，指のあと（圧痕）を生じてすぐには消失しなくなる（図4-13）．浮腫は局所だけにみられることと，全身性に起こることがある．全身性浮腫の場合には，ほかに原因がないのに体重が増加し，体重増加から判断されることもある．

局所性の浮腫は，局所の感染・外傷などでみられ，局所の皮膚が発赤・腫脹し，熱感や疼痛を伴う．

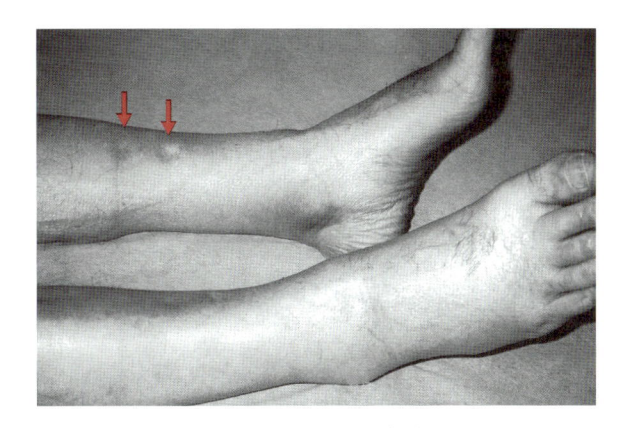

図 4-13 下腿浮腫
↓：指で押すと痕跡が残る；圧痕

浮腫が全身性にみられるのは，以下の原因などによる．

① 心原性浮腫

　　種々の心疾患による心不全でみられ，呼吸困難，静脈怒張，チアノーゼなどを伴うことが多い．重力の影響から下肢に発生しやすく，高度になると顔面など全身に及ぶ．初期には，夕方になると靴が窮屈に感じられることなどで気づかれる．

② 腎性浮腫

　　腎炎，ネフローゼ症候群などでみられ，ネフローゼ症候群のときは一般に高度の浮腫が全身に出現する．腎炎のときは，上眼瞼など顔面から出現しやすい（眼瞼浮腫）．腎性浮腫では，蛋白尿・血尿などの尿所見や，高血圧を伴う．

③ 肝性浮腫

　　肝硬変など重症の肝障害でみられる．肝臓腫大や，門脈圧の亢進により，腹水，腹壁静脈怒張（メズサの頭）などもみられる．

④ 低栄養性浮腫

　　長期間にわたる不適切な食事や，悪性腫瘍末期などの悪液質でみられる．低蛋白血症を伴うことが多い．

⑤ その他

　　内分泌疾患(甲状腺,下垂体,副腎などの異常)，高度の貧血などでもみられるほか，原因を明確にできないこともある（特発性浮腫）．

6）発　汗

　　汗腺から汗が分泌される現象である．発汗には，精神緊張や情緒興奮などの精神性刺激に応じて起こる精神性発汗と，汗を蒸発させることで熱放散させて体温を調整するための温熱性発汗がある．精神性発汗は手掌や足底などでみられる．

甲状腺機能亢進症では汗をかきやすく，逆に甲状腺機能低下症では汗の分泌が少なくなる．

7) 体　毛

脱毛と白髪は加齢現象の1つであるが，個人差が大きい．遺伝的素質が関係するほか，精神的ストレスにも影響される．

体毛が異様に多い状態を多毛症，少ない場合を貧毛症，欠如する場合を無毛症という．多毛症は，クッシング症候群や卵巣腫瘍などでみられる．貧毛症あるいは無毛症は，甲状腺機能低下症，下垂体性低身長症，クラインフェルター症候群，ターナー症候群などでみられる．抗癌薬や免疫抑制薬を使用している患者でも貧毛症になる．

8) レイノー現象

レイノー現象とは，寒冷にさらされた場合などに，発作的に四肢の末梢で虚血状態が起き，皮膚が蒼白ないしチアノーゼとなり，やがて回復すると逆に充血と発赤が起こる現象をいう．全身性硬化症（強皮症）などの膠原病，頸肋，前斜角筋症候群，振動工具の常用，閉塞性動脈疾患などでみられるほか，原因不明のレイノー病でみられる．

9) 瘙　痒

皮膚にかゆみを感じる場合である．これには，かゆみの原因になる明らかな皮疹が存在する場合と，明確な皮疹がないのにかゆい場合とがある．

皮疹では，湿疹，じん麻疹，痒疹など多くの皮膚疾患がある．

明確な皮疹がないのにかゆい病態を皮膚瘙痒症という．これには限局した部位にある限局性瘙痒症と，全身にかゆみがある汎発性瘙痒症とがある．

限局性瘙痒症には，男性での前立腺肥大症や尿道狭窄，女性における卵巣機能低下や白帯下が原因で起きる外陰部瘙痒症や，便秘，下痢，痔核，蟯虫などが原因となる肛囲瘙痒症などがある．

汎発性瘙痒症は，腎疾患（慢性腎不全，血液透析患者），肝疾患，代謝内分泌疾患，血液疾患（悪性リンパ腫，多血症），内臓悪性腫瘍などの基礎疾患が原因で起きる．

10. 爪の状態

爪は視診で確認する．

1) 色

爪は爪床の色を反映して淡紅色である．濁りはなく，縦にスジがみられる．

貧血患者では，皮膚や粘膜と同様に爪床が蒼白である．ネフローゼ症候群などで高度の低アルブミン血症が長期間にわたって続くと，横に向かって帯状の白線をみることがある．爪の真菌症では，爪が厚くなってもろくなり，縦に走る線がみられる（図4-14）．

2) 形

鉄欠乏性貧血では，爪が薄く弱くなり，高度になるとスプーンのように陥凹してくる（スプーン状爪：図4-15）．

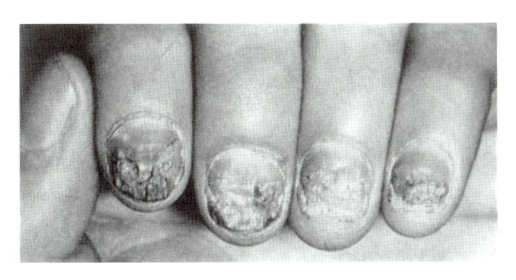

図4-14 爪白癬
（占部治邦・名嘉真武男：白癬および黄癬．小嶋理一，三浦 修，清寺 真，編，基本皮膚科学Ⅲ，p.717，医歯薬出版，1976より）

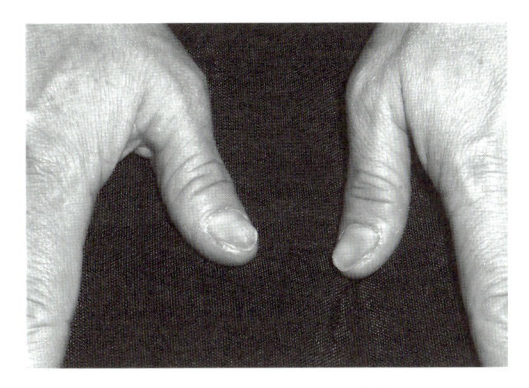

図4-15 スプーン状爪

11. リンパ節

リンパ節はリンパ管とともに全身各部位に分布し，免疫機能をつかさどっている（図4-16）．通常は触知できないか，触知してもごく小さい．リンパ節に炎症や腫瘍性の病変が起きると触知されるようになる．表在性のリンパ節は，側頭部，下顎部，鎖骨窩，腋窩，鼠径部，肘部，膝部などで触診する．リンパ節を触知した場合には，その部位，ことに限局性か全身性か，数，大きさ，硬さ，圧痛の有無などを調べる．また，皮膚の性状（発赤・腫脹・局所熱感・圧痛など）にも注意し，リンパ節と皮膚あるいは深部組織との癒着，すなわちリンパ節がよく動くか否か，リンパ節相互の癒着についても調べる．

1）リンパ節腫脹

リンパ節は炎症あるいは腫瘍によって腫脹する．

① 二次性リンパ節炎

皮膚・粘膜に化膿巣があると，その所属リンパ節が炎症性に腫脹する．軟らかく，

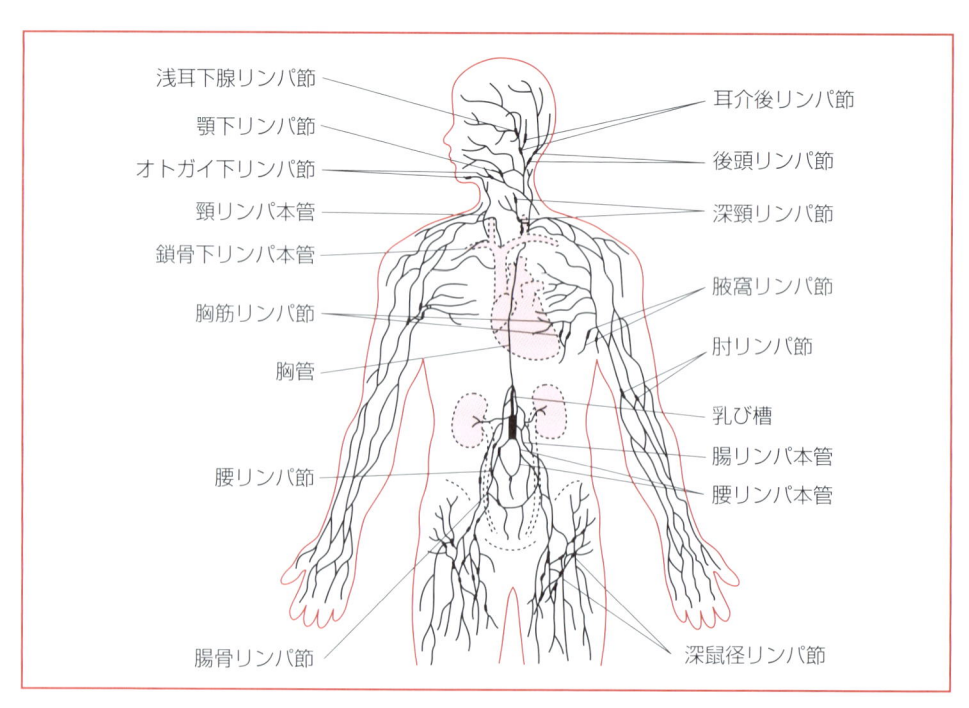

図4-16 リンパ節の分布
（奈良信雄：全身状態（部位別の身体診察）．福井次矢，奈良信雄，編，内科診断学，第3版，医学書院，2016より）

圧痛があり，表在皮膚が発赤している．

② リンパ節結核

　限局性のことが多いが，全身性のこともある．頸部に好発する．リンパ節は弾性硬で，一般に疼痛・発赤・熱感は伴わず，リンパ節相互あるいは周囲組織と癒着する(腺塊形成)．しばしば膿瘍をつくり，波動を触れる．皮膚に破れると瘻孔を形成し，治癒しにくい．結核が減少した今日においても，なお患者がときにみられる．

③ 伝染性単核（球）症

　発熱・咽頭扁桃炎・リンパ節腫脹がおもな症状で，20歳前後の若年者に好発する．リンパ節は軟らかく，小豆大〜母指頭大となる．圧痛，癒合は一般にみられない．エプスタイン–バー（EB）ウイルスが原因で，2〜4週間で軽快する．

④ 梅　毒

　第一期には局所のリンパ節が腫脹するが，第二・三期では多発することがある．第三期にはゴム腫を形成し，大きく，軟らかくなる．周囲と癒着し，潰瘍を形成する．

⑤ 悪性リンパ腫

　リンパ節の腫瘍性疾患で，初期には限局するが，進行すると分布が広がる．リンパ節は弾性軟〜弾性硬で，発赤・局所熱感・圧痛は伴わない．大きさはさまざまで，小豆大〜鶏卵大となる．病理組織学的所見から，ホジキン病と非ホジキン性リンパ腫に分けられる．

⑥ 白血病

　白血病のうち，ことに慢性リンパ性白血病では全身性にリンパ節が腫脹する．圧痛・癒着はみられない．

⑦ 悪性腫瘍のリンパ節転移

　癌細胞がリンパ節に転移すると，きわめて硬いリンパ節腫脹を形成する．表面は不整で，圧痛は通常みられない．胃癌の際，左鎖骨上窩リンパ節（ウィルヒョウリンパ節）に転移することが多い．

12. その他の一般的状態

1）食　欲

　　食欲とは，食物を食べたいという生理的欲求のことである．この食欲が低下あるいは消失した状態を食欲不振という．

　　食欲不振は，ストレス，運動不足，過労，睡眠不足，妊娠などによって生理的にも起こりうるが，種々の疾患で起こる．食欲不振を起こす疾患には，消化器系の疾患と，消化器系以外の疾患がある．

　　消化器系の疾患では，消化管の閉塞（消化器癌など），粘膜病変（潰瘍，腸炎など），運動障害（腹膜炎，慢性便秘など），腹痛（潰瘍，膵炎，胆嚢炎など），肝機能異常（肝炎，肝硬変など）で起こる．

　　消化器系以外の疾患では，呼吸器疾患（気管支喘息，肺気腫など），心疾患（心不全，心筋梗塞など），脳神経疾患（脳出血，脳炎，髄膜炎など），感染症（肺炎，結核，インフルエンザ，食中毒など），膠原病，血液疾患（白血病，悪性リンパ腫など），内分泌疾患（甲状腺機能低下症，アジソン病など），腎疾患（腎炎，腎不全など），精神疾患（神経性食思不振症，うつ病，統合失調症など），悪性腫瘍（胃癌，肺癌など）など，多くの疾患で食欲不振を起こす．また，アルコール中毒，ニコチン中毒，ジギタリス中毒などの薬物や毒物の中毒でも食欲が低下する．

　　逆に食欲が亢進することもある．甲状腺機能亢進症などの内分泌疾患で食欲が亢進したり，副腎皮質ステロイド薬服用など薬物によって食欲が亢進することもある．

2）睡　眠

　　人は一晩のうちに何度も質の違う睡眠を繰り返している（図4-17）．

　　覚醒している状態から徐々に深い睡眠に達し，入眠して90～120分後に最初のレム睡眠になる．入眠からレム睡眠の終わりまでを第1睡眠周期という．この睡眠周期を一晩に4～5回繰り返す．睡眠後半には深い睡眠であるノンレム睡眠と呼ばれる徐波睡眠が減少してレム睡眠が増加し，しだいに眠りが浅くなって目覚める．

　　思うように睡眠がとれず，かつ翌日にすっきりした感じがないのが不眠症である．不眠症は，ストレスや精神的ショックでも起こるが，うつ病や不安障害などの精神疾患でもみられる．

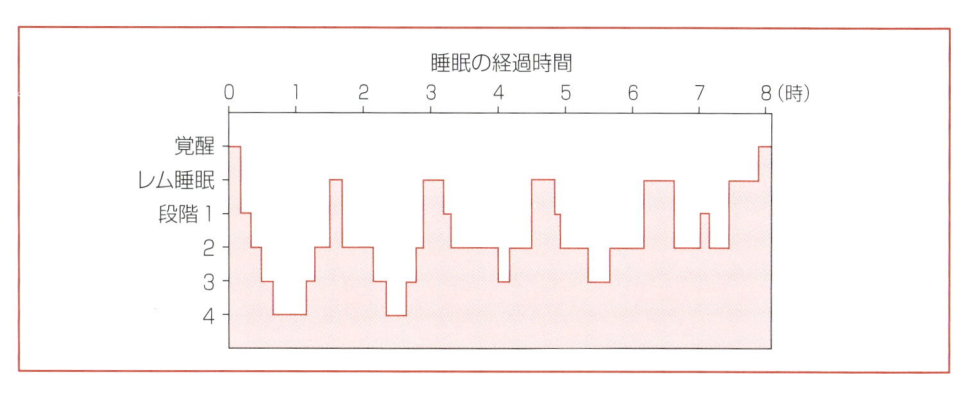

図4-17 健常成人の夜間睡眠経過図

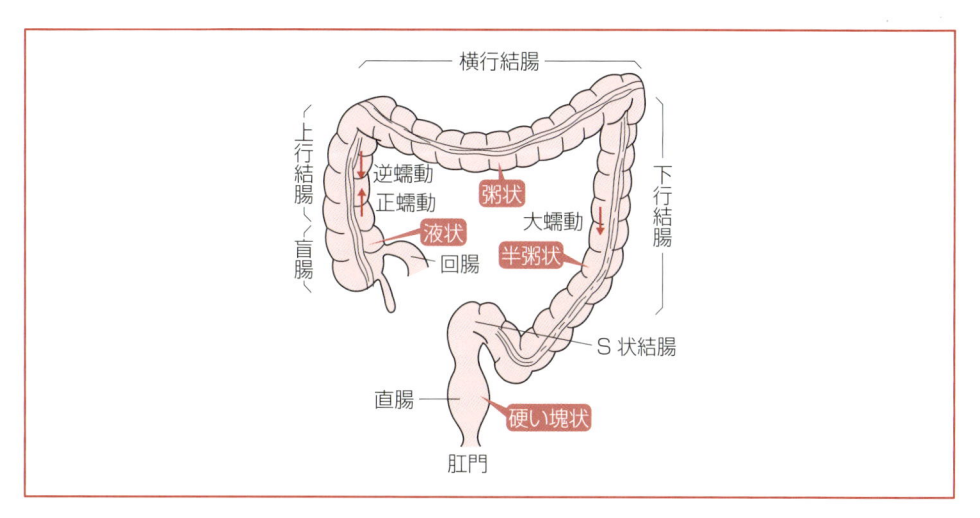

図4-18 大腸の各部名称と内容物の性状

3）便　通

　胃および腸で消化・吸収された食物の残渣は，水分の吸収を受けながら結腸の運動によって直腸へ送られる（図4-18）．結腸の運動は食後，とくに朝食後に強く起こり，直腸内の便量が増加して直腸の内圧が高まり，直腸壁を伸展させる．この直腸壁伸展刺激は直腸壁に分布する神経末梢から骨盤神経を介して仙髄の排便中枢と脳に伝えられる．すると便意が催され，排便中枢が直腸を強く収縮させ，大脳の刺激による腹筋の収縮ならびに肛門括約筋の弛緩を生じ，排便が起こる．

　通常，便通は朝1回起こる．排便反射のどこかに障害が起こると便秘になる．

4）排　尿

　健康な成人では毎日約800〜1,600 mlの尿が排泄される．体内の水分量は，飲水や食

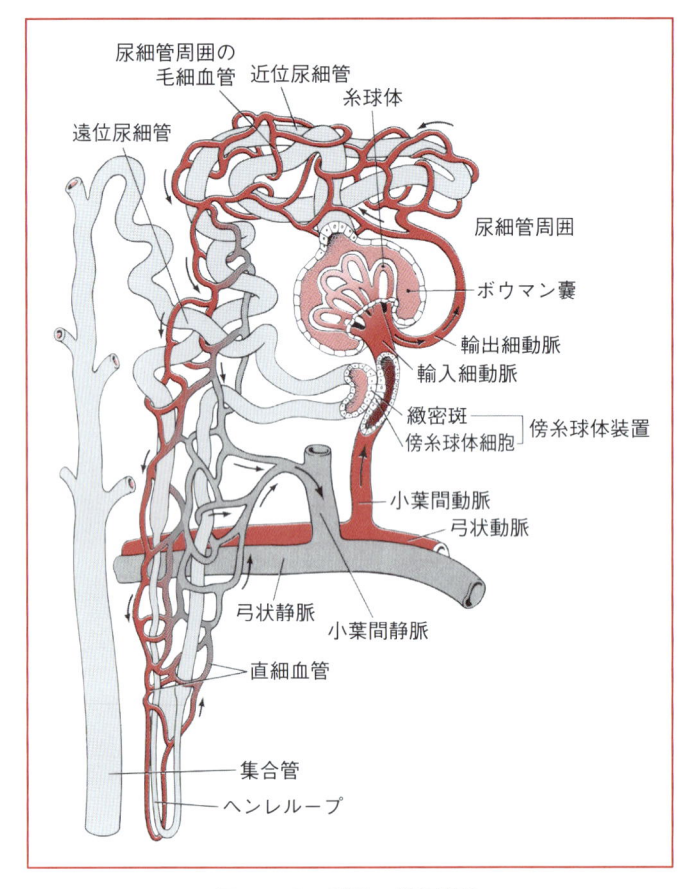

図 4-19　腎臓の微細構造
(河野邦雄：泌尿器系．社団法人東洋療法学校協会編，河野邦雄ほか著，
解剖学，第2版，医歯薬出版，2006，92より）

事からの水分摂取と，尿・便・汗・不感蒸泄による排出とのバランスで調節され，平衡状態が保たれる．

　水電解質の調節に重要な働きをするのが腎臓である．腎臓には，糸球体とボウマン嚢からなる腎小体と，それに続く尿細管からなるネフロンがある（図4-19）．糸球体では血液から水分・溶質が濾過され，尿細管では再吸収や分泌されながら，尿となって，尿管から膀胱，尿道を経て体外へ排泄される．

　糸球体では血液から1日約180 l もの水分が濾過され，原尿（糸球体濾液）となる．原尿は尿細管を通る間に約99%は再吸収され，尿として最終的に排泄されるのは1.5 l 程度となる．

　この排尿の過程のいずれかで障害があると，尿量が減って乏尿ないし無尿となり，逆に尿量が多くなりすぎて多尿になったりする．なお，尿道が閉塞されたり，直腸膀胱障害で排尿できなくなると，膀胱には尿がたまっているのに排尿が困難となる．この状態を尿閉という．また，膀胱炎，前立腺炎，尿道炎などで尿道が刺激されると，頻尿になる．

第5章　局所の診察

1. 頭 部 72
    (1) 大頭症
    (2) 水頭症
    (3) 小頭症
    (4) 脱毛症
2. 顔 面 73
    (1) 顔面の麻痺
    (2) 腫 脹
3. 眼 74
    1) 眼の診察
        (1) 視 力
        (2) 視 野
        (3) 眼 瞼
        (4) 眼瞼下垂
        (5) 結 膜
        (6) 眼球突出
        (7) 瞳孔異常
        (8) 眼球運動の異常
        (9) 複 視
        (10) ホルネル症候群
        (11) ベル現象
        (12) 眼 振
        (13) 眼底所見
4. 鼻 78
    (1) 嗅 覚
    (2) 変 形
    (3) 鼻翼呼吸
5. 耳 78
    1) 聴 力
6. 口 腔 79
    (1) 口唇色
    (2) 口 臭
    (3) 味 覚
    (4) 舌の異常
    (5) 口腔粘膜の異常
    (6) 歯の異常
    (7) 咽頭と扁桃の異常
    (8) 喉頭の異常
7. 頸 部 81
    (1) 項部硬直
    (2) 甲状腺腫
    (3) 唾液腺腫脹
    (4) リンパ節腫脹
    (5) 斜 頸
    (6) 翼状頸
8. 胸 部 84
    (1) 胸郭の大きさと対称性
    (2) 鳩 胸
    (3) 漏斗胸
    (4) ロザリオ胸（肋骨念珠）
    (5) 樽状胸
    (6) 肺肝境界
9. 乳 房 85
    (1) 圧 痛
    (2) 腫 瘤
    (3) 女性化乳房
10. 肺・胸膜 86
    (1) 声音振盪
    (2) 肺の打診
    (3) 正常呼吸音
    (4) 呼吸音の異常
11. 心 臓 88
    (1) 心尖拍動
    (2) 心濁音界
    (3) 正常心音
    (4) 心音の異常
    (5) 心雑音
12. 腹 部 90
    (1) 皮膚線条
    (2) 腹壁静脈の怒張
    (3) 腹壁の緊張・膨隆・陥凹・腫瘤
    (4) 圧痛（マックバーネ点，ランツ点，ボアス点）
    (5) 筋性防御
    (6) ブルンベルグ徴候
    (7) 腹 水
    (8) 鼓 腸
    (9) 鼓 音
    (10) グル音
    (11) 血管雑音
    (12) 腹部内臓の触診（胃，腸，肝臓，腎臓，脾臓，胆嚢，膵臓）
    (13) 直腸・肛門の診察
    (14) 外性器の診察
13. 背 部 98
    1) 脊柱の異常
    2) 圧痛，筋緊張，筋萎縮
14. 四 肢 100
    1) 上肢の変形
        (1) 下垂手（落下手）
        (2) 猿 手
        (3) 鷲 手
        (4) 関節リウマチの手指の変形
        (5) ヘバーデン結節，ブシャール結節
        (6) 太鼓ばち指
        (7) デュピュイトラン拘縮
        (8) 鋤 手
        (9) くも状指
    2) 下肢の変形
        (1) 膝の変形
        (2) 足の変形

　全身の診察を終えた後，局所の診察を行う．見落とすことがないように，頭部から趾先まで順序を追って診察するのが原則である．ただし，患者の状態，疾患によっては当該部位をまず診察してもよい．この場合でも，当該部位だけでなく，ほかの部位の診察を怠らないようにする．当該部位だけの異常でなかったり，合併症があったりすることがあり，誤診しないためにはすべての部位を診察する．

1. 頭 部

頭部の診察は基本的には視診と触診が中心になる．

(1) 大頭症

頭が異常に大きい状態を大頭症という．大頭症は，水頭症，先端巨大症，変形性骨炎などでみられる．

(2) 水頭症

水頭症は脳室内に髄液が大量に貯留して脳室が拡張し，さらに頭蓋骨縫合が離開して頭蓋骨が拡大した状態である．顔の大きさは普通であるので，頭が異様に大きく，眼がくぼんで見えて下を向く（図5-1）．いわゆる"福助頭"と呼ばれる状態である．知能の発達が遅れることも多い．

(3) 小頭症

頭が異常に小さいものを小頭症という．脳の発育障害でみられ，高度の知能障害を伴う．

(4) 脱毛症

脱毛は老化現象の1つであり，個人差が大きい．遺伝的素質が関係するが，精神的ストレスによっても影響される．円形脱毛症は，限局性に，境界鮮明な円形または不規則に起きる脱毛で，原因は不明である．

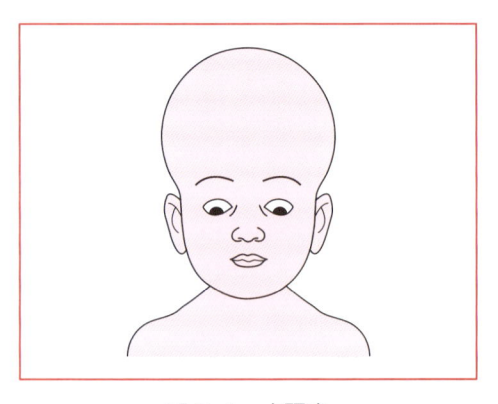

図 5-1　水頭症

2. 顔　面

顔面の診察では，まず顔貌，顔色の視診を行い，形状や異常運動の有無などを観察する．

（1）顔面の麻痺

顔面神経麻痺では，麻痺側で，眼瞼の閉鎖を十分に行うことができず，鼻唇溝は浅くて口角が下垂している（図5-2a，b）．口笛を吹かせると麻痺側から空気が漏れる．

破傷風では顔面筋が痙攣し，無理に笑ったような顔になる（痙笑）．

（2）腫　脹

顔面の丹毒では発赤し，腫れて痛む．高熱が出る．

流行性耳下腺炎では，一側または両側の耳下腺がびまん性に腫脹し，圧痛があり，咀しゃく運動によって不快感がある．膵炎・睾丸炎・卵巣炎を合併することがある．

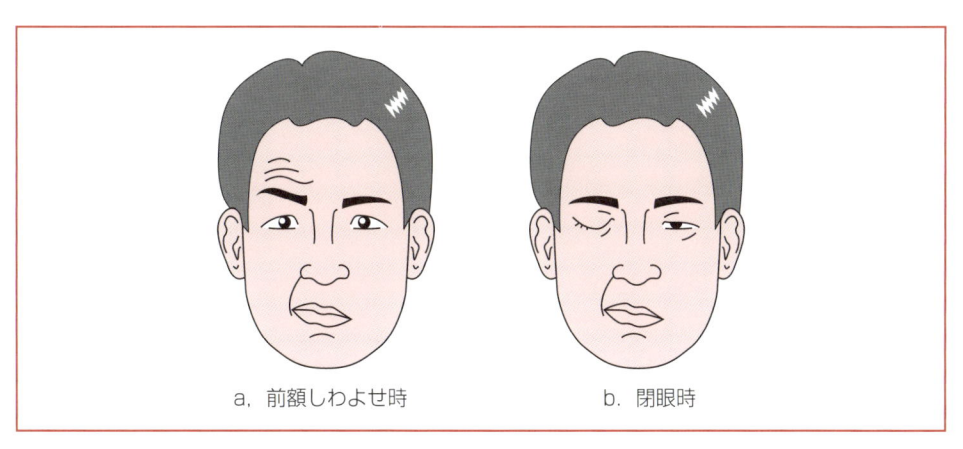

a．前額しわよせ時　　　　b．閉眼時

図5-2　顔面神経麻痺（左）

3. 眼

1）眼の診察

眼を診察するにあたっては，眼球の解剖学的構造を理解したうえで診察する（図5-3）．

（1）視　力

視力は，視力表を用いて検査する．簡便には，30～40 cm の距離で名刺や新聞などを読ませたり，診察者の指を何本か突き出してその数を当てさせたりすると，著しい視力障害は判断できる．

視力の障害は，眼の調節異常によることが最も多く，近視・遠視・乱視がある．白内障・緑内障・眼底出血・網膜剝離などの眼疾患でも視力は低下する．このほか，視神経・視中枢の障害でも視力は障害される．

（2）視　野

視野とは，見える範囲のことをいう．視神経萎縮・脳腫瘍・脳外傷などでは，視野の一部や全体が見えなくなることがある．これを視野欠損といい（図5-4-①），ちょうど視野の半分が見えない状態を半盲と呼ぶ．

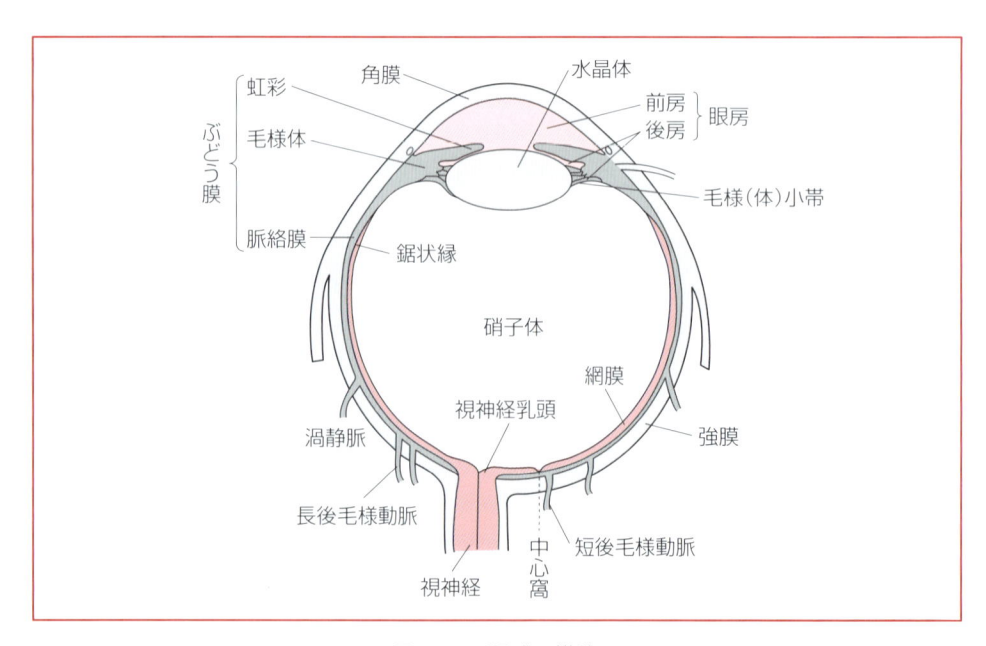

図5-3　眼球の構造

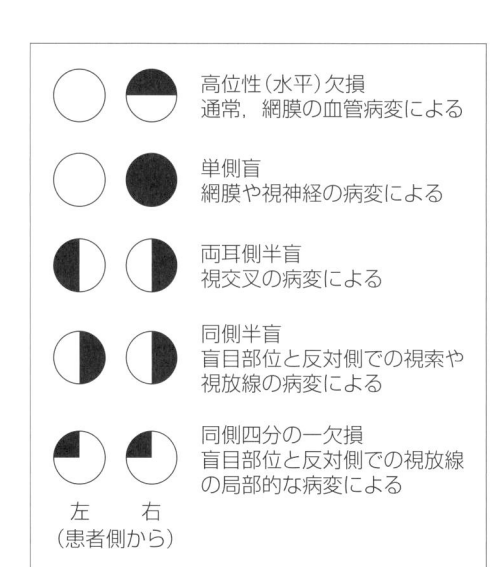

図5-4-① 視野欠損

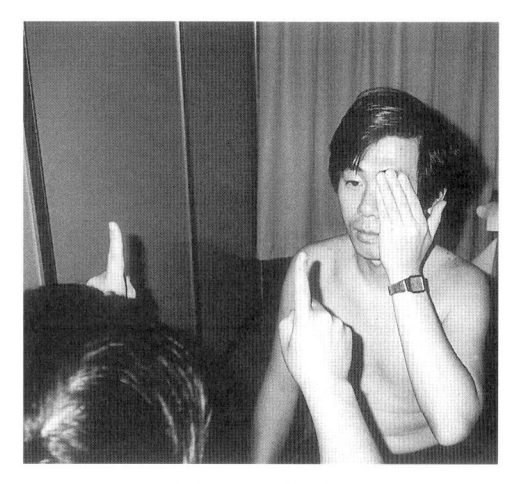

高位性（水平）欠損
通常，網膜の血管病変による

単側盲
網膜や視神経の病変による

両耳側半盲
視交叉の病変による

同側半盲
盲目部位と反対側での視索や視放線の病変による

同側四分の一欠損
盲目部位と反対側での視放線の局部的な病変による

左　右
（患者側から）

図5-4-②　視野検査

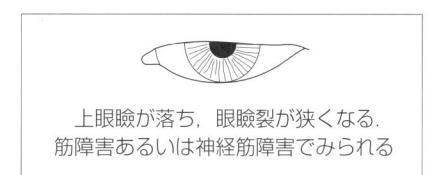

上眼瞼が落ち，眼瞼裂が狭くなる．
筋障害あるいは神経筋障害でみられる

図5-5　眼瞼下垂

視野は視野計を用いて測定するが，簡便には次のようにして行う．

患者と約50 cm～1 mの間隔をあけて向かい合う．患者の片眼を手で覆わせ，他方の眼で，検者の相対する目に注視させる．ついで，検者は両者のほぼ中間に置いた指を視野の周辺から内方に動かし，どこで見えはじめるかをいわせる．検者も片眼を閉じておいて，視野の範囲を比較する（図5-4-②）．いろいろな角度から調べる．

(3) 眼　瞼

眼瞼の異常の有無を観察する．

腎性浮腫をはじめとする全身性浮腫や，眼球・眼瞼の炎症などで上眼瞼に浮腫が出現する．眼瞼の局所の病変では，麦粒腫（睫毛の毛囊腺やマイボーム腺の感染）や霰粒腫（皮脂腺の閉塞による小結節）がある．

(4) 眼瞼下垂

動眼神経麻痺では，上眼瞼が下垂し，眼をしっかりあけられなくなる（眼瞼下垂，図5-5）．重症筋無力症では，上眼瞼挙筋が疲労し，とくに午後から眼瞼が下垂し，眠たそうにみえる．

(5) 結　膜

結膜は眼瞼結膜と眼球結膜を観察する．

眼瞼結膜は，貧血症で蒼白になる．眼球結膜は黄疸で黄染する．結膜炎では，充血・発赤があり，粘液膿性分泌物を伴う．過労などの際，結膜下に出血を認めることもある．

(6) 眼球突出

眼球が異様に前方に突出している状態を眼球突出という．顔をわずかに下に向かせ，前上方から見て左右の眼球の突出をまず判断する．正確には眼球突出計で計測し，眼窩外縁から角膜頂点までの距離を測定する．健常者では 10～15 mm である．

片側性の眼球突出は，眼窩内の炎症，腫瘍，嚢胞，血管病変などで起こる．

両側性の眼球突出は，内分泌疾患，代謝異常，先天性の場合がある．ことに甲状腺機能亢進症（バセドウ病）で多くみられる．

(7) 瞳孔異常

瞳孔は，形・大きさ・左右差をみる．また，対光反射・輻輳反射を調べる．

瞳孔の大きさが左右で異なるときは瞳孔不同症といい，神経梅毒，虹彩炎，交感神経麻痺などでみられる．

瞳孔の大きさが大きくなった状態を散瞳，小さい状態を縮瞳という．散瞳は暗所では誰でも起こるが，病的には高度の視力障害，動眼神経麻痺，神経症，コカイン，アトロピンなどの薬物で起こる．縮瞳は生理的には明所で起こるが，モルヒネ，ピロカルピンなどの薬物投与，脳神経梅毒などで起こる．

(8) 眼球運動の異常

眼球運動は，まず安静時の眼球の位置を観察し，ついで検者の指を患者の眼前で上下・左右・斜め方向に動かし，眼球の動き，複視の有無をチェックする．動眼神経・滑車神経・外転神経の麻痺では眼球運動が障害される．

(9) 複　視

眼球運動は，動眼神経（Ⅲ），滑車神経（Ⅳ），外転神経（Ⅵ）で支配されており，これらの神経の一側の麻痺が起きると，物が二重になって見えるようになる．この状態を複視という．

(10) ホルネル症候群

眼球陥凹に眼瞼下垂〔(眼)瞼裂狭小〕と縮瞳を伴うものをホルネル症候群という（図

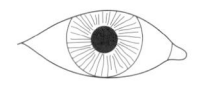

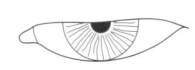

交感神経の遮断による小さな瞳孔，眼瞼下垂を伴う．瞳孔反射は正常である

図5-6　ホルネル症候群

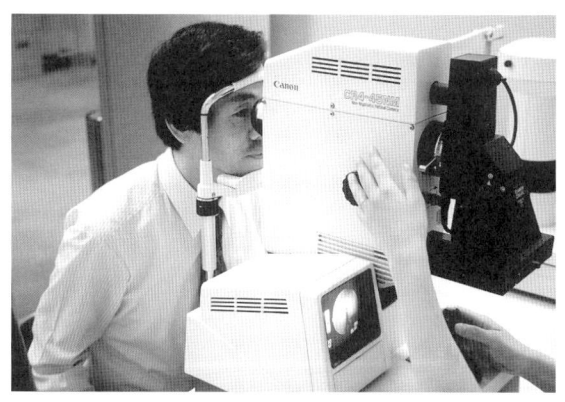

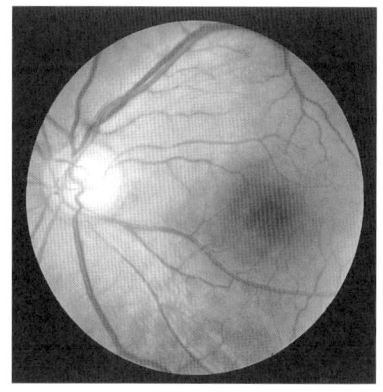

図5-7　眼底検査　　　　　　　　　図5-8　眼底所見

5-6). 顔面の発汗減少，皮膚温上昇，結膜充血を伴うこともある．視床下部から眼球までに至る交感神経線維経路が障害された場合に認められる．脳血管障害，肺癌，縦隔腫瘍，胸部大動脈瘤などでみられ，ホルネル症候群を認めたときには原因を調べる必要がある．

(11) ベル現象

まぶたを閉じるとき，眼球がわずかに内転しながら上転する不随意な現象をいう．末梢性顔面神経麻痺で，一側が閉瞼できない患者に閉眼を命じると，患側眼球の上転が認められる．

(12) 眼　振

眼球が，一定方向へ，ピクピクと迅速に反復性に動く不随意運動をいう．水平方向や，垂直方向に動くほか，回転性に動くこともある．電車の窓から外をながめている人の眼をみると，水平に律動的に眼球が動く．これは生理的な眼振であるが，極度の視力低下や慢性アルコール中毒などでもみられる．迷路・小脳・脳幹・上部頸髄の疾患では病的な眼振が出現する．

(13) 眼底所見

眼底は，通常は眼底鏡や眼底カメラを用い，暗くした部屋で検査する（図5-7）．眼底では，まず乳頭を観察する．ついで乳頭周囲の網膜，主要血管，網膜周辺部，黄斑を観察

する（図 5-8）．

　高血圧症，糖尿病，腎疾患，神経疾患などでは眼底に種々の変化が生じることがあり，これらの疾患の診断では眼底を観察することが重要である．また，頭蓋内圧亢進を判断するうえでも重要な手段となる．

4. 鼻

　鼻の診察では形・皮膚の性状をみる．嗅覚を調べることもある．

(1) 嗅　覚

　目を閉じさせ，一側の鼻孔を指で押さえてふさぐ．他側の鼻孔に，コーヒー・香水など，よく知られたにおいがし，かつ刺激性の弱いものを近づける．何のにおいがするかを答えさせて，嗅覚の異常の有無を判断する．左右の鼻孔で比較する．嗅覚の障害は，鼻炎・副鼻腔炎など鼻疾患で起きるほか，前頭葉・嗅神経など神経疾患でも発生しうる．

(2) 変　形

　外傷や先天異常で鼻が変形していることがある．先天性梅毒やウェゲナー肉芽腫では鼻骨が破壊されて鼻梁が陥没し，鞍鼻と呼ばれる特有の変形がみられる．先端巨大症では，鼻が全体として大きい．

(3) 鼻翼呼吸

　呼吸困難が強いとき，鼻翼を動かして吸気することがある．努力呼吸の現れで，肺炎や心不全など重症の病態であることを示す．

5. 耳

　耳の診察では，形・位置の異常の有無を調べる．また，分泌物・化膿巣の存在についても観察する．耳鳴りの有無については聴取する．

(1) 聴　力

聴力は，正確には防音室で聴力計（オージオメーター）によって検査する．簡便法として，静かな室内で，時計の音を聴かせ，耳もとからどのくらいの距離まで聴こえるかを調べるとよい．

聴力障害には，外耳道閉塞・中耳炎などによる伝音性難聴と，内耳・聴神経・中枢神経系の障害による神経性難聴（感音性難聴）がある．聴力障害があるときには，耳鳴りを伴いやすい．伝音系の障害では，低調性で，鈍いうなるような音が聴こえることが多い．神経性障害では，高調性で，鈴や笛の音のように聴こえることが多いとされる．

6. 口　腔

まず口を視診で観察し，ついで口を開けてもらって口腔内を観察する．舌圧子を使って口腔粘膜，口蓋，舌などを観察する．

(1) 口唇色

口唇は血流が豊富なために血液に異常があると色の変化が現れやすい．

貧血症では口唇は蒼白になる．先天性心疾患・肺炎などではチアノーゼがみられ，暗紫色になる．多血症では口唇が暗赤色調になる．

(2) 口　臭

口内炎，口腔内清浄不良，歯槽膿漏，鼻腔内炎症などでは，口を開いたり，会話する際に悪臭がする．肺化膿症，気管支拡張症などでは，口臭または呼気臭が悪臭となる．

このほか，疾患と結びつく特徴的なにおいがある（表5-1）．

表5-1　特徴的な口臭

口臭名	においの特徴	疾　患
アルコール臭	アルコールのにおい	アルコール飲用
尿　臭	アンモニアのにおい	尿毒症
アセトン臭	甘酸っぱい果実のにおい	糖尿病昏睡，高度アシドーシス
肝性口臭	腐った卵とニンニクの混じったようなにおい	肝性昏睡

(3) 味　覚

　　味覚の検査を行うには，舌を口外に出させ，各種の味のする液体を浸み込ませた綿棒を舌表面に当てて，味を当てさせる．甘味には砂糖水，酸味には酢酸またはクエン酸，塩味には食塩水，苦味には硫酸マグネシウム溶液などを使用する．顔面神経が障害されると味覚が消失する．

(4) 舌の異常

　　健常者の舌は，赤みを帯び，適当に湿潤している．

　　脱水状態では，舌は乾燥している．舌の表面が，白色，褐色，黒色の層で覆われていることがあり，舌苔という．脱水状態，消化器疾患，熱性疾患などでみられる．抗菌薬を長期服用していると，真菌が感染し，舌の表面が褐色，黒色，白色などになる．

　　悪性貧血や胃全摘後などでビタミン B_{12} が欠乏した巨赤芽球性貧血では，舌の糸状乳頭が萎縮し，舌の表面が平坦になり，灼熱感がある．炎症によって発赤し，潰瘍を伴ったりする．このような舌炎をハンター舌炎と呼ぶ．治療はビタミン B_{12} を投与する．

　　猩紅熱の患者では，舌はまっ赤となり，乳頭が腫脹して，いちご舌と呼ばれる．

　　発赤や疼痛を伴う舌炎，アフタ（下記参照），白板症（下記参照）などを認めることもある．

　　舌が異様に大きく，口外にはみ出してしまうことすらある．このような巨大舌は，先端巨大症，甲状腺機能低下症，アミロイドーシスなどでみられる．

　　舌を出させると，細かくふるえる場合がある．精神的な緊張状態でも起こりうるが，甲状腺機能亢進症，アルコール依存症などでみられる．

　　片麻痺の患者では，舌を出させると，麻痺側へ片寄る（舌の偏位）．

(5) 口腔粘膜の異常

　　口を大きく開かせ，舌圧子で舌を押さえ，口蓋，頰粘膜，口腔底などを視診する．場合によっては，ディスポーザブル手袋を装着した手指で触診する．

　　口蓋の先天性異常として，口蓋裂がある．

　　口腔粘膜は，貧血・黄疸・色素沈着などを観察する．歯その他の刺激により口内炎が生じていることがある．粘膜が発赤し，びらん，浮腫，白苔などがみられる．アフタという特有の粘膜疹もしばしばみられる．直径数 mm～1 cm の小水疱が破れて浅い潰瘍をつくり，周囲が発赤してくる．疼痛が強い．

　　白板症（白斑症）は，歯による慢性的刺激などによって上皮が増殖し，硬く，白色不透明の斑面が形成された状態である．

　　このほか，麻疹（コプリック斑，59 頁 図 4-7）・風疹など感染症，梅毒・薬物中毒な

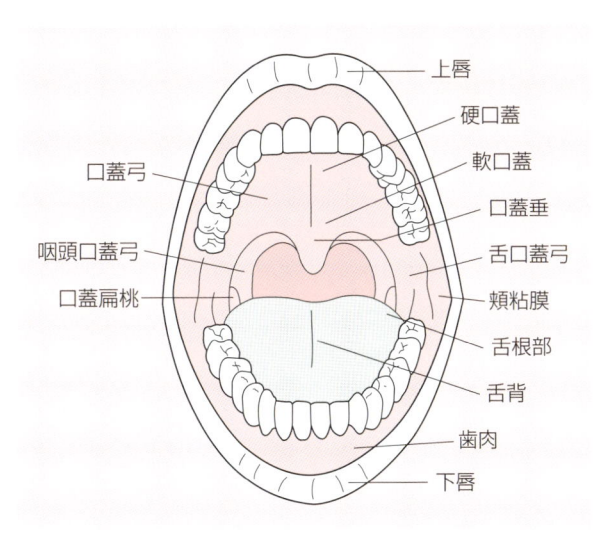

図 5-9　口腔の構造

どで発疹を生じることがある．また，出血性素因のある場合，出血斑がみられる．

(6) 歯の異常

　　成人では，左右・上下にそれぞれ切歯2，犬歯1，小臼歯2，大臼歯3ずつの，合計32本の歯がある．ただし，第三大臼歯は成人でも見られないことがある．

　　歯の数を数え，不足している場合はその原因を調べる．う歯（虫歯），歯の変形，歯の欠損，義歯着用の有無などを観察する．

　　歯と同時に，歯肉の視診も行う．

　　歯肉炎は，発赤・腫脹し，疼痛がある．慢性辺縁性歯周炎（歯槽膿漏）では，歯みがきをする時などに出血しやすく，歯根部から歯肉部が萎縮し，圧迫すると悪臭の膿が流出してくる．

(7) 咽頭と扁桃の異常

　　口を大きく開かせ，舌圧子で舌を押さえ，「あー」と発声させたり，大きく吸気させたりして，咽頭・扁桃を観察する（図5-9）．

　　① 咽　頭

　　　咽頭炎では，咽頭全体がびまん性に発赤し，浮腫状となり，自発痛・嚥下痛を伴う．猩紅熱では発赤が著明となる．ジフテリアでは，咽頭発赤のほか，汚い乳白色ないし灰黄白色の偽膜形成が特徴的である．

　　② 扁　桃

　　　扁桃は，小児期には肥大しているが，成人では縮小してくる．

　　　扁桃炎では，発赤・腫脹し，高度のときには，腺窩から滲出物が出て，白色ない

し黄白色の斑点状になっていることがある．高熱・自発痛・嚥下痛を伴う．

③ 軟口蓋および口蓋垂

迷走神経が麻痺すると，鼻声となり，液体を飲み込むと，鼻腔に逆流してくる．「あー」と発声させると，軟口蓋や口蓋垂が挙上しない．一側の麻痺では，健側のみが挙上するので，口蓋垂が健側へ傾く（カーテン兆候）．このような口蓋麻痺は，ジフテリア後麻痺，多発性神経炎，灰白脳脊髄炎，進行性球麻痺，延髄腫瘍，重症筋無力症などで認められる．

(8) 喉頭の異常

喉頭は気道の途中にあり，本来は呼吸器官の一部であるが，声帯があって，発声器官としても重要である．したがって，喉頭に炎症，腫瘍が生じたり，声帯筋麻痺，あるいは反回神経麻痺などによって，嗄声の状態になる．

7. 頸 部

頸部では皮膚，唾液腺，甲状腺，リンパ節などを視診と触診で診察する．また，頭部を前後・左右に曲げさせたり，左右へ回転させて運動が普通に行われるか否かを調べる．ただし，頸椎の疾患・損傷があるときは，頸髄に傷害を与えないよう注意する．

(1) 項部硬直

髄膜刺激徴候の1つである．髄膜炎では，前後運動が障害され，とくに項部の運動が著しく制限される．患者を仰臥位にして，頭部を被動的に持ち上げると，項筋群の異常

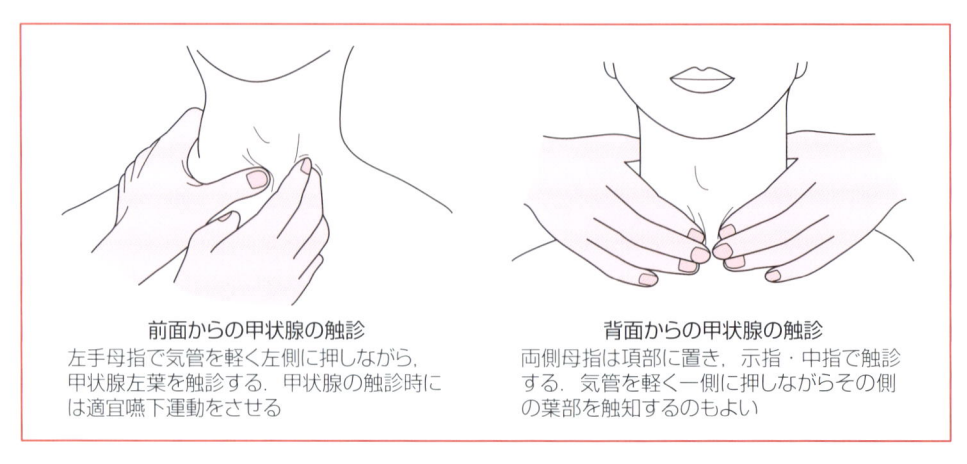

前面からの甲状腺の触診
左手母指で気管を軽く左側に押しながら，甲状腺左葉を触診する．甲状腺の触診時には適宜嚥下運動をさせる

背面からの甲状腺の触診
両側母指は項部に置き，示指・中指で触診する．気管を軽く一側に押しながらその側の葉部を触知するのもよい

図5-10 甲状腺の触診

緊張や収縮があり，患者は苦悩状表現を示す．髄膜炎，髄膜腫瘍，くも膜下出血などで認められる．

(2) 甲状腺腫

視診により，前頸下部の腫脹，左右不同を観察する．腫脹している場合，少し頭をそらせて，嚥下運動をさせると，甲状腺腫では上下に動く．ついで触診に移る．患者の前面から，あるいは背後から，左右の手指を用いて甲状腺を触れる（図5-10）．健常者ではほとんど甲状腺を触知しないが，触知する場合は，部位，大きさ，形，表面の性状，硬さ，可動性，結節の有無，圧痛などを調べる．

びまん性に甲状腺が腫脹するものには次のような病態がある．

① 単純性びまん性甲状腺腫

思春期の女性に多くみられ，びまん性の軟らかい甲状腺を触知する．甲状腺機能に異常はない．

② バセドウ病

やや硬く弾力性のある腫脹で，血管雑音を聴取することもある．眼球突出・手指振戦・頻脈などを伴う．甲状腺機能が亢進している．

③ 慢性甲状腺炎（橋本病）

中年女性に多く，ゴム様弾性があってかなり硬い．甲状腺機能はほぼ正常であるが，進行すると低下する．

部分的に甲状腺の結節を触れるものには次のようなものがある．

④ 甲状腺腺腫

1～数個，境界鮮明で圧痛のない結節を触知する．大きさは種々で，甲状腺機能は正常である．

⑤ 亜急性甲状腺炎

中年女性に多く，自発痛・圧痛を伴った限局性の腫瘤を触知する．発熱があり，甲状腺機能は軽度に亢進することがある．

⑥ 甲状腺癌

硬く，表面不整で，可動性の少ない腫瘤として触れる．甲状腺機能は正常である．

(3) 唾液腺腫脹

通常，唾液腺は触知されないが，炎症・腫瘍・結石などで触知するようになる．流行性耳下腺炎では，耳下腺や，顎下腺，あるいは舌下腺がびまん性に腫脹し，痛みがある．

(4) リンパ節腫脹

頸部ではリンパ節を触知しやすく，炎症，腫瘍性変化などでみられる（第4章の11「リ

(5) 斜　頸

　　頭部が常に一側へ傾いている状態である．先天性の胸鎖乳突筋の拘縮によるほか，骨変形，神経疾患，熱傷後の瘢痕などによって生ずる．

(6) 翼状頸

　　ターナー症候群では頸部が翼のようになっているのが特徴である．

8. 胸　部

　　胸部では，主として，胸郭・肺・心臓の診察を行う．

(1) 胸郭の大きさと対称性

　　患者を真っすぐに座らせて，前方・側方・背方から観察し，胸郭の大きさと左右を比較して対称性を確認する．胸郭は通常，左右対称的で，一般に横径が前後径より大きく，呼吸運動によってよく動く．胸郭の形・大きさは個人差が大きいが，特徴的な変形がある（図5-11）．

(2) 鳩　胸

　　胸骨，とくに下半部が突出し，両側が扁平なものをいう．くる病などでみられる．

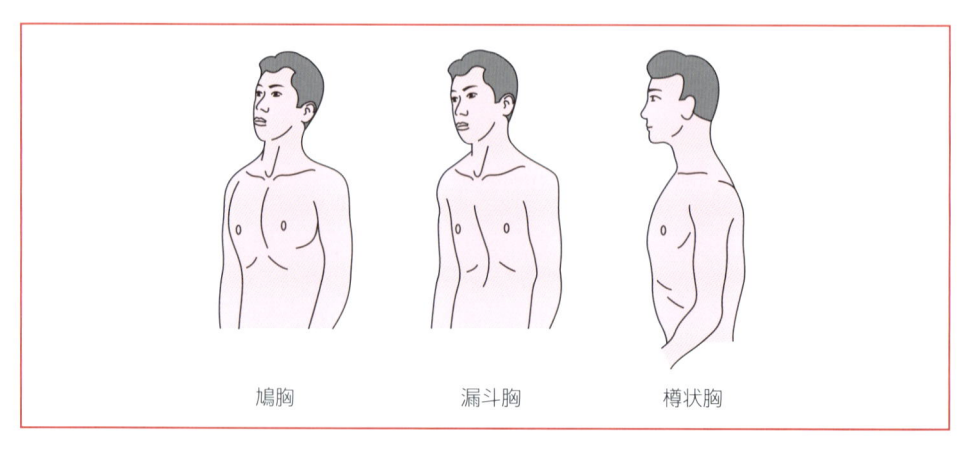

図5-11　胸郭の変形

(3) 漏斗胸

胸骨下部が著しく凹んだもので，マルファン症候群でもみられる．

(4) ロザリオ胸（肋骨念珠）

胸骨と肋軟骨の付着部が数珠状に肥厚したもので，くる病でみられる．

(5) 樽状胸

胸郭の前後径が横径に比して，長くなった状態で，ビール樽のようにみえる．肺気腫患者でみられる．

(6) 肺肝境界

正常肺野を打診すると，清音が聴こえる．右鎖骨中線上で，上から下へと打診していくと，清音から濁音に変化する．これは肝臓の上を叩打した音で，肝濁音と呼ばれる．清音と濁音の境界を，肺肝境界といい，通常肺下界をさす．健常者では第6肋骨下縁ないし第6肋間であることが多い．

肺肝境界を調べることで，肺気腫などによる肺の過膨張や，肝臓の腫大で肺肝境界が上に移動していることなどがわかる．

9. 乳 房

乳房の診察は，おもに視診と触診で行うが，触診がとくに重要である．原則として座位と仰臥位の両方で触診する．

(1) 圧 痛

乳房を触診し，圧痛の有無を確かめる．急性乳腺炎では圧痛があるが，炎症性乳癌でも圧痛があるので注意が必要である．

(2) 腫 瘤

乳房のしこり（腫瘤，硬結，結節）を触れる場合には，月経周期との関係に注意するとともに，部位，深さ，大きさ，形状，硬さ，弾性，表面の性状，境界，可動性，波動性，圧痛の有無と程度を確認する．

女性では乳腺症や乳癌などによる乳房の腫瘤を認めることがある．

(3) 女性化乳房

男性で女性の乳房のように腫脹して硬い乳腺組織を触れることがある．これを女性化乳房といい，肝硬変などでみられる．

10. 肺・胸膜

肺・胸膜の診察では，触診，打診，聴診で行う．とくに聴診が重要である．

(1) 声音振盪

患者の背部胸郭に，両手の尺骨側を，指を伸ばしたままか握りこぶしをした状態で当てる．低い声で「ひとーつ，ひとーつ」と発声させると，発声に伴う振動が検者の手に感じられる．これを声音振盪という．

健常者では左右で声音振盪に差異がない．気胸，胸水貯留，胸膜の線維性肥厚，肺気腫などでは発声に伴う音の伝導が障害され，罹患側で声音振盪が減弱する．

(2) 肺の打診

右鎖骨中線上で胸部を上から下へ打診し，まず肺肝境界を確認し，肺下界を決定する．また，左鎖骨中線上で，胸部を上から下へ打診していくと清音から鼓音に変化する．これは胃泡によるもので，左側では肺下界を正確には決定しにくい．背部では，肩甲線で第10肋骨，脊柱右側で第10胸椎棘突起の高さが肺下界である．

肺下界は，肺気腫で降下する．また，肺気腫患者の肺野を打診すると，清音に比べて持続が長く，より低調で，音量の大きい音が発生する．過共鳴音という．気胸の場合にも，罹患側で過共鳴音を呈する．

肺炎，肺化膿症，腫瘍，無気肺（気管支が腫瘍などによって圧迫または閉塞されて生ずる）などでは，肺組織の空気含有量が減少する．病変部位の肺野を打診すると，清音でなく，濁音が聴かれるようになる．

胸水が貯留したり，胸膜炎によって胸膜が肥厚した場合，濁音を呈する．

(3) 正常呼吸音

肺野を聴診すると，呼吸に伴う空気の出入りによって音が聴取される．これを呼吸音といい，健常者では次の3型の呼吸音が聴かれる（I.診察編第2章の図2-9参照）．

表 5-2　副雑音の種類

| 高調性連続性副雑音（wheezing）：気管支炎 |
| 低調性連続性副雑音（いびき音）：慢性気管支炎 |
| 粗い断続性副雑音（水泡音）：気管支肺炎 |
| 細かい断続性副雑音（捻髪音）：肺線維症，肺炎 |

① 肺胞呼吸音

　空気が細気管支・肺胞に出入りするときに生ずる音である．軟らかく，比較的低調の音で，吸気時によく聴こえる．正常肺野の大部分で聴取される．

② 気管・気管支呼吸音

　空気が気管・気管支を通過するときに生ずる音で，高調で，呼気相の延長がある．喉頭・気管・肩甲骨間部で聴かれる．

③ 気管支肺胞呼吸音

　前二者の混合したもので，右肺尖・鎖骨下・肩甲骨間部などで聴かれる．

(4) 呼吸音の異常

　呼吸器疾患では，正常の呼吸音が増強したり減弱したり，本来は聴こえないはずの部位で聴かれたりする．たとえば，気管支炎，肺炎，肺結核などで呼吸音が増強し，胸水貯留，気胸などでは呼吸音が減弱する．

　また，正常では聴かれない，異常な呼吸音が聴こえる場合がある．気管支が狭窄したり，分泌物・粘液・膿などがたまっていたりすると，その間を空気が出入りするときに，さまざまな音を発生する．副雑音という（表 5-2）．気管支喘息，気管支炎，気管支拡張症では，"ヒューヒュー，ギーギー，グーグー，ブーンブーン"などといった副雑音を発生する．肺炎，気管支炎，肺化膿症，肺うっ血などのときには，"ブツブツ，バリバリ"といった音が聴こえる．

　胸膜炎では，肺側と壁側の両胸膜がこすれ合って，なめし革をこするような音が聴かれる．胸膜摩擦音という．

　声音振盪と同様に，「ひとーつ，ひとーつ」と声を出させて聴診するものを声音聴診という．声音振盪と同じく，胸水貯留，気胸，胸膜肥厚などで声音が減弱する．

11. 心　臓

　　　　　心臓の診察では，触診，打診，聴診で行う．聴診がとくに重要である．

(1) 心尖拍動

　　　心臓前部に，心臓の収縮によって肋間部が局所的に規則正しく隆起するのが認められる．これを心尖拍動という．通常，座位で左第5肋間，鎖骨中線でやや内側に位置している．

　　　心尖拍動は，触診によって確認される．手掌を心臓前面に当てて調べる．

　　　心臓肥大があると，心尖拍動は強く，かつ範囲が広くなる．運動直後，精神的興奮，発熱時など，心臓機能が一時的に亢進した場合にも心尖拍動は増強される．ただし，やせた人では，心臓に異常がなくても，心尖拍動が強く，広範囲にみられることがある．

(2) 心濁音界

　　　打診により，心臓の大きさ，形，位置を調べる．心臓部を打診すると，濁音を生ずる．周囲は肺野であり，清音を呈するから，心臓の形に応じて濁音の範囲が決定される．これを心濁音界という．

　　　まず右第4肋間を外方から胸骨へ向かって打診していき，濁音を生じたところを心臓右界とする．次いで胸骨左縁の左側を上から下に打診し，上界を決定する．さらに左第5肋間を外から内へ打診し，左界を決める．健常者では，心濁音界は次のようである．

　　①右界　　胸骨右縁．
　　②上界　　第3肋骨．
　　③左界　　左鎖骨中央線のやや内側，心尖拍動の外側．

　　　心臓肥大，心膜炎による心嚢水貯留では心濁音界が拡大する．腹水貯留，妊娠などで横隔膜が挙上した際，あるいは縦隔腫瘍や胸水貯留によって心臓の位置が変化すると，心濁音界も変化する．

(3) 正常心音

　　　健常者では，心臓の収縮，拡張に伴う心筋・弁・血流などの変化によって種々の音を生ずる．正常心音といい，聴診によって確認する（I．診察編第2章の25頁　図2-10）．

　　① I音
　　　　心室収縮期と同時に起こる音で，低く，鈍く，長い音である．房室弁（僧帽弁・三尖弁）の閉じる音と，心筋の収縮による音からなる．

② Ⅱ音

収縮期の終わりに，半月弁（大動脈弁・肺動脈弁）の閉鎖によって起きる音である．高い，持続の短い音である．

③ Ⅲ音

Ⅱ音のすぐ後に，拡張期に心室に血流が流入することによって心室筋・房室弁の振動が起こって生ずる音である．短く，弱い．幼小児，若年者で聴かれる．

（4）心音の異常

精神的興奮，運動直後，甲状腺機能亢進症など，心機能が亢進する条件では，心音が亢進する．心臓弁膜症・不整脈などの心疾患でも心音が亢進する．

逆に，安静・肥満・肺気腫・心囊水貯留などでは，心音が減弱する．心筋梗塞や心筋炎など，心筋収縮力の低下した病態でも心音は減弱する．

（5）心雑音（図5-12）

種々の心疾患では，健常者では聴かれない音が聴こえることがあり，心雑音という．心雑音は，血液が弁や動脈を流れるとき，乱流や渦流を生じたりすると発生する．心臓収縮期に生ずるものを収縮期雑音，拡張期に生ずるものを拡張期雑音という．弁膜疾患・先天性心疾患では，それぞれ特徴的な心雑音が聴取され，診断の糸口となる．ただし，貧血，甲状腺機能亢進など，器質的心疾患がないのに収縮期雑音が聴かれることもあり，機能性あるいは無害性雑音といっている．

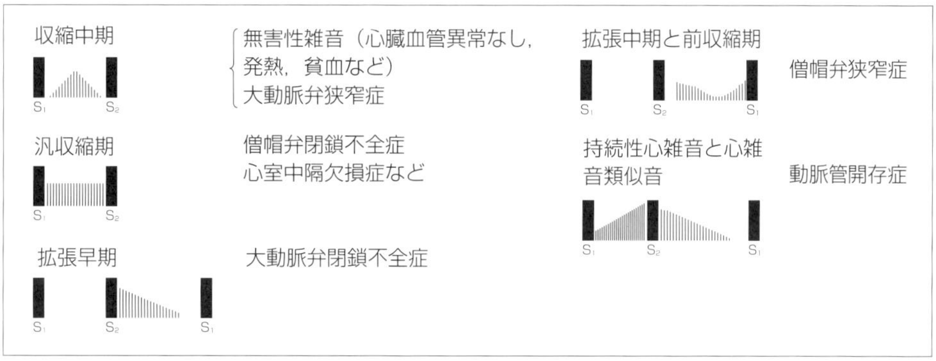

図5-12 心雑音と類似音

S_1：Ⅰ音，S_2：Ⅱ音，|||||||：心雑音

12. 腹部

　腹部の診察では，視診，聴診，打診，触診の順序で行う．たとえば，腹痛の強い患者に対して先に触診をすると，腹壁筋肉が緊張して診察しにくくなる．このため，腹部の診察では視診に次いで聴診を行い，その後に打診，触診を進める．

　腹部の触診は通常，患者を仰臥位にして行う．腹壁の筋肉を弛緩させないと十分な触診は行えない．このため，下肢を股関節と膝で屈曲させ，膝を立てさせる．冷たい手でいきなり触れないよう注意する．最初は腹部全体を軽く触診し，徐々に力を加えて触診するようにする．くすぐったがる人では，話しかけて，気をそらせたりするとよい．

　腹部では診察した所見を表現する場合に，臍を通る水平線および垂直線で4区画に分け，それぞれ右・左上腹部および右・左下腹部とするとわかりやすい．または，さらに細かく区分してもよい（図5-13）．虫垂炎など，疾患によっては特定の部位に所見がみられるので，腹部の診察では，部位を確認して記載する．

(1) 皮膚線条

　肥満や妊娠などで下腹部，四肢付着部，殿部などの皮膚が伸展されると，その部位の皮下組織が断裂し，皮下の毛細血管が赤く透けて見える（図5-14）．これを赤色皮膚線条という．急速な肥満や妊婦では，赤く見えた線条はやがて白くなり，白色皮膚線条となる．クッシング症候群や副腎皮質ステロイド薬大量長期服用では，赤色皮膚線条のままである．

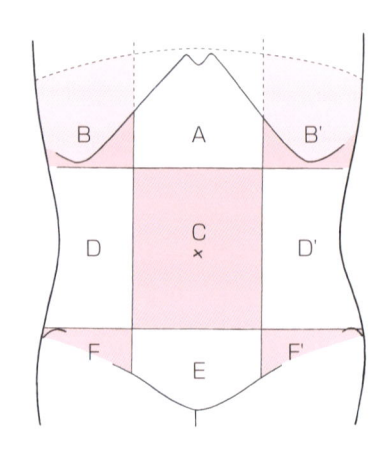

図5-13　腹部の区画
A：心窩部
B(B')：右(左)季肋部
C：臍部
D(D')：右(左)側腹部
E：下腹部
F：右腸骨窩（回盲部）
F'：左腸骨窩

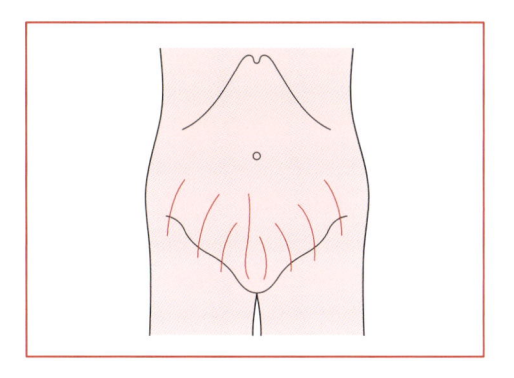

図5-14　腹部の皮膚線条

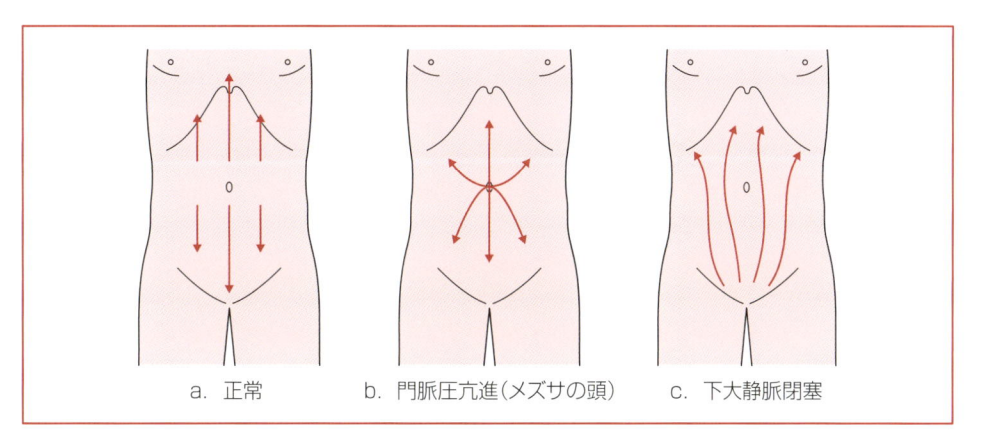

a. 正常　　b. 門脈圧亢進(メズサの頭)　　c. 下大静脈閉塞

図5-15　腹部表在性静脈の流れと静脈拡張

(2) 腹壁静脈の怒張

　　肝硬変や下大静脈血栓症などによって門脈や下大静脈の血行障害が起こると，血液が腹壁静脈を流れて環流されるようになり，腹壁静脈が拡張し，怒張する．とくに肝硬変のときには臍を中心に静脈が拡張し，あたかもギリシャ神話に出てくるメズサの頭髪(頭髪1本1本が蛇からなる)のようになり，"メズサの頭"と表現される（図5-15）．

(3) 腹壁の緊張・膨隆・陥凹・腫瘤

　　健常者の腹壁は平坦で軟らかく，呼吸運動によってゆっくりと動く．
　　① 腹壁の緊張
　　　腹腔内の炎症が壁側腹膜に及ぶと，反射的に腹壁筋肉が緊張して硬くなる．
　　　胃・十二指腸潰瘍が穿孔したりして汎発性腹膜炎を起こすと，腹壁全体が板状に硬くなり，強い圧痛がある．これは緊急事態であり，ただちに外科医に相談して適切な処置を講じなければならない．

② 腹壁の膨隆

　　肥満，腹水，鼓腸，妊娠，腹部腫瘍，卵巣囊胞などでは，腹部全体が膨隆する．胃癌・肝癌などの腫瘍や，急性胃拡張などでは，局所的に腹部が膨隆する．

③ 腹壁の陥凹

　　高度のるいそうや悪液質で腹部全体が陥凹する．食道癌・胃癌などで狭窄症状が長期間にわたると，腸管が空虚になり，腹部全体が陥凹する．急性汎発性腹膜炎初期，髄膜炎でも陥凹がみられる．

④ 腫　瘤

　　腹部に腫瘤を触知するときは，まずどの臓器と関係しているかを調べ，ついで性状を確認する．

　腹部内臓器に発生する腫瘍は，硬く，表面不整の腫瘤として触知される．腎囊胞など，囊胞も腫瘤として触知されるが，緊満し，弾力性のあることが多い．膿瘍では自発痛・圧痛の著明な腫瘤として触れる．頑固な便秘症の患者では，結腸部位に硬い糞塊を触れる．腫瘍と間違われやすいが，排便後には消失するので区別される．

　このように，腫瘤は種々の病態で発生するので，触知する場合は，部位（位置），大きさ，形，表面の性状，硬度，圧痛の有無，拍動性，移動性，波動性，周囲との癒着などについて調べ，記載しておく．

(4) 圧痛（マックバーネ点，ランツ点，ボアス点）

　急性虫垂炎では，右下腹部に圧痛があり，この部位で腹壁が緊張している．典型的な症例では，マックバーネ点〔マックバーニー点，右上前腸骨棘と臍を結ぶ線の右上前腸骨棘から2インチ（5 cm）または右外1/3の点〕やランツ点（左右上前腸骨棘を結ぶ線の右外1/3の点）に圧痛がある（図5-16）．虫垂炎では初期には吐き気（悪心）や上腹部痛などで発症し，そのうちに腹痛が右下腹部に移動し，限局するようになる．そこでこの部位に圧痛があれば，急性虫垂炎の診断に重要な徴候となる．

　胃潰瘍では心窩部に自発痛と圧痛があるが，ボアス点（第10～第12胸椎棘突起の側方3 cm以内で，おもに左側）に圧痛を認めることがあるとされる．ただし，診断するうえでの有用性はない．

(5) 筋性防御

　虫垂炎・胆囊炎・膵炎などの腹腔内の炎症が壁側腹膜に及ぶと，肋間神経・腰神経を介して罹患部位に対応した腹壁筋肉が反射的に緊張する．これを触診すると，腹壁が硬い抵抗として触れる．これは一種の防御反応で，筋性防御といい，"デファンス"と表現されることが多い．しばしば圧痛を伴う．

　筋性防御の有無を調べるには，腹壁の緊張を十分にとって触診する．手掌を腹壁に軽

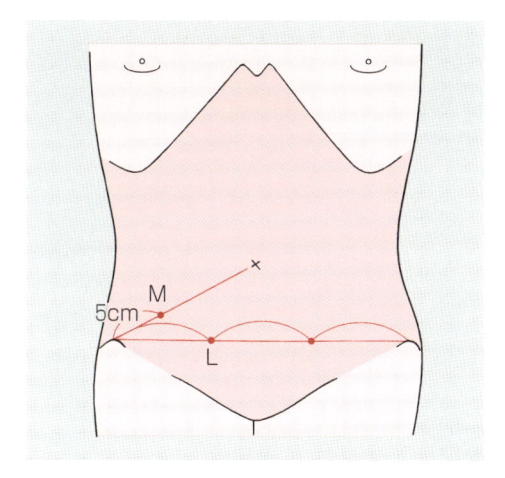

図 5-16 虫垂炎の圧痛点
M：マックバーネ点（臍〈×〉と右上前腸骨棘を結ぶ線の外 1/3 と中 1/3 の境界点をさすこともある）
L：ランツ点

く当て，次に徐々に右手の示指あるいは示指と中指の指先を用いて，できるだけ弱い力で腹壁を圧するようにして触診する．患者が痛みを訴えている部位から離れた部位より触診を開始し，順次痛みの部位に向かって触診を進める．左右の相対する部位を比較しながら触診するとよい．高齢者では筋性防御が出現しにくいこともあり，注意が必要である．

筋性防御は限局性の場合と，広汎な場合がある．急性虫垂炎の初期など，病変が局所にとどまっている場合には，病変部位に筋性防御を認める．これに対し，広汎に筋性防御をみる場合は汎発性腹膜炎の存在を示し，重篤である．

(6) ブルンベルグ徴候

触診するとき，手で圧迫したときよりも，急に手を放した瞬間に強い疼痛を訴えることがある．"反動痛（反跳痛）"といい，炎症が壁側腹膜に波及していることを示す重要な腹膜刺激徴候である．これをブルンベルグ徴候といい，腹膜炎の診断に重要な所見である．

反動痛は，圧迫していた手指を離した瞬間に腹壁腹膜が牽引され，それが刺激となって疼痛を生じる．炎症が広く及んでいると病変部から離れた部位でも反動痛を認めるが，病変の広がりが小さいときには病変部のみで認められる．このため，急性虫垂炎ではマックバーネ圧痛点で反動痛を認めるので，診断的価値が高い．

(7) 腹　水

浮腫をきたすような病態で腹腔内に水分が過剰に貯留する病態を腹水という．腹水に

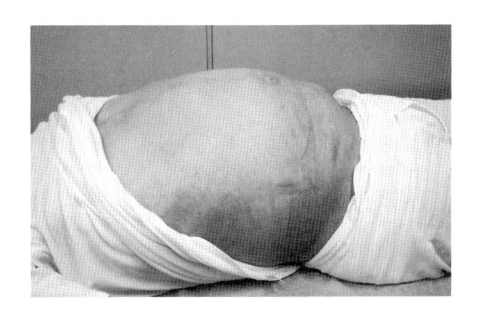

図5-17　漏出性腹水

は，蛋白質成分が少ない漏出性腹水と，蛋白質成分を多く含む滲出性腹水がある．肝硬変では門脈圧亢進によって漏出性腹水が生じ，結核性腹膜炎や他の炎症性疾患あるいは癌性腹膜炎では滲出性腹水が貯留する．

　漏出性腹水では，腹壁の緊張を伴わないので，仰臥位では腹部は前方よりも側方に膨隆し，"カエル腹"の状態となる（図5-17）．立位にすると，下腹部の膨隆が目立つ．炎症性腹膜炎による滲出性腹水では，腹壁の緊張を伴うので，腹部は側方よりも前方に膨隆し，尖腹の状態となる．

(8) 鼓　腸

　腸管内にガスが貯まり，腹部が膨隆した状態をいう．打診すると，"ポンポン"と高調な鼓音が聴かれる．排ガスさせると，膨隆は消失する．

(9) 鼓　音

　消化管内には健常者でもガスがたまっているので，腹部を打診すると鼓を打つように鼓音が発せられる．貯留するガスの量が多ければ，鼓音の程度は増強する．

　胸骨の左側下方もしくは心窩部左側では，胃泡による鼓音が認められる．空気嚥下症や急性胃拡張などで胃泡が拡大すると，この部位での鼓音が増強される．逆に，胃泡が消失する噴門部癌，アカラシア，胃の機能不全，著明な脾腫などでは鼓音が消失する．

　麻痺性イレウスでは腸管にガスが貯留して鼓腸となり，腹部が膨隆するとともに腹部全体に鼓音が増強する．小腸の狭窄・閉塞では臍部から上方の鼓音が増強する．下行結腸，ことにS状結腸の通過障害では左季肋部で鼓音が著明となる．

(10) グル音

　腸管が蠕動する際には空気と腸管内容物が移動し，"ゴロゴロ"という音が自然に発生する．この音を腹鳴という．また，腸管を外部から圧したときに聞こえる"グルグル"という音をグル音という．ただし，腹鳴とグル音は同義語として用いられることがほとんどである．

腸管が狭窄したり閉塞すると，それよりも上部の腸管の蠕動が亢進してグル音が増強する．急性腸炎で腸管運動が活発になっているときにも，グル音が増強する．

逆に，急性腹膜炎や麻痺性イレウスなどで腸管の蠕動が停止すると，グル音が消失する．グル音の消失は重症であることを示すので注意が必要になる．

(11) 血管雑音

動脈に狭窄や部分的な拡張があると，血流に変化が起こり，乱流や渦流を生じて収縮期雑音が発生する．動脈硬化症，腹部大動脈瘤，大動脈炎症候群，血栓症などで腹部の血管雑音が聴取される．

(12) 腹部内臓の触診（胃，腸，肝臓，腎臓，脾臓，胆嚢，膵臓）

① 心窩部

通常，胃は体表からは触知されない．胃炎・胃十二指腸潰瘍があると，心窩部に自発痛・圧痛がある．膵炎では，深部に自発痛・圧痛を認める．心窩部に腫瘤を触知するときは，まず胃癌を疑う．

② 右季肋部

肋骨弓に沿って右手指を当て，腹式呼吸に合わせて，肝臓を触診する．健常者では，肝臓は触知しないか，わずかに肝下縁を触れるのみである．肝臓を触知する場合，肋骨弓から何 cm 触れるのか，表面の性状，硬さ，圧痛の有無などを調べる．急性肝炎では，2～3 cm 程度までの肝腫大にとどまる．圧痛があり，食欲不振・倦怠感などを伴う．肝硬変では，弾性硬で，表面が顆粒状の肝腫大として触知される．肝癌では，硬く，表面が凹凸不整である．アルコール常飲者ではしばしば脂肪肝の状態を呈し，弾力ある肝腫大を認めることがある．

胆嚢も，通常は触知されない．癌などで総胆管が閉塞されると，球状に腫大した胆嚢を触れるようになる．癒着がないと，振り子のように左右に動く．胆石症，胆嚢炎では，右季肋部に限局性の圧痛がある．

③ 左季肋部

健常者では脾臓は触知されない．肝硬変，悪性リンパ腫，白血病などで脾臓が腫大してくると，左季肋部に触知される（図 5-18）．右半側臥位にして左肋骨弓に沿って触診すると，わかりやすい．

④ 右側腹部

腎癌，嚢胞腎，水腎症などで右腎が腫大していると，触知される．

⑤ 左側腹部

左腎が腫大していると触知される．この場合，脾腫との鑑別が重要になる．

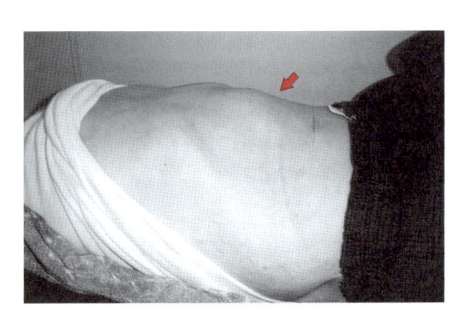

図5-18　脾腫（矢印）

⑥　臍　部

　　小腸・大腸の触診を行う．腸炎では圧痛を認める．横行結腸癌は，上下によく動く腫瘤として触知される．

⑦　右腸骨窩（回盲部）

　　この部位に圧痛があり，筋性防御を認めるときは，急性虫垂炎が疑われる．典型的な症例では，マックバーネ点に圧痛がある．また，回盲部は，癌・結核・限局性腸炎が発生しやすい部位で，これらは腫瘤として触知される．

⑧　左腸骨窩

　　S状結腸癌を触知することがある．便秘時には，糞塊を触れる．女性では，左側の卵巣・卵管の腫瘤を触知することもある．

⑨　下腹部

　　急性膀胱炎では，下腹部に圧痛があり，尿意頻数，残尿感などを訴える．女性では，子宮筋腫・卵巣の腫瘤を触れることがある．

⑩　鼠径部

　　鼠径ヘルニアを触知することがあり，軟らかい腸管状に触れる．初期には，立位とか，いきんだりした場合にのみ出現する．嵌頓して，元に戻らないようになると，外科的処置が必要である．

　　鼠径部では，リンパ節腫脹の有無についてもよく確認する．

（13）直腸・肛門の診察

　　肛門ならびに直腸の診察は，視診，触診，指診で行う．

　　視診では，十分な照明を確保し，殿部を左右に押し広げるようにして肛門周囲の皮膚を十分に伸展させ，殿部と肛門周囲を観察する．肛門周囲の皮膚ならびに粘膜病変（皮膚や粘膜の肥厚，裂創，潰瘍など），痔核，裂肛，痔瘻，肛門周囲膿瘍，直腸脱などを診察する．

　　触診では，ディスポーザブルの手袋を着けて，肛門周囲の硬結と圧痛の有無を確認する．肛門周囲膿瘍では圧痛が著明である．肛門潰瘍や裂肛では肛門括約筋は過度に緊張

し，脊髄疾患による膀胱直腸障害では括約筋の緊張が著しく低下している．

　肛門の触診に続き，示指を肛門から挿入して直腸指診を行う．この際，手袋にはゼリーを塗布し，滑りやすくしておく．男性では前立腺の大きさ，硬さ，左右対称性，硬結や腫瘤の有無などを調べる．女性では，直腸粘膜を介して子宮頸部もしくは腟部を触れる．そして，男女ともに直腸内面を全周にわたって触診し，腫瘍，ポリープなどの有無を確認する．直腸癌は，凹凸不整のごく硬い腫瘤として触れる．

(14) 外性器の診察

① 男性性器

男性性器の診察は，外陰部では視診と触診が，前立腺では直腸指診が主体をなす．陰茎，陰嚢，精巣，前立腺を診察する．

② 女性性器

女性性器の診察は，外陰部は視診と触診で診察し，子宮，子宮付属器は腟鏡診，内診，直腸指診などで行う．これらの診察は婦人科で行われる．

13. 背 部

　背部の診察は，視診，触診，打診，聴診で行う．脊椎の変形などはエックス（X）線検査で確認する．

1）脊柱の異常

　脊柱の後方への彎曲を後彎，前方への彎曲を前彎，側方への彎曲を側彎と呼ぶ．生理的状態では，頸椎・腰椎は軽度に前彎があり，胸椎は軽度の後彎がある．

　胸椎の高度の後彎や，頸椎・腰椎の後彎は，病的で，脊椎カリエス・脊椎骨関節炎などでみられる．脊柱が局所的に鋭く突出しているようなときは突背と呼び，脊椎カリエスが原因のことが多い．強直性脊椎炎では，脊柱が竹の棒のようにまっすぐになる．

　脊柱が左右に偏位する側彎は，脊柱の変形として頻度が高い．側彎は凸側をもって呼ばれ，全体が右側に凸の状態に彎曲していると右全側彎という．側彎には次のような病態がある．

① 先天性側彎
　先天性の脊椎の異常（楔(けつ)状椎など）による．

② くる病性側彎
　くる病によるもので，後彎を伴うこともあり，後側彎となる．

③ 習慣性側彎
　学童が姿勢不良の状態で勉強したり，職業上の特定の姿勢によって発生すると考えられるが，原因は不明で，特発性側彎に統一することもある．

④ 静力学的側彎
　下肢の一側の短縮などによって骨盤が片側に下降した場合，機能性を補うために脊柱が彎曲するものである．

⑤ 神経性側彎
　背筋の痙性または弛緩性麻痺によるもので，脊髄性小児麻痺などでみられる．ヒステリー患者でも，背筋を攣縮させて側彎になることがある．

⑥ 瘢痕性側彎
　胸膜炎，膿胸の経過後や胸郭形成術後に生ずることがある．

⑦ 脊椎カリエスによる側彎
　結核による骨変形で生じた側彎である．

⑧ 骨折による側彎
　脊椎骨の骨折による骨変形で生ずる．

⑨ 疼痛性側彎

坐骨神経痛などによる疼痛を緩和するために，特有な姿勢をとるものである．

⑩ 特発性側彎

学童から中学生の時期に発症することが多く，原因は不明である．女子のほうが多い．

側彎が高度の場合は容易に視診でわかるが，軽度の場合は前屈位をとらせたりして観察する．棘突起線と垂直線の関係，肩甲の位置，体幹側縁線，肋骨隆起などを調べる．また，エックス線検査を行い，側彎の程度，範囲，原因の検索などを行う必要もある．

2）圧痛，筋緊張，筋萎縮

(1) 圧痛

種々の内臓疾患で，特定の皮膚領域に帯状に感覚過敏性を引き起こすことがある．すなわち，内臓病変で発生する痛みの刺激は，求心性線維を伝わり，交感神経交通枝，脊髄神経節を経て，脊髄の後根，後角に入る．刺激が加重されると，この部位での過敏性が高まってくる．一方，同じ神経分節の皮膚などにきわめて軽い刺激を与えると，その刺激が同じ高さの脊髄後根・後角に入ってくる．内臓病変からの刺激であらかじめ過敏性が高まっていた（刺激焦点）脊髄後根・後角は，皮膚からの軽い刺激を強い刺激として受け取り，過大に評価されて大脳に伝えられ，強い痛覚として認識される．すなわち，内臓の病変に際し，その所属する同じ高さの脊髄分節の皮膚・皮下組織に，感覚・痛覚過敏帯または過敏点を生ずると考えられている．内臓-皮膚反射，関連痛ともいわれる．

このため，背部を触診し，圧痛のある場合には皮膚や筋肉など背部局所の痛みはもちろんであるが，内臓疾患の可能性も考慮する必要がある．

(2) 筋緊張

背部の筋肉を触診し，筋の緊張性を調べる．

(3) 筋萎縮

背部の筋肉の触診では，筋の萎縮の有無も確認する．

14. 四　肢

　四肢の疾患には，四肢自体の局所的疾患と，全身性疾患に際して四肢の筋肉・関節・骨・血管が障害されている場合がある．また，神経疾患では，しばしば四肢に異常があり，診断に重要である．

　なお，四肢の診察では，視診，触診，身体計測，神経学的診察，運動機能検査などが重要になる．

1）上肢の変形

　通常，左右の上肢は対称性であるが，利き腕のほうが長く太いこともある．ただし，その程度は軽微で，明らかな左右非対称性がある場合は，異常である．

　手の変形は，骨折・外傷などによって生ずるほか，神経疾患，骨・関節疾患，代謝性疾患などによって発生する．特徴的な手の変形について述べる．

（1）下垂手（落下手）（図5-19）

　末梢性橈骨神経麻痺でみられる．手の伸展が不能となり，手関節が垂れ下がった状態になる．

（2）猿　手（図5-20）

　脊髄性進行性筋萎縮症，筋萎縮性側索硬化症，末梢性正中神経麻痺などでみられる手の変形である．手の母指球・小指球の萎縮が起こって扁平となり，母指は短母指外転筋の萎縮と麻痺によって内転位をとり，母指と他の四指が同一平面上にあるようになる．

（3）鷲　手（図5-21）

　筋萎縮性疾患，末梢性尺骨神経麻痺などでみられる．骨間筋・虫様筋が麻痺して手背骨間腔は筋萎縮のため著明に陥凹し，中手指節関節は背屈し，遠位指節間関節が屈曲する．尺骨神経麻痺で母指内転筋が麻痺すると，フローマン徴候が陽性となる．左右の母指と示指で厚紙や薄い雑誌を左右に引かせると，内転筋の麻痺がある側では，長母指屈筋が代償するため，母指が屈曲する現象である．

（4）関節リウマチの手指の変形（図5-22）

　関節リウマチでは手指の関節に炎症が起こり，発赤，腫脹，疼痛があるが，経過とともに変形してくる．特異な形態を示すことから，ボタン穴変形，オペラグラスハンド変

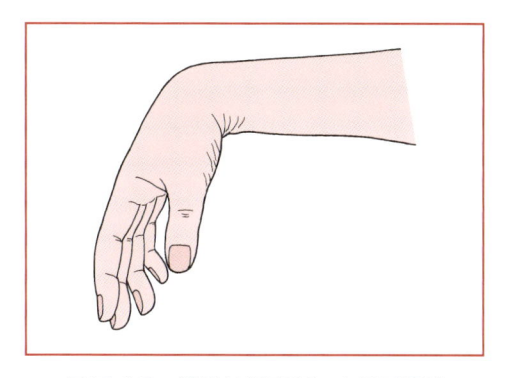

図 5-19 橈骨神経麻痺による下垂手

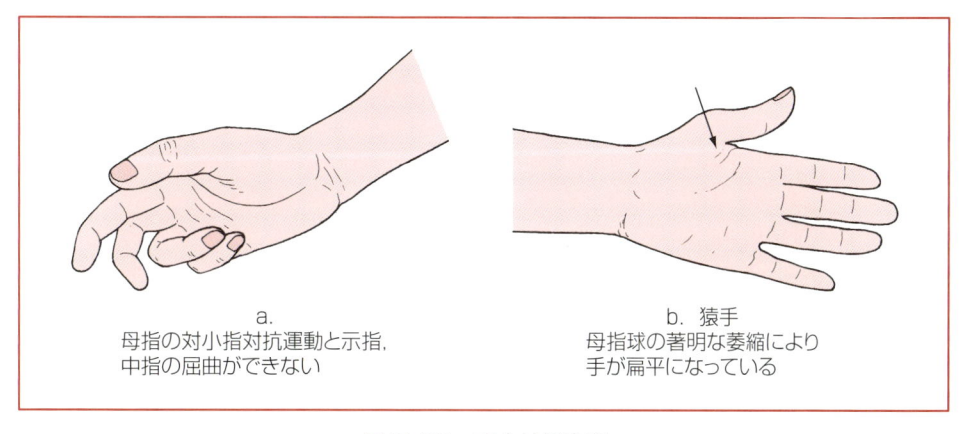

a.
母指の対小指対抗運動と示指，中指の屈曲ができない

b. 猿手
母指球の著明な萎縮により手が扁平になっている

図 5-20 正中神経麻痺

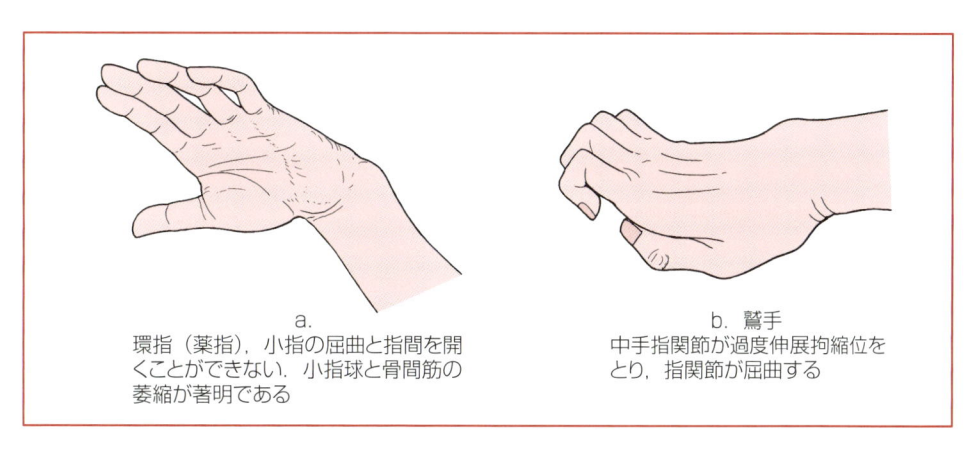

a.
環指（薬指），小指の屈曲と指間を開くことができない．小指球と骨間筋の萎縮が著明である

b. 鷲手
中手指関節が過度伸展拘縮位をとり，指関節が屈曲する

図 5-21 尺骨神経麻痺

形，スワンネック変形，手指尺側偏位などと呼ばれる変形がある．

(5) ヘバーデン結節（図 5-23），ブシャール結節

　変形性関節症の一変型として，手の遠位指節間関節の辺縁背側に小さい結節状の骨隆

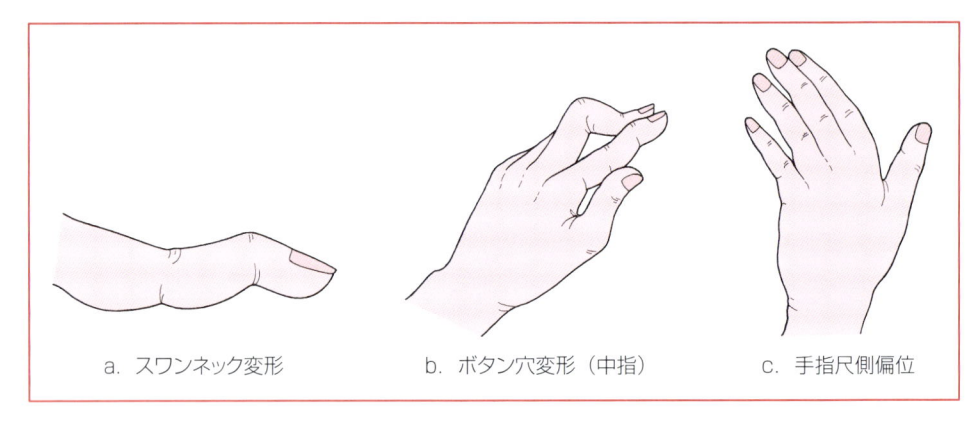

図5-22　関節リウマチにおける手の変形
a. スワンネック変形　　b. ボタン穴変形（中指）　　c. 手指尺側偏位

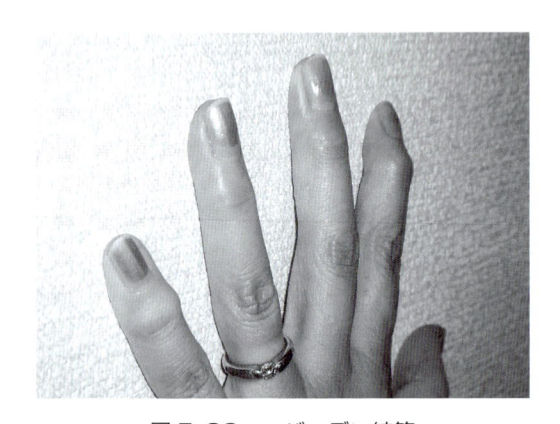

図5-23　ヘバーデン結節

起をみるものをいう．中年以降の女性に多く，軽度の屈曲位拘縮の変形をきたすことがある．

まれではあるが変形性関節症が近位指節間関節に生じることもあり，ブシャール結節と呼ばれる．骨棘が形成され，関節の破壊や可動制限がある．

（6）太鼓ばち指（図5-24）

先天性心疾患，慢性肺疾患などで，手指の末節が太鼓のばちのように腫大し，爪が前後面，側面の両面からみて凸状になっている．チアノーゼを伴うことがある．心・肺疾患のときは両側性にみられるが，鎖骨下動脈瘤などで一側の静脈血還流が障害されるときは，一側にのみみられる．

（7）デュピュイトラン拘縮（図5-25）

第4・第5指など，1～数指が手掌側に屈曲し，伸展できない．手掌筋膜の短縮および肥厚による．

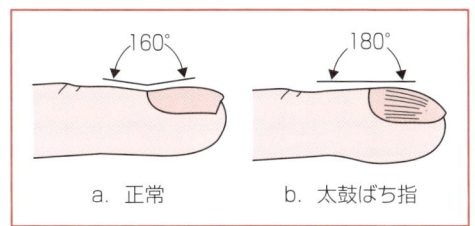

図5-24 太鼓ばち指（ばち状指）

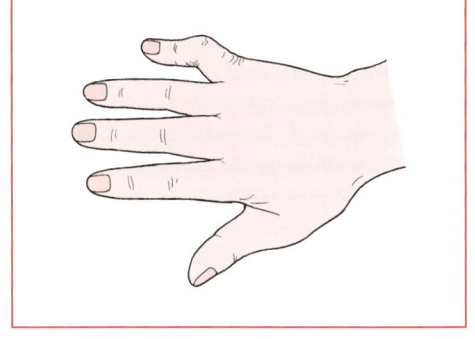

図5-25 デュピュイトラン拘縮（小指）

(8) 鋤　手

先端巨大症で，手が大きくなり，広い角ばった手掌と，太い指のため，鋤のような形状を示す．

(9) くも状指

マルファン症候群では，指が細長くなる．

2) 下肢の変形

下肢の視診も，上肢の場合と同様，左右を比較しながら視診を行う．下肢は体重を支える機能があり，臥位のみでなく，起立・歩行時の状態についても十分に観察する．

下肢においても，先天性および後天性に種々の変形が起こる．骨・関節疾患，神経疾患，代謝性疾患などで変形がみられる．

(1) 膝の変形

・反張膝：膝が過伸展して後方に凸となる変形である．先天性，骨疾患，神経疾患，外傷などが原因になる．

(2) 足の変形（図5-26）

① 尖足：腓骨神経麻痺では，足背屈曲ができなくなり，足尖が垂れ下がった状態になる．歩く際，足を異常に高く上げて，爪先から投げ出すように歩く（鶏歩）．外傷後の変形，長期臥床中の不注意による尖足位拘縮もある．
② 踵足（鉤足）：脛骨神経麻痺で起きる．足が強く背屈し，踵だけで歩くようになる．
③ 内反足：足が下肢の正中線よりも強く内転し，このため足外縁を用いて歩くようになる．

a. 尖足　　b. 踵足　　c. 内反足　　d. 外反足

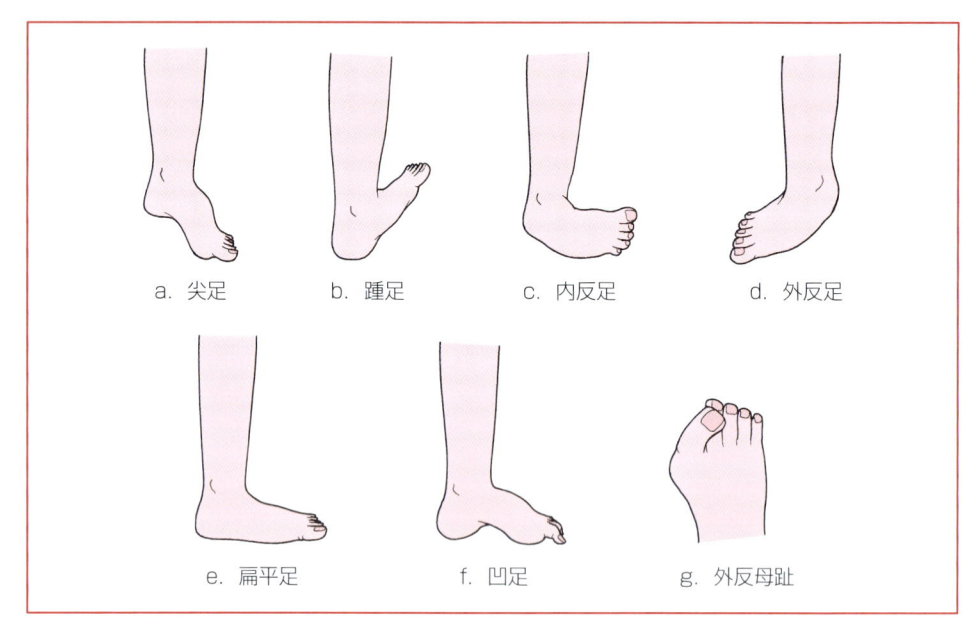

e. 扁平足　　f. 凹足　　g. 外反母趾

図5-26　足の変形

④　外反足：足が強く外反し，足内縁を用いて歩く．
⑤　扁平足：足の長軸弓隆が低下し，足のくぼみ（土ふまず）がなくなって足底全体を地面につけるようになった状態である．歩行時に疲れやすくなる．
⑥　凹足：足のくぼみが強くなった状態である．

これらの足の変形は組み合わさっていることがあり，内反尖足の形のものが先天性によくみられる．

・外反母趾：趾のみの変形もあり，たとえば母趾が強く外反して，第2趾と交差するような状態がある．

指と同様に，太鼓ばち趾，くも状趾などの変化が起こることもある．

第6章　神経系の診察

1. 感覚検査法　106
    1) 意義と方法
    2) 感覚検査を行う際の注意
    3) 表在性感覚検査
        (1) 触・圧覚
        (2) 痛覚
        (3) 温度覚
    4) 脊髄神経デルマトーム
    5) 深部感覚検査
        (1) 位置覚
        (2) 振動覚
        (3) 深部痛覚
    6) 複合感覚（識別感覚）検査
        (1) 二点識別覚
        (2) 皮膚書字試験
        (3) 立体認知
        (4) 局所覚
    7) 病変部位別の感覚障害
        (1) 大脳皮質の障害
        (2) 視床の障害
        (3) 脊髄の障害
        (4) 末梢神経の障害
2. 反射検査　113
    1) 意義
    2) 反射検査の方法と注意事項
    3) 表在性反射
        (1) 粘膜反射
        (2) 皮膚反射
    4) 深部反射
    5) 自律神経反射
    6) 病的反射
        (1) 上肢の病的反射
        (2) 下肢の病的反射
    7) 原始反射
3. 脳神経系の検査　123
    1) 脳神経
    2) 対光反射
    3) 輻輳反射
    4) リンネ検査
    5) ウェーバー検査
4. 髄膜刺激症状検査　126
    1) 項部硬直
    2) ケルニッヒ徴候
    3) ブルジンスキー徴候
    4) ジョルト・サイン
5. その他の検査　127
    1) 高次脳機能検査

　すべての疾患の診察において医療面接が第一歩であるが，神経系の診察では，医療面接がとくに重要な意義を有する．

　神経系の疾患は，先天性異常，外傷，血管障害，炎症性疾患，腫瘍，変性疾患，アレルギー，内分泌および代謝疾患，心因反応など種々の原因によって神経組織が障害されて，発症する．

　それぞれの原因によって，発病のしかた，進行のしかた，症状の増悪あるいは緩解などが左右される．たとえば，脳出血などによる神経系の障害は突発的に起こり，腫瘍性疾

患などは徐々にしかも進行性に障害が生ずる．疾患によっては発病年齢にも特徴がある．

このような意味から，神経系の疾患が疑われる場合は，十分な医療面接が重要となる．

神経系は部位別にその機能が異なる．特定の神経組織が障害されると，元来の機能が損なわれ，障害された部位に特有な症状・徴候が出現する．そこで，神経系の診察では，どの部位に病変が存在するかといった局在診断が重要になる．この目的には，精神状態の観察，髄膜刺激症状の有無，脳神経系の検査，運動系の検査，言語および関連機能の検査，感覚検査，反射検査，自律神経系の検査というように，系統立てた診察が行われる．

医療面接，神経学的診察に加え，補助的検査として，眼底検査，髄液検査，頭蓋骨および脊椎のエックス線単純撮影，脳波，筋電図などが行われる．さらに，CT検査，MRI検査，脳スキャン，脳血管撮影，ミエログラフィーなども必要に応じて検査される．

これらの診察，検査を総合的に解釈し，神経系疾患の局所診断と原因診断が行われる．

1. 感覚検査法

1) 意義と方法

感覚は，表在性感覚，深部感覚，複合感覚に大別される．表在性感覚は触覚，痛覚，温度覚を，深部感覚は関節覚，振動覚，深部痛覚を，複合感覚は二点識別覚，皮膚書字覚，立体覚などをさす．

感覚のうち，痛覚と温度覚を伝える線維（一次ニューロン）は脊髄後根から脊髄後角に入り，ここから起こる二次ニューロンは交叉して対側の外側脊髄視床路に出て，ここを上行して視床に終わる．一方，深部感覚と二点識別覚の一次ニューロンは同側の後索に入り，ここを上行して延髄後索核に終わる．ここから二次ニューロンが出て，対側に交差し，視床に至る．いずれも視床からは三次ニューロンが出て，大脳皮質（中心後回）に至る（図6-1）．

感覚の異常は，感覚受容器から末梢神経，脊髄後根，脊髄，視床，大脳皮質に至る経路のいずれの部位でも障害されると生じる．しかし，感覚線維の伝導路の相違などから，障害部位によって，特有な感覚異常が認められる．このため，感覚検査を丹念に行うことは，病変の局在を判断するうえで重要である．

2) 感覚検査を行う際の注意

感覚障害は，患者の主観的な自覚症状である．このため，感覚検査は患者の主観的な

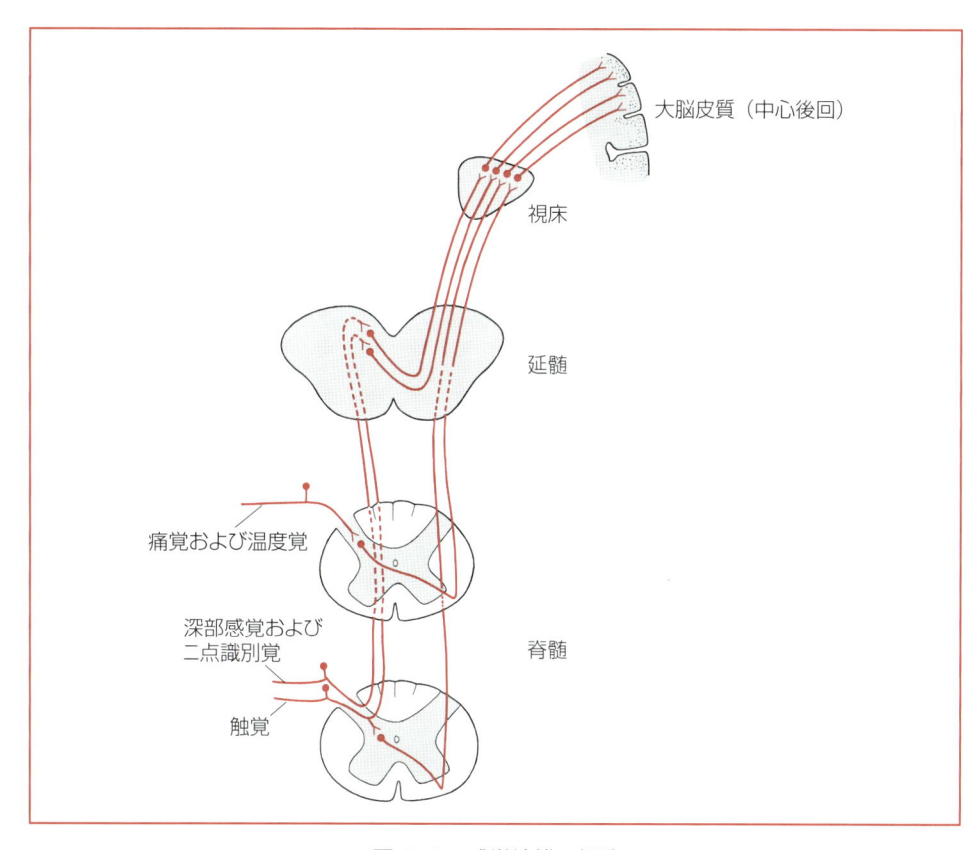

図6-1 感覚線維の経路

反応に依存する．正しく評価するには，次のような点に注意する．
① 患者に検査の必要性，内容をよく説明し，患者の協力を得る．
② 患者に暗示を与えたり，誘導したりしない．
③ 患者の眼を閉じさせて検査するほうがよい．このほうが感覚はより鋭敏になるし，眼で見て判断することができなくなる．
④ 刺激に対しては，感じたら，どのような感じが，どの部位にあったかをすぐに答えさせる．患者の答えは正確に記録する．
⑤ 身体の左右対応する部位，または上肢と下肢など同側の異なる部位と比較しつつ，検査を進める．

3）表在性感覚検査

(1) 触・圧覚

触覚は，皮膚が一時的に機械的に変形して生じる触られた感覚をいう．圧覚は皮膚が持続的に機械的な変形をして生ずる押された感覚をいう．ただし両者の区別はむずかし

く，検査では触覚の検査を行う．

触覚の検査では，脱脂綿，軟らかな毛筆の先，紙片などを用いて皮膚を圧迫しないように軽く触れ，それがわからないときには少し"なでる"ようにする．なでるときは，四肢では長軸方向に，胸部では肋骨と平行に，つねに同じ長さをこするようにする．触れられた感覚を答えてもらう．

触覚の程度により，触覚鈍麻・触覚脱失・触覚過敏を判定する．触れたとき，触れる刺激とは異なって，痛いとか冷たいなどと誤って感じるのを錯感覚という．なお，刺激をしていないのに，しびれ感やぴりぴり感，冷たいなどと，自発的に生じる異常な感じを異常感覚という．

(2) 痛　覚

安全ピンまたは針の先で皮膚を軽くつついて検査する．力を一定にして刺激することが大切である．

痛覚の異常には，痛覚鈍麻・痛覚脱失・痛覚過敏・遅延痛覚などがある．

(3) 温度覚

2本の大きい試験管に温湯（40〜45℃）および冷水（5〜10℃）を入れ，それを1本ずつ皮膚に当てて調べる．皮膚への接触時間は3秒程度にし，温かいか冷たいかを答えさせる．

温度覚鈍麻・温度覚脱失・温度覚過敏を判定する．高齢者や末梢循環不全の患者では，神経障害がなくても手足の温度覚が鈍麻になっていることがあるので注意する．

4) 脊髄神経デルマトーム

体表には，それぞれの脊髄髄節や末梢神経が支配する領域があり，デルマトーム（皮膚分節）という（図6-2）．このため，特定の脊髄の髄節や末梢神経が障害されたときには，それぞれが支配する皮膚において感覚に異常が認められる．そこで，左右，近位・遠位，個々の脊髄髄節ならびに末梢神経の支配領域について感覚検査を行うと，特有の感覚障害パターンから病変の起きている部位や原因を判断することができる．脊髄障害による感覚障害と，末梢神経障害による場合は，感覚障害の分布が異なっている点に注意する．

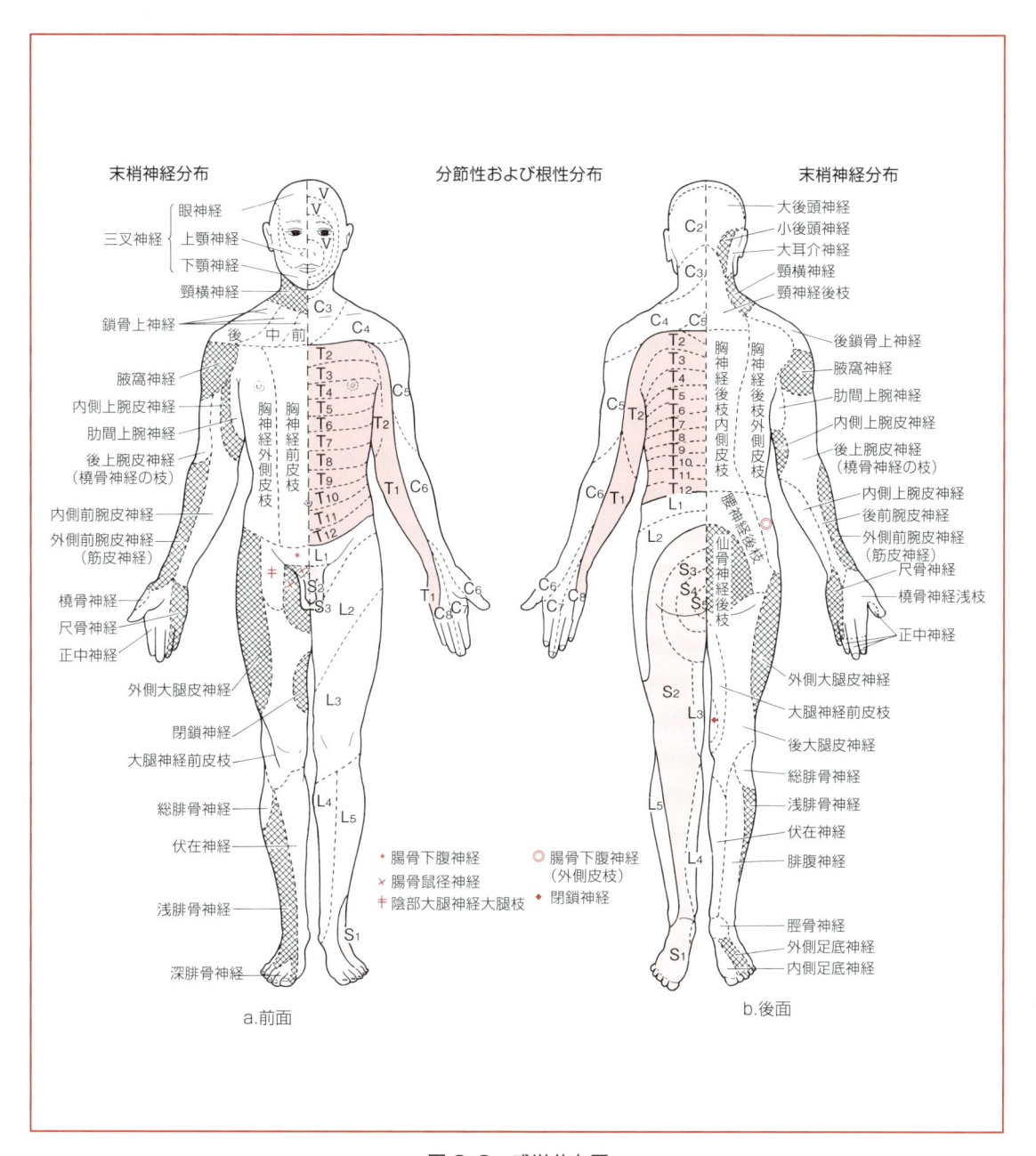

図6-2 感覚分布図
左半身は脊髄分節，右半身は末梢神経支配領域の分布を示す．

5）深部感覚検査

（1）位置覚

　　　健常者では，いちいち眼で確認しなくても，自分の四肢がどのような位置にあるのか認識できる．また，他動的に四肢の一部をわずかに動かされても，どの部位がどの方向

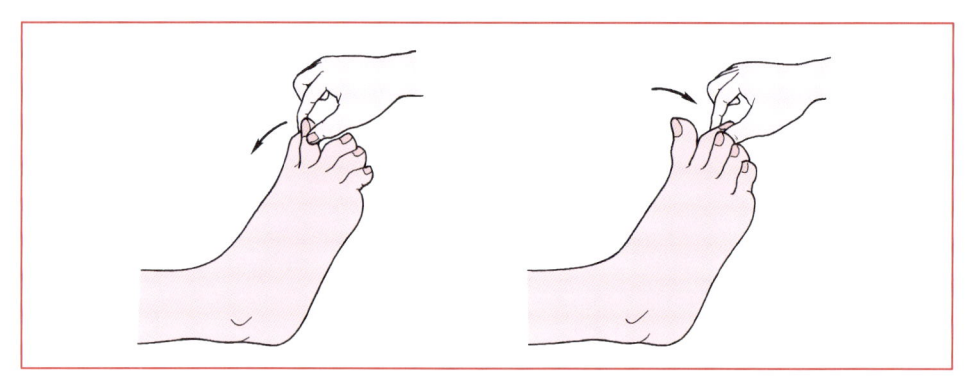

図6-3　位置覚の検査（足趾の場合）

へ動いたか，すぐにわかる．この感覚を位置覚という．

　位置覚の検査は，足趾および手指の末節をつまみ，頭側または足側方向へ動かして，患者にどの趾・指がどの方向へ動いたのかを答えさせる（図6-3）．最初は眼で見ながら行い，次に閉眼して検査する．

(2) 振動覚

　音叉（1秒間128回振動のもの）を振動させ，その柄を鎖骨・胸骨・脊椎の棘突起・腸骨棘・膝蓋骨・脛骨外果など骨の突出部に垂直に，ぴたりと当てる．振動を感じなくなったら合図させ，振動を感ずる時間を測る．左右で比較して振動覚の障害の有無を判定する．

　位置覚・振動覚はともに脊髄後索を通るので，両者が障害されていれば，後索に障害があると考えられる．

(3) 深部痛覚

　筋肉・腱・睾丸など深部を強く圧迫したときに感ずる疼痛をいう．脊髄癆などでは深部痛覚が鈍くなり，神経炎では過敏になることが多い．

6）複合感覚（識別感覚）検査

(1) 二点識別覚（図6-4）

　皮膚に同時に与えられた2点の刺激を2点として識別する能力をいう．コンパス，ツベルクリン判定用のキャリパーなどを用い，2本の先端を同時に同じ強さで皮膚に当てる．2本で触れられていると感じられる最短距離を調べる．この最短距離は身体各部でかなり差があり（指先3〜6 mm，手背3 cm，背部4〜7 cm），個人差も大きい．このた

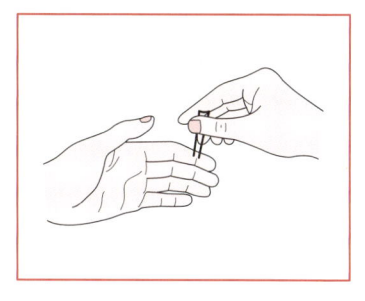

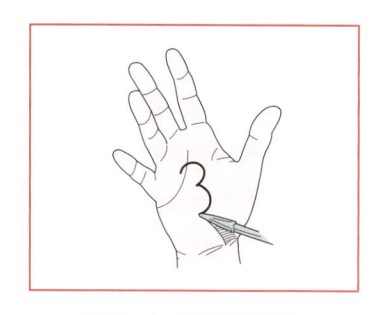

図 6-4　二点識別覚　　　　　図 6-5　皮膚書字試験

め左右の対応する部位を比較して検査する．頭頂葉の障害で二点識別覚が減退する．

(2) 皮膚書字試験（図 6-5）

手掌，前腕，大腿，顔面などに 1，2，3……などの数字や，○，×，△などを書き，これを当てさせる．頭頂葉の障害で認識不能となる．

(3) 立体認知

眼を閉じて物を触った場合，その形・大きさなどから，その物が何であるかを認識できる能力を立体認知という．硬貨・鉛筆・鍵など，ごくありふれた物を触らせて検査する．物を認識できない場合を立体認知不能（立体覚失認）といい，反対側の頭頂葉の障害でみられる．

(4) 局所覚

身体の各部位が触れられたとき，どの部位が触れられたかを認識する能力である．頭頂葉の障害で局所覚の脱失（局所覚失認）が起こる．

7）病変部位別の感覚障害

(1) 大脳皮質の障害

複合感覚は，個々の感覚が大脳皮質で統合されてはじめて認識できる．頭頂葉感覚領野の障害では，反対側の複合感覚が障害されるが，表在感覚や深部感覚は保たれている．

(2) 視床の障害（図 6-6 a）

対側半身性に全感覚消失（全感覚脱失）をきたす．また，感覚が鈍麻した部位に発作性に激痛を訴えたり（視床痛），運動麻痺を伴うことがある．半身性の感覚障害は，大脳皮質感覚領野が広範囲に障害されたり，上部脳幹の外側部の障害でも起こりうる．

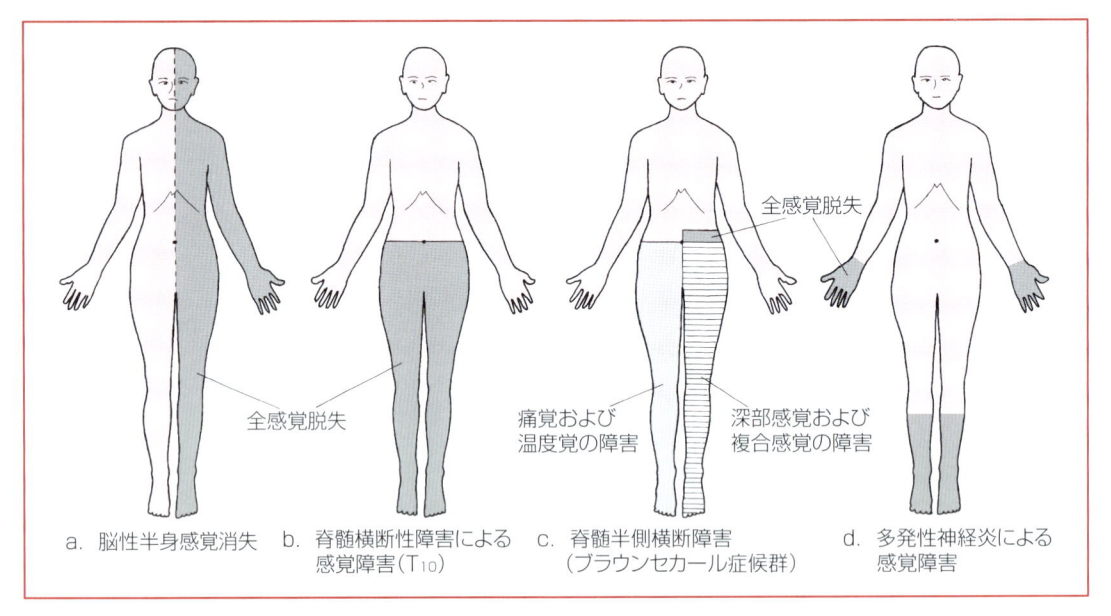

図 6-6　原因別による感覚障害の型

a. 脳性半身感覚消失
b. 脊髄横断性障害による感覚障害（T₁₀）
c. 脊髄半側横断障害（ブラウンセカール症候群）
d. 多発性神経炎による感覚障害

全感覚脱失
痛覚および温度覚の障害
深部感覚および複合感覚の障害
全感覚脱失

（3）脊髄の障害（図6-6 b, c）

　外傷や脊髄炎などで脊髄がある高さで完全に障害されると，その脊髄節より下位は全感覚が脱失する．痙性運動麻痺も伴う．この状態を，脊髄横断症候群という．

　脊髄空洞症，腫瘍，出血，外傷などで脊髄中心管周辺の灰白質が障害されると，交差性感覚線維が障害されるため，その脊髄節の痛覚・温度覚は消失する．しかし，触覚・深部感覚は保たれる．これは，感覚線維の伝導路（図6-1）の相違によって生ずる現象で，感覚解離と呼ばれる．

　脊髄半側が完全に障害されると，障害脊髄節の半側性全感覚消失と半側弛緩性運動麻痺を生じ，障害脊髄節以下の深部感覚と複合感覚の消失，および痙性運動麻痺が起きる．また，反対側の障害脊髄節以下の痛覚と温度覚が消失する．このような状態を，ブラウンセカール症候群という．

（4）末梢神経の障害

　末梢神経の障害は，単発性に起こることと，多発性に起こる（図6-6 d）ことがある．末梢神経は感覚・運動両線維を含むため，感覚と運動の両者が障害されることが多い．

2. 反射検査

1）意　義

　反射とは，皮膚・筋肉・腱などに与えられた刺激に対し，無意識に起きる不随意反応をいう．すなわち，外部からの刺激は感覚線維の求心性ニューロンから反射中枢（脊髄・延髄・脳橋など）に入り，ここで介在ニューロンを経るかまたは直接に，遠心性ニューロンによって筋肉などの運動器官に伝達される．これを反射弓といい，大脳皮質を介さない点に特徴がある（図6-7）．

　反射は，刺激を与える部位により，表在性反射（粘膜反射，皮膚反射），深部反射（腱反射），自律神経反射に分類される．

　刺激受容器から効果器官に至る反射弓のいずれかの部位で中断が起きると，反射が消失する．反射の異常から反射弓のどこで障害されているのか病変部位が診断できる．一方，錐体路は随意運動をつかさどっているが，一般に腱反射に対しては抑制的に作用す

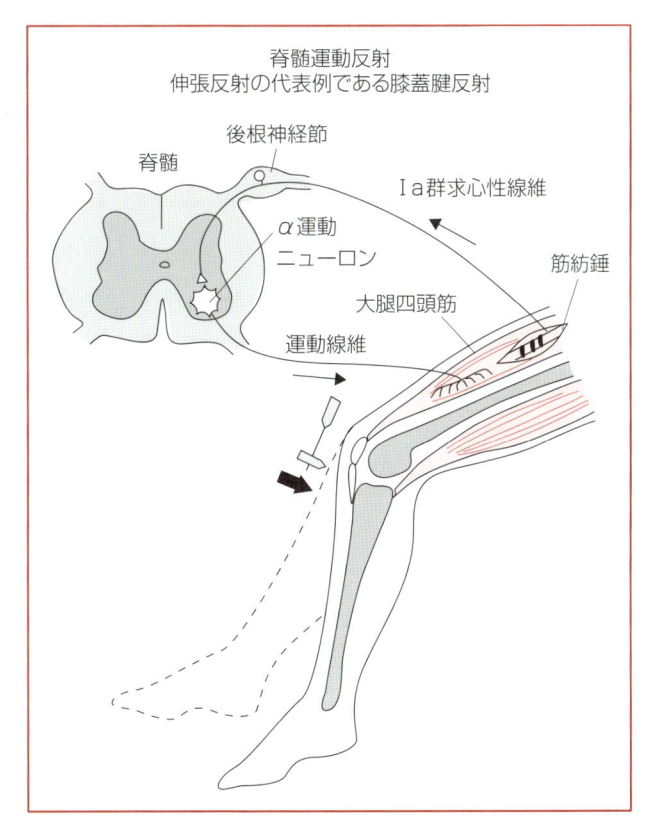

図6-7　反射弓
（社団法人 東洋療法学校協会 編，佐藤優子・佐藤昭夫 他著：生理学第2版，p.228，2009より）

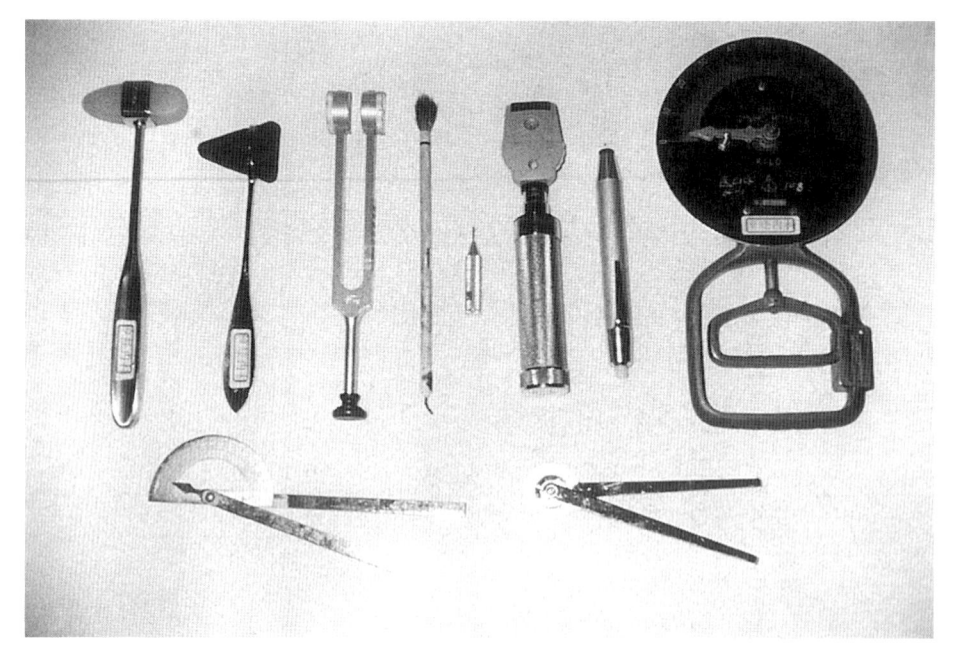

図6-8 神経・筋疾患の診察用具

る．そこで，錐体路が障害された場合には，腱反射が亢進し，また種々の病的反射が出現する．他方，腹壁反射は消失する．

反射検査は，神経系疾患における病変の局在診断や病因診断をはじめ，糖尿病・甲状腺機能異常などの代謝性疾患を含む諸疾患の診察にきわめて重要である．

2) 反射検査の方法と注意事項

① 患者は楽な姿勢で，完全に力を抜いた状態にして検査する．
② 打診槌（ハンマー）は，頭の部分が軟らかいゴムでできたバランスのよいものを使用する（図6-8）．
③ 深部反射の検査では，手首のスナップをきかせて，弾力的に，しっかりした適度の刺激を与えるようにハンマーで叩打する．上腕二頭筋反射などでは，検者の母指で腱を押さえ，その上から叩打するように工夫する．
④ 反射は左右の対応する部位で比較しながら実施し，左右の反射の差異を調べる．
⑤ 同側でも，上肢と下肢など部位別の比較も行う．

3) 表在性反射

粘膜反射と皮膚反射がある．それぞれ，粘膜，皮膚を刺激したときに起こる筋肉の反射をさす．

(1) 粘膜反射

① 角膜反射

患者に側方を見させ，角膜を綿糸で軽く触れると，瞬間的に眼を閉じる反射である（反射弓：三叉神経→橋→顔面神経）．

② 鼻粘膜反射

鼻粘膜を"こより"などで刺激して起きるくしゃみの反射である（三叉神経→脳幹および上部頸髄→三叉・顔面・舌咽・迷走神経および上部頸髄神経）．

③ 咽頭反射

咽頭後壁の粘膜を舌圧子などで刺激すると，嘔気（悪心）を催す反射である（反射弓：舌咽神経→延髄→迷走神経）．

(2) 皮膚反射

① 腹壁反射

腹壁を，ハンマーの柄，先端をつぶした針，ピン，小歯車などで，すばやくこすると，腹壁筋肉が収縮して臍が移動する反射をいう．外側から中央に向かって水平にこする．臍を中心にして，上，中，下部に分けて検査すると，それぞれ $T_{6～9}$, $T_{9～11}$, $T_{11}～L_1$ の脊髄反射弓を反映する．

肥満者，高齢者，経産婦などで腹壁の弛緩している人などでは腹壁反射は出にくい．このため，左右両側で比較する．一側のみで腹壁反射が減弱もしくは消失しているときは，反射弓のいずれかの部位の障害（脊髄癆・多発性神経炎などによる）か，錐体路の障害が考えられる．

② 精巣挙筋反射

大腿内側皮膚をピン，ハンマーの柄などでこすると，同側の挙睾筋が収縮して精巣が上方へ移動する．反射弓は，大腿神経→L_1→陰部大腿神経である．錐体路の障害で反射は消失する．

③ 足底反射

足の裏をピン，ハンマーの柄などでこすると，足趾が足底方向へ屈曲する．足が背屈，または，下肢全体を体幹に引きつけることもある．反射弓は脛骨神経→$S_{1,2}$→脛骨神経である．この反射が一側で欠如するときは，錐体路障害が考えられる．なお，この検査で母趾が背屈するときは，バビンスキー反射陽性であるとする（後出の「6) 病的反射」参照）．

④ 肛門反射

肛門周囲を針でこすると，肛門括約筋が収縮する．反射弓は，陰部神経→$S_{4,5}$→陰部神経で，会陰部の感覚脱失，または脊髄円錐部・馬尾神経障害時にこの反射は

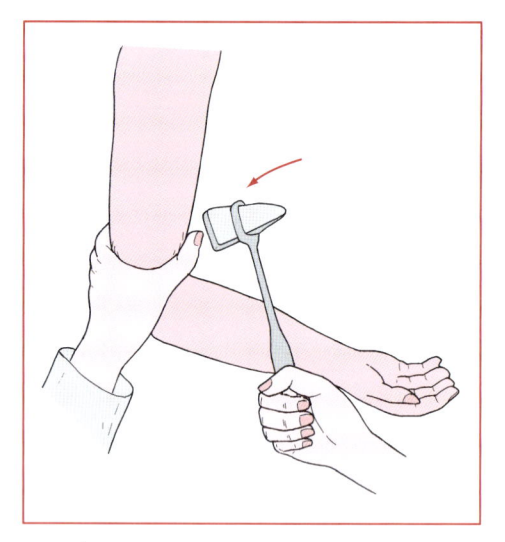

図6-9 上腕二頭筋反射

減弱ないし消失する．

4）深部反射

　深部反射は，反射弓のいずれかの部位が障害を受けると，減弱あるいは消失する．たとえば，末梢神経障害（多発性神経炎など），脊髄の前角の障害（灰白髄炎など），脊髄後索の障害（脊髄癆など）などで，それぞれの反射弓に対応する反射が減弱ないし消失する．

　一方，深部反射は上位ニューロン（大脳皮質運動領および錐体路）によって抑制されている．このため脳血管障害などで上位ニューロンが障害されると，深部反射が亢進する．亢進が著明になると，連続的に反復運動をきたすことがある．これを間代（クローヌス）という．

① 眼輪筋反射

　被検者の外眼角の皮膚に検者の母指を当て，少し後方に引っ張った状態にしてハンマーで母指を軽く叩打する．眼輪筋が収縮して，閉眼する反射である（反射弓：三叉神経→橋→顔面神経）．

② 下顎反射

　口を軽く開けさせて，オトガイ部に検者の母指を当て，ハンマーで母指を叩くと口を閉じようとする反射である（三叉神経→橋→三叉神経）．

③ 上腕二頭筋反射（図6-9）

　前腕を軽く屈曲させ，上腕二頭筋腱上に検者の母指を当て，その上をハンマーで叩く．上腕二頭筋が収縮して前腕が屈曲する（筋皮神経→$C_{5,6}$→筋皮神経）．

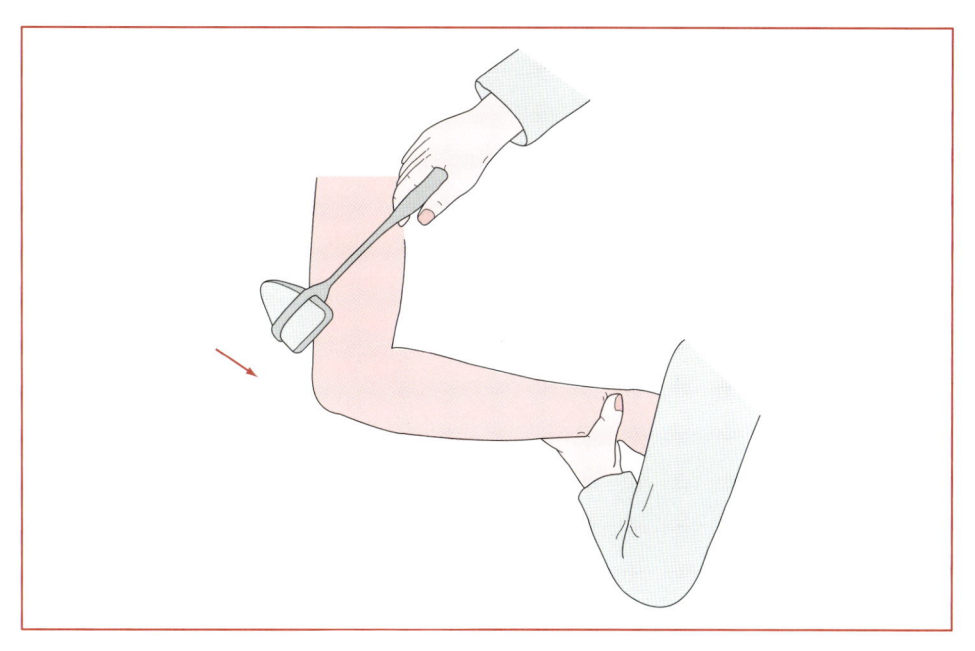

図6-10　上腕三頭筋反射

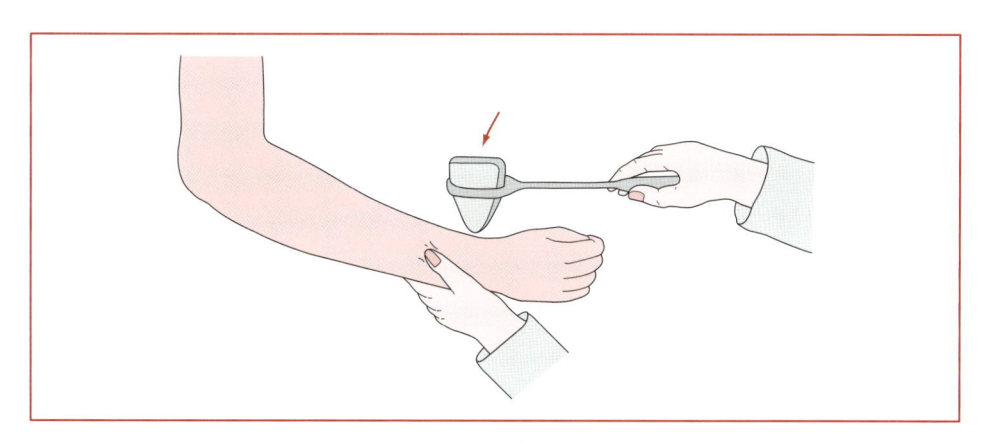

図6-11　橈骨反射

④　上腕三頭筋反射（図6-10）

　軽く屈曲させた前腕を検者の手で軽く支え，肘頭のすぐ上の三頭筋腱をハンマーで叩く．上腕三頭筋が収縮して前腕が伸展する（橈骨神経→$C_{6,7}$→橈骨神経）．

⑤　橈骨反射（図6-11）

　前腕を軽く屈曲して橈骨茎状突起をハンマーで叩くと，腕橈骨筋が収縮して，前腕の屈曲，回外運動が起きる（橈骨神経→$C_{6～8}$→橈骨神経）．

⑥　尺骨反射

　尺骨茎状突起を叩打すると，回内筋が収縮して前腕の回内運動が起きる（正中神経→$C_6～T_1$→正中神経）．

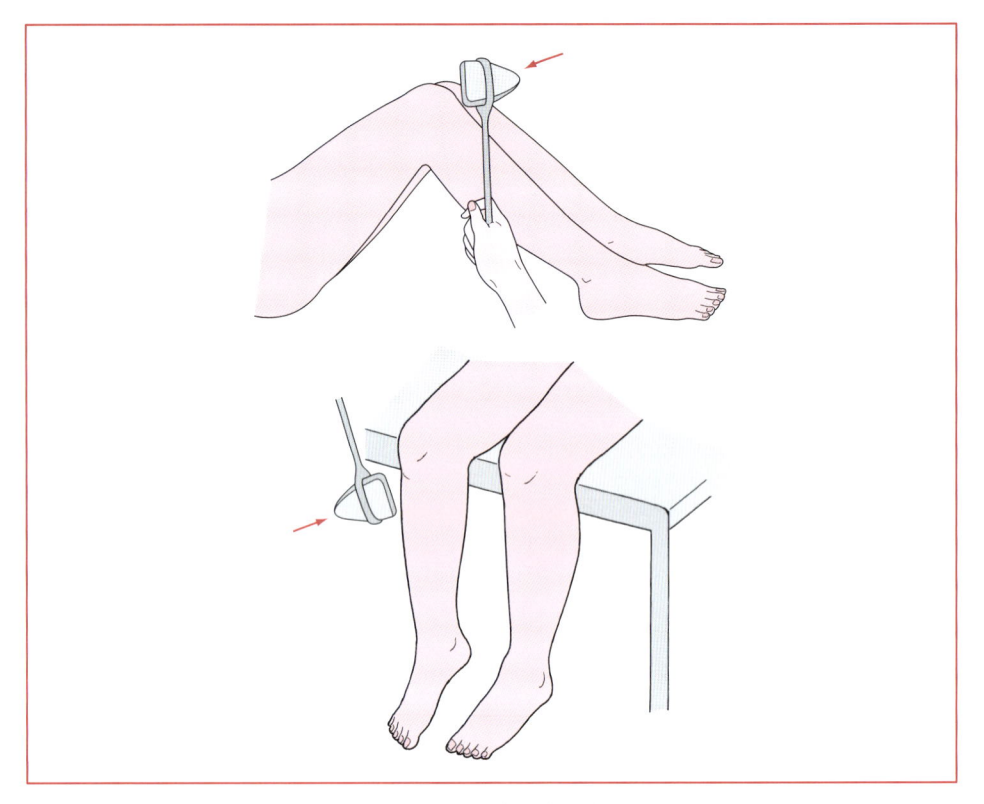

図 6-12　膝蓋腱反射

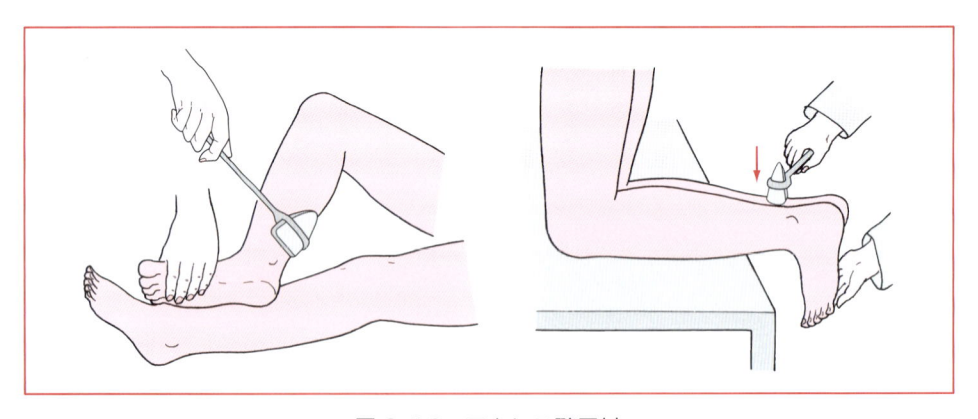

図 6-13　アキレス腱反射

⑦　膝蓋腱反射（図 6-12）

　一側の膝を立ててその上に他側の下肢をのせ，膝蓋の下方に停止する大腿四頭筋腱部（膝蓋靱帯）を叩打すると，膝関節が伸展する．両下肢をそろえて膝関節で 120〜150°程度に曲げた状態で腱を叩打したり，ベッドの端に腰かけた状態で叩打し，左右を比較してもよい（大腿神経→$L_{2〜4}$→大腿神経）．

⑧ アキレス腱反射（図6-13）

アキレス腱を叩打すると，腓腹筋およびヒラメ筋が収縮し，足が足底方向へ屈曲する（脛骨神経→$S_{1,2}$→脛骨神経）．

5）自律神経反射

自律神経が関与する反射である．臓器反射とも呼ばれる．

自律神経反射には，大脳皮質，小脳，間脳，延髄，脊髄などにおける自律神経中枢が関与し，それぞれのレベルに応じた適切な反射系を形成し，呼吸・循環・体温調節・消化・水分代謝など，生命維持に重要な活動を総合的につかさどっている．迷走神経緊張状態では，頸動脈洞反射によって徐脈が起きる．

① 対光反射

室内を暗くして瞳孔に光を当てると，瞳孔が縮小する．このとき，光を当てていない反対側の瞳孔も同時に縮小し，これを共感性対光反射という（視神経→中脳→動眼神経）．

② 輻輳（調節）反射

遠方を見ている状態から視線を近くに注視させると，両眼は内側に偏位し（輻輳），瞳孔は縮小する（調節）（視神経→後頭葉→動眼神経）．

③ 頸動脈洞反射（ツェルマク-ヘーリング反射）

頸部で，一側の頸動脈洞を圧迫すると，徐脈および血圧下降が起こる．1分間に10以上の徐脈があれば反射亢進があると判定される（舌咽神経→延髄→迷走神経）．ただし，患者に負荷がかかるので，不必要な場合には検査を行わない．

6）病的反射

以上に述べた反射はすべて健常者に認められるもので，それらが消失したり，亢進していれば，異常であると判定される．それに対し，錐体路に障害がある患者では，健常者にはみられない反射が出現するようになる．これらを"病的反射"という．病的反射は，正常の状態では錐体路によって抑制されている反射が，抑制が解除されることによって出現するとされる．したがって，病的反射を認めたときは，病変の部位を知るうえで意義深い．

(1) 上肢の病的反射

① ホフマン反射

検者の示指と中指で被検者の中指末節をはさむ．その末節を母指で屈曲させ，急

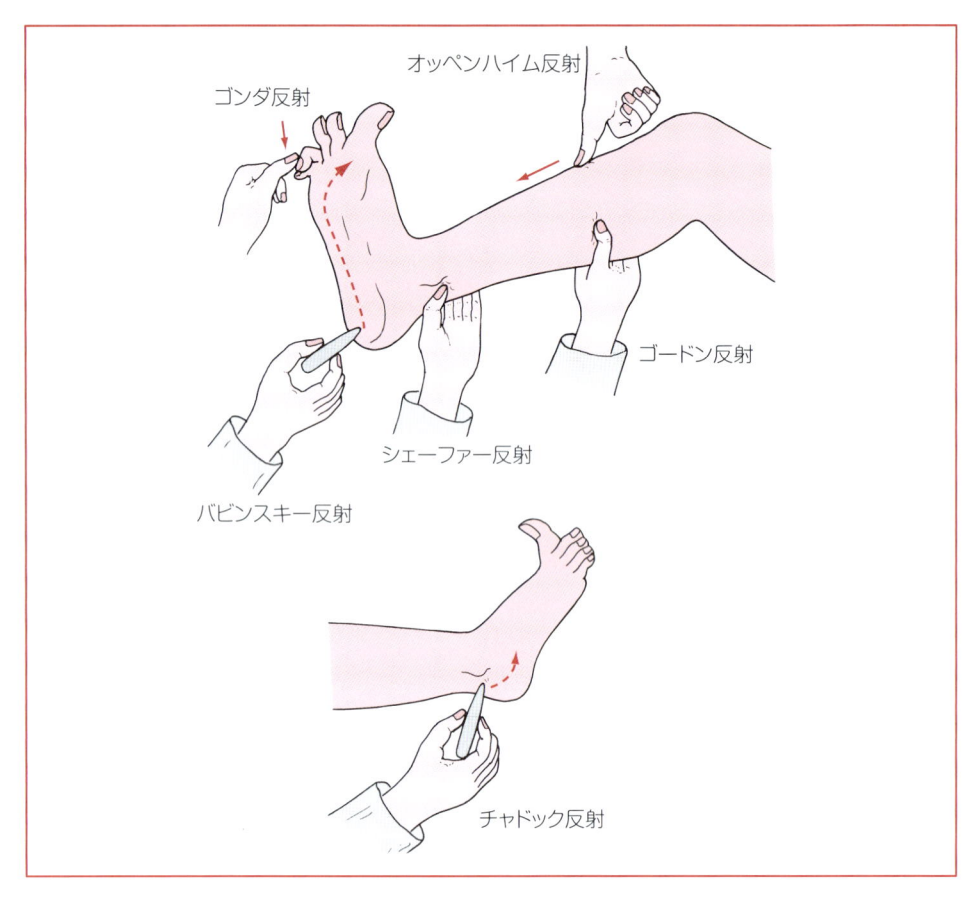

図6-14 下肢の病的反射

に手を放す．全指，ことに母指が掌側に屈曲する．
② トレムナー反射
　被検者の指を少し屈曲させ，中指末節を検者の指で掌側からはじくようにして叩く．全指，ことに母指が屈曲する．
③ ワルテンベルグ反射
　患者の母指を除く4指を軽く屈曲させ，この掌側に検者の示指および中指を直角におき，その上をハンマーで叩く．母指を含めて全指が屈曲する．

(2) 下肢の病的反射（図6-14）

① バビンスキー反射
　ハンマーの柄などで足底を，踵から外縁に沿うように母趾に向かってこする．母趾が緩徐に背屈し，他の4趾は扇のように開いて足底側に屈曲する．
② チャドック反射
　外果の後ろより下を回って足背外側をこすると，バビンスキー反射と同様の現象が起きる．

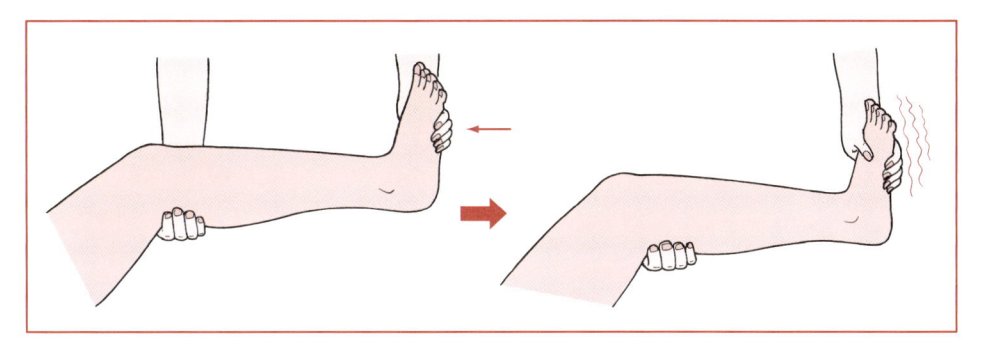

図6-15 足クローヌス

③ オッペンハイム反射

下腿前面を脛骨に沿って，検者の母指腹面で上から下へこする．母趾が背屈する．

④ ゴードン反射

腓腹筋をつかむと母趾が背屈する．

⑤ シェーファー反射

アキレス腱をつまむと母趾が背屈する．

⑥ ゴンダ反射

4趾のなかの1つをはじくと，バビンスキー反射と同様の現象が起きる．

⑦ ロッソリモ反射

足底面の足趾のつけ根付近をハンマーで叩打する．全足趾が足底に屈曲する．

⑧ メンデル・ベヒテレフ反射

足背部で，立方骨の上を叩打する．第2〜第4趾が足底方向へ屈曲する．

⑨ 足クローヌス（図6-15）

被検者の足をつかみ，これを衝動的に背屈させる．健常者では足は背屈したままであるが，足が1回背屈された後，間代性に背屈・足底屈曲運動を繰り返す現象をいう．

⑩ 膝クローヌス

下肢を伸展し，力を抜かせた状態で仰臥位にする．検者の母指と示指で膝蓋骨上部をつかみ，これを衝動的に下方へ動かす．膝蓋骨が踊るように上下運動を繰り返す現象をいう．

7）原始反射

新生児期だけにみられ，発達するとともに消失していく反射である．筋トーヌスの検査とあわせて，小児の神経学的診察に応用される．おもな原始反射として，モロー反射，吸引反射（吸啜反射），把握反射などがある．

① モロー反射

　小児の頭を持ち上げ，急に落とす動作をした時に起こる反射である．両上肢を開き，側方から正中方向に抱きつくような動きをする．正常の新生児にはかならずみられる原始反射である．もしも消失していれば，中枢神経の障害が疑われる．また，一側のみでモロー反射が消失していれば，腕神経麻痺の可能性がある．

② 吸引反射（吸啜反射）

　乳児が哺乳するさい，乳輪が口腔に入って乳首が口蓋や舌後部に接触して起きる吸いつき反射をいう．乳管から効率よく母乳を吸うための運動で，上唇から口角をこすると口をすぼめて刺激された方に向かって口を向ける探乳反射に続いて起こる．口腔に清潔な手指か乳首を2cmほど挿入し，吸引力，リズム，持続時間などを調べる．重篤な脳障害のときに減弱もしくは消失する．

③ 把握反射

　把握反射は正常の新生児期に一過性に出現する原始反射である．手掌に指を当てると，それを握ろうとする反射である．また，足底の母趾球を圧迫すると，全足趾が屈曲する反射もある．前者は生後4か月ころに物を握る時期に消失するが，それよりも早くなくなるのは，脳障害，上部脊髄障害などが疑われ，それ以後にも続くのは脳障害が考えられる．一方，後者は生後9か月ころに立ち上がる時期に消失するが，それ以前に消失するのは下部脊髄障害が疑われる．

3. 脳神経系の検査

脳神経は左右12対からなる．このうち，第Ⅰ，第Ⅱ，第Ⅷ脳神経は純感覚神経である．第Ⅳ，第Ⅵ，第Ⅺ，第Ⅻ脳神経は純運動神経，ほか（Ⅲ，Ⅴ，Ⅶ，Ⅸ，Ⅹ）は感覚神経と運動神経の混じった混合神経である．それぞれの機能と検査法を述べる．

1）脳神経

① 嗅神経（Ⅰ）
嗅覚をつかさどる感覚神経である．

② 視神経（Ⅱ）
視覚をつかさどる感覚神経である．

③ 動眼神経（Ⅲ）・滑車神経（Ⅳ）・外転神経（Ⅵ）
これらの3神経は，眼瞼ならびに眼球運動を支配する運動神経〔Ⅲは瞳孔を縮小させる副交感神経も含む（図5-16）〕である．これらの神経の異常の有無を調べるには，患者の眼前50～60 cmに検者の示指を置き，指をゆっくりと左右，上下，斜めに動かさせて各方向への眼球運動を調べる（図6-17）．外眼筋麻痺があると，

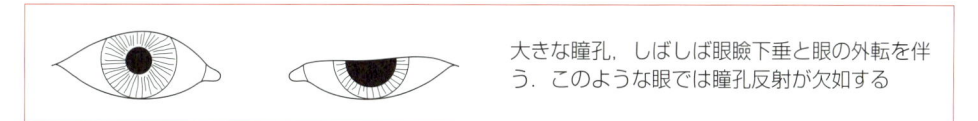

大きな瞳孔，しばしば眼瞼下垂と眼の外転を伴う．このような眼では瞳孔反射が欠如する

図6-16 動眼神経麻痺

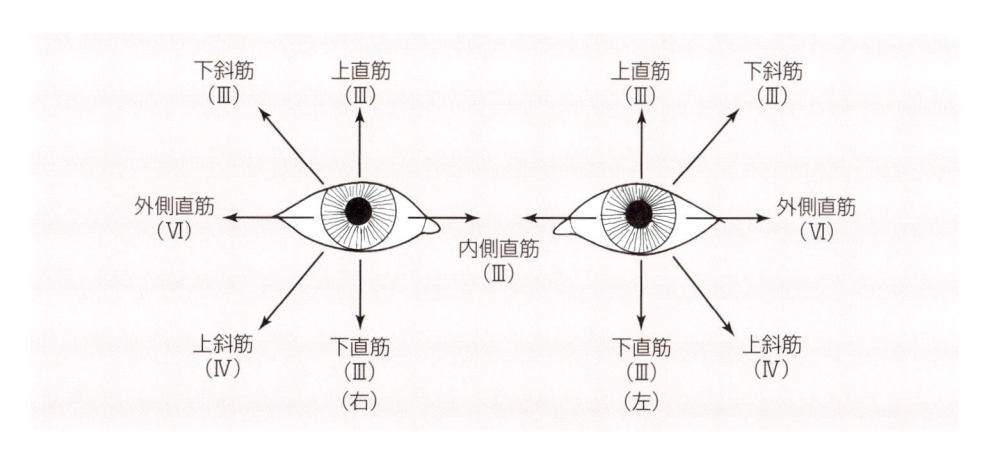

図6-17 眼球運動
眼球を矢印に動かすときに作用する外眼筋とその支配神経を示す．

図6-18 三叉神経の分枝による顔面の感覚支配領域

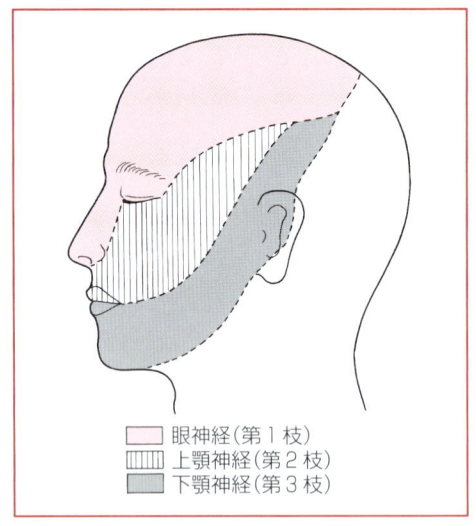

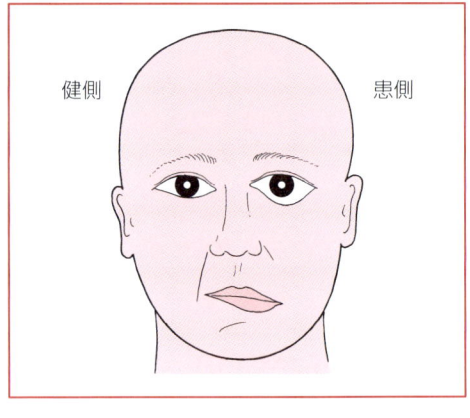

図6-19 左顔面神経麻痺

眼球運動に際して，麻痺筋の作用方向への運動が障害される．

④ 三叉神経（Ⅴ）

顔面，頭蓋の前部，眼および舌の前2/3の感覚を伝えるとともに，咀しゃく筋の運動を支配する．

三叉神経は3つの主要分枝，すなわち眼神経，上顎神経，下顎神経に分かれている．それぞれの感覚分布領域は図6-18のようであり，各部分で感覚検査を行う．

⑤ 顔面神経（Ⅶ）

顔面諸筋の運動を支配する．また，舌の前2/3の味覚を伝え，涙腺・唾液腺に至る分泌線維（副交感神経線維）も含まれる．

顔面神経が麻痺すると，麻痺側では，鼻唇溝が浅く，ときに消失している．口角は麻痺側で下がり，健側に引っ張られている．また，麻痺側の（眼）瞼裂が開大する（図6-19）．

⑥ 内耳神経（聴神経）（Ⅷ）

第Ⅷ脳神経は，聴覚をつかさどる蝸牛神経と，平衡覚をつかさどる前庭神経（平衡神経）から構成される感覚神経である．

⑦ 舌咽神経（Ⅸ），迷走神経（Ⅹ）

舌咽および迷走神経は，口蓋-咽頭の機能と関係する．

⑧ 副神経（Ⅺ）

僧帽筋の上部と胸鎖乳突筋を支配する運動神経である．

⑨ 舌下神経（Ⅻ）

舌筋を支配する運動神経である．

2）対光反射

　　暗室で瞳孔に光を当てて，縮瞳するかどうかを調べる検査である．対光反射は，網膜から視神経を経て中脳に至る求心路と，中脳から動眼神経を介し眼球に達する遠心路のいずれの部位に障害があると，消失する．

3）輻輳反射

　　患者の眼に指先を近づけるなどして近くを注視させ，両眼が内側に寄り（輻輳）かつ瞳孔が縮瞳するかどうかを検査する．輻輳反射の中枢は中脳の三叉神経中脳路核，動眼神経核と関連して考えられ，上部脳幹が障害されると，反射が消失する．
　　対光反射と輻輳（調節）反射の両者の消失は，絶対性瞳孔強直といい，虹彩炎などによる虹彩癒着がないかぎり，脳血管障害，脳腫瘍などによる神経病変を示す．

4）リンネ検査

　　音叉（256 c/s）を振動させて，その柄を乳様突起に当てる．振動が聴こえなくなったとき，音叉を外耳道近くにおくと，健常者ではふたたび音叉の音を聴くことができる．外耳および中耳の疾患では，この音が聴こえない．蝸牛神経の障害では，音叉をどちらに置いても聴こえない．

5）ウェーバー検査

　　一側の耳を指でふさいで，頭頂部に音叉を置く．健常者ではふさいだ耳に骨伝導がよく伝わるが，蝸牛神経障害では，ふさいだほうの耳に音が聴こえない．

4. 髄膜刺激症状検査

髄膜炎・くも膜下出血などで髄膜に刺激が加わったときに認められる症状を総称して、髄膜刺激症状という。激しい頭痛があり、嘔気（悪心）・嘔吐・発熱を伴うことがある。一般に、脈拍・呼吸はやや緩徐である。後根刺激症状として感覚過敏があり、運動刺激症状として筋攣縮・痙直を示す。他覚的には、神経伸展によって著しい疼痛が誘発されるので、下記の検査を行う。

1）項部硬直

仰臥位で、患者の後頭部に手を当てて、静かに持ち上げ、そのとき受ける抵抗をみる。健常者では、抵抗がなく頸が前屈される。髄膜刺激症状のあるときは、頭部を持ち上げるときに筋の抵抗が強く、屈曲も不十分となる。

2）ケルニッヒ徴候（図6-20）

仰臥位で、股・膝関節をそれぞれ90°に屈曲させ、下腿を検者の手で伸展させる。健常者では、上腿と下腿の角度（図6-20のa角）が135°以上にまで伸展することが可能である。135°まで下腿を伸展させないのに、下腿に疼痛を訴えるものを陽性とする。髄膜刺激症状の重要な所見である。

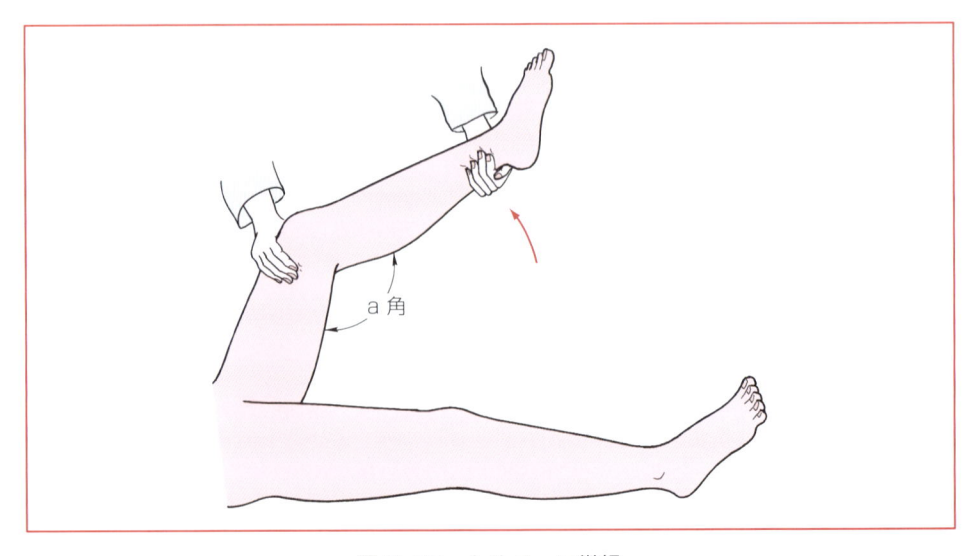

図6-20　ケルニッヒ徴候

3）ブルジンスキー徴候

患者の頭部を受動的に前屈させると，股関節と膝関節に自動的な屈曲が起こる現象をいう．ケルニッヒ徴候ほどは発現頻度が高くないが，小児で髄膜刺激症状の検査に行いやすい．

4）ジョルト・サイン

1秒間に2～3回の周期で頭を横に振ってもらうか，他動的に振ると頭痛が増悪する所見である．

5．その他の検査

1）高次脳機能検査

高次脳機能とは，種々の感覚入力による個別情報を統合・処理して意図した運動を企画し，実行するという機能のほか，言語，計算，音楽などをつかさどる機能をいう．これらの機能の多くはおもに大脳新皮質に存在し，並列的かつ階層的に処理されている．

高次脳機能障害は，脳の外傷や血管障害などによる後遺障害によって生じる記憶障害，注意障害，遂行障害，行動障害などをさす．

高次脳機能検査は，これらの脳機能を検査するもので，リハビリテーション医学で重要になる（社団法人東洋療法学校協会編『リハビリテーション医学』を参照）．

第7章 運動機能検査

1. 運動麻痺　*129*
   1) 運動麻痺の分類
   2) 上位運動ニューロン障害（錐体路系障害）
   3) 下位運動ニューロン障害
   4) 錐体外路系障害
2. 筋肉の異常　*132*
   1) 筋萎縮
   2) 筋肥大
   3) 仮性肥大
   4) 筋トーヌスの異常
      (1) 痙直・固縮
      (2) 筋トーヌスの低下
3. 不随意運動　*134*
   1) 痙攣
   2) 振戦
   3) 舞踏病様運動
   4) アテトーゼ
   5) バリスムス
   6) ジストニー
   7) ミオクローヌス
   8) チック
4. 協調運動　*138*
   1) 運動失調
   2) 運動失調の検査法
5. 起立と歩行　*140*
   1) 片足立ち検査
   2) 継足歩行
   3) つま先歩行
   4) 踵歩行
   5) ロンベルグ徴候
   6) 登はん性起立（ガワーズ徴候）
6. 関節可動域検査　*142*
   1) 概要
7. 徒手筋力検査法　*143*
   1) 概要
8. 日常生活動作　*144*
   1) 概要
9. 徒手による整形外科学的検査法　*145*
   1) 頸部・胸部の検査
   2) 肩関節の検査
   3) 腰・下肢の検査
   4) 股関節の検査
   5) 膝関節の検査

1. 運動麻痺

　　　筋肉の随意運動をつかさどる上位運動ニューロン（錐体路系）は，大脳皮質運動領の神経細胞から始まり，内包，大脳脚，橋底部を通って延髄錐体に達する（図7-1）．大部分の線維はここで交叉し，一部はさらに同側の頸髄前索を下って順次交叉する．そして対側の脊髄前角に至る．錐体路の一部は脳幹内でも交叉し，対側の脳神経核に至る．なお，第Ⅶ脳神経（顔面神経）以外の運動性脳神経核は両側性の大脳皮質の支配を受け

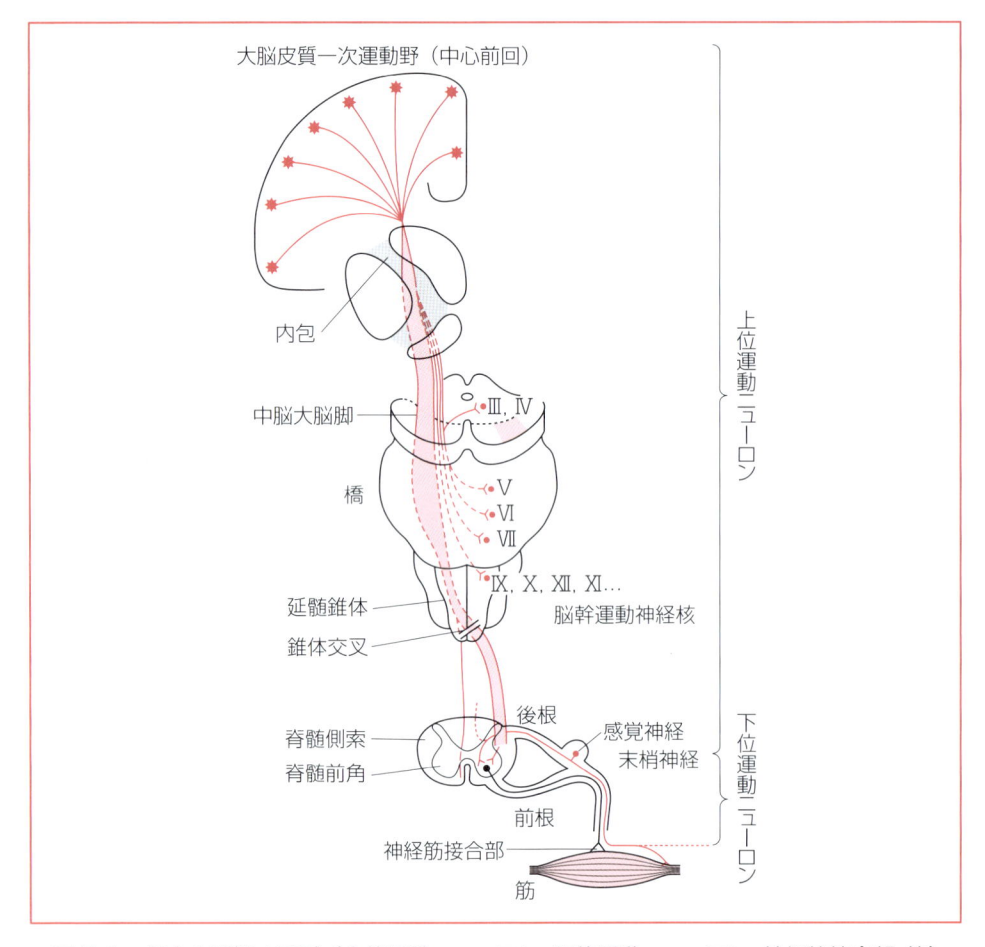

図 7-1 筋力を発揮する系（上位運動ニューロン-下位運動ニューロン-神経筋接合部-筋）
（水澤英洋：部位別の身体診察―神経所見・福井次矢，奈良信雄編：内科診断学，第3版，医学書院，2016より）

ている．

　一方，下位運動ニューロンは，脳神経核または脊髄前角の神経細胞に始まり，脳神経あるいは脊髄神経として，それぞれの支配する筋肉に至る．

　筋肉の随意運動が円滑に行われるためには，意図することなく随意運動を調節することが必要で，これは錐体外路系によって行われている．錐体外路系の中心は大脳基底核（線条体，淡蒼球など）にあるが，大脳皮質，赤核，黒質，小脳なども関係している．

　運動機能をつかさどる，以上のいずれかの部位で異常があると運動障害が発症する．随意運動が障害された状態を麻痺と呼ぶ．運動麻痺を診断するには，屈伸などの随意運動が可能かどうか，各筋の筋力の検査を行う．また，麻痺の結果，特有な肢位（位置）異常がみられることがある．たとえば尺骨神経，正中神経，橈骨神経の麻痺の際には独特な手の形になる．さらに腱反射や病的反射を検査する．これらにより，運動麻痺を生じる原因になった障害部位を確認する．

1）運動麻痺の分類

運動麻痺は，程度，分布，性状などから，次のように分類できる．

① 程度による分類
- 完全麻痺：随意運動がまったくできない状態．
- 不全麻痺：随意運動が障害されているが，ある程度の運動はできる状態．

② 分布による分類
- 単麻痺：麻痺が一肢のみに限られている状態．
- 片麻痺：身体の一側半身に麻痺がある状態．
- 対麻痺：対称的に両側の下肢に麻痺がある状態．
- 四肢麻痺：両側上下肢が麻痺した状態．

③ 性状による分類
- 痙性麻痺：筋が緊張し，腱反射が亢進した状態の麻痺．
- 弛緩性麻痺：筋の緊張が減退し，腱反射が減弱ないし消失した状態の麻痺．

2）上位運動ニューロン障害（錐体路系障害）

大脳皮質運動領神経細胞から脳神経核または脊髄前角細胞に至るまでの経路が脳出血，脳梗塞，腫瘍，外傷などによって障害されると，運動をスムーズに行うことができなくなる．この場合の麻痺は痙性麻痺で，腱反射が亢進し，病的反射が認められる．筋萎縮は生じない．

3）下位運動ニューロン障害

脳神経核または脊髄前角細胞から筋肉に至るまでの神経系が血管障害，腫瘍，外傷などで障害されると，運動麻痺が起こる．この場合の運動麻痺は弛緩性麻痺で，腱反射は減弱ないし消失する．筋萎縮を伴う．病的反射はみられない．

4）錐体外路系障害

パーキンソン病などで錐体外路系が障害されると，筋は硬直し，種々の不随意運動が出現する．腱反射はときに低下する．

2. 筋肉の異常

末梢性の神経障害や，筋疾患による運動障害のある場合には，筋肉をよく検査することが重要である．四肢を対称的位置において，筋肉の形，力を検査する．

筋肉の異常は，上位運動ニューロン障害，下位運動ニューロン障害，神経筋接合部，筋疾患などによって，それぞれに特徴がある（表 7-1）．

筋肉を診察するときには，左右を比較しながら，視診，触診，徒手筋力検査を行う．筋萎縮の有無，肥大，筋トーヌス，圧痛，筋力などを調べる．

1）筋萎縮

筋肉の発達程度は個人差が大きい．職業やスポーツなどで鍛練された筋肉は発達しているが，長期間使用しない筋肉は萎縮してくる（廃用性萎縮）．筋萎縮が著明なときには，視診または触診でわかる．触診したとき，軟らかくて力を入れさせても硬くならない場合は筋萎縮が考えられる．左右の同部位を比較することが大切で，四肢の周径測定も参考になる．

筋萎縮をきたす疾患は多く，一次性萎縮と二次性萎縮に分類される．

一次性筋萎縮は，下位運動ニューロンの障害による神経原性のものと，筋疾患による筋原性のものがある．二次性筋萎縮は，片麻痺などで麻痺により筋肉を運動させないために起こったり（廃用性萎縮），全身性の代謝障害や衰弱などのために筋肉が萎縮するものをいう．

表 7-1 筋力低下をきたす障害部位別の症候

症候	上位運動ニューロン	下位運動ニューロン	神経筋接合部	筋
筋力低下	+	+	+	+
筋萎縮	−	+	−	+
筋線維束攣縮	−	+	−	−
筋トーヌス	↑	↓	→	↓
腱反射	↑	↓〜−	→	↓〜−
病的反射	+	−	−	−
代表的疾患	脳梗塞，脳出血，脳腫瘍などによる片麻痺，脊髄障害による対麻痺，頸椎症，多発性硬化症	運動ニューロン疾患，頸椎症，ニューロパシー（シャルコー-マリー-ツース病，ギラン-バレー症候群など）	重症筋無力症	筋ジストロフィー，筋炎，代謝・内分泌性ミオパシー

+：存在する，−：なし・消失，↑：亢進・上昇，↓：低下・減少，→：正常ないし著変なし

表7-2 筋萎縮分布の特徴

四肢全域に及ぶもの	多発性神経炎,筋緊張性ジストロフィー
四肢遠位に偏るもの	脊髄性進行性筋萎縮症,筋萎縮性側索硬化症,神経性進行性筋萎縮症(シャルコー‐マリー‐ツース病)
四肢近位に偏るもの	進行性筋ジストロフィー(デュシェンヌ型,肢帯型)
分散型,局在型	脊髄腫瘍,脊髄空洞症,末梢神経損傷,脊髄・神経根症(椎間板ヘルニア)
特異的局在型	進行性筋ジストロフィー(顔面肩甲上腕型)

(山本真,林浩一郎編:整形外科診察ハンドブック.南江堂より一部改変)

　筋萎縮は,疾患によって発生のしかたや分布に特徴がある(表7-2).どの部位から,どのように筋萎縮が進行したのか,あるいは進行性のものかどうかを確認する.また,感覚障害の有無,神経症状を調べる.発病年齢,家族歴の聴取も重要である.これらにより,原因疾患を診断する.

2) 筋肥大

　運動や職業などで筋肉運動を繰り返すと,筋肉が肥大してくる.これは生理的に起こりうるもので,この場合,筋肉の構造自体には問題がない.

3) 仮性肥大

　筋ジストロフィーでは,他の筋肉は萎縮するのに一部の筋肉が肥大する.これは,脂肪組織によって肥大するためで,ゴム様の弾性を示し,筋力は低下している.この状態を仮性肥大という.デュシェンヌ型筋ジストロフィーに特徴的で,腓腹部,ときに上腕に認められる.

4) 筋トーヌスの異常

　筋肉を十分に弛緩させた状態でも,筋肉は不随意に緊張した状態にある.この筋肉の緊張をトーヌスと呼ぶ.
　筋肉の緊張度を客観的に評価するのはむずかしいが,各関節を他動的に動かし,そのとき受ける抵抗から筋トーヌスを判定する.たとえば,患者に力を抜かせ,患者の前腕を持って他動的に回内,回外させて,その抵抗をみる.あるいは,検者の母指の指腹で一定の深さに指が押し込まれるまでにどのくらいの力が必要かということによって,筋肉の硬さ・軟らかさを判断する.これを数値で表すことができる筋緊張測定器もある.
　筋トーヌスの異常には,亢進と低下とがある.

(1) 痙直・固縮

　　筋トーヌスの亢進は，痙直と固縮とに分かれる．

　　痙直は，他動的運動に対し，最初は抵抗が強くて運動が起きにくいが，あるところまで動かすと急に抵抗が抜ける状態である．たとえば前腕を屈曲させようとすると，最初は硬いが，あるところから急に抵抗がなくなる．あたかも，折りたたみナイフを閉じるようなので，"折りたたみナイフ現象"と呼ばれる．痙直は，屈筋か伸筋の一方のみが障害されるもので，錐体路障害によって出現する．他の錐体路徴候も認められる．

　　固縮は，屈筋と伸筋の両者が障害されるため，他動的運動に際し，最初から最後まで抵抗がある．あたかも鉛管を折り曲げる感じに似ており，"鉛管現象"と呼ばれる．錐体外路系の疾患で出現し，パーキンソン病などでよくみられる．

(2) 筋トーヌスの低下

　　筋トーヌスの低下は，他動的運動に対して抵抗がなく，弛緩している状態である．触診すると筋肉は軟らかく，筋特有の抵抗が減弱している．このため四肢をゆさぶると，四肢が"ブランブランする"状態になり，振子様運動と呼ばれる．筋トーヌスの低下は，小脳疾患で特徴的であるが，片麻痺の初期や脊髄癆でもみられる．

3. 不随意運動

　　自分の意思とは関係なく，目的にそわない，健常者では真似できないような運動が起きるものを不随意運動という．神経系の疾患，ことに錐体外路系の疾患でしばしば認められる．先天性異常，出生時外傷，核黄疸，脳炎，血管障害などによって，大脳基底核および錐体外路系が障害されて起こることが多い．

　　不随意運動は，恒常的に持続するものと，反復性に規則的あるいは不規則的に起こるものとがある．不随意運動が起きる部位としては，全身性のことや，局所性，または特定の筋肉だけに出現するものがある．

1) 痙　攣

　　痙攣は，不随意に起きる筋肉の激しい攣縮をいう．全身の筋肉に起こる場合と，1つまたはいくつかの筋群にのみ起きることがある．筋肉の攣縮が持続的にある時間起きる場合を強直性痙攣，攣縮と弛緩が交互に繰り返すものを間代性痙攣という．

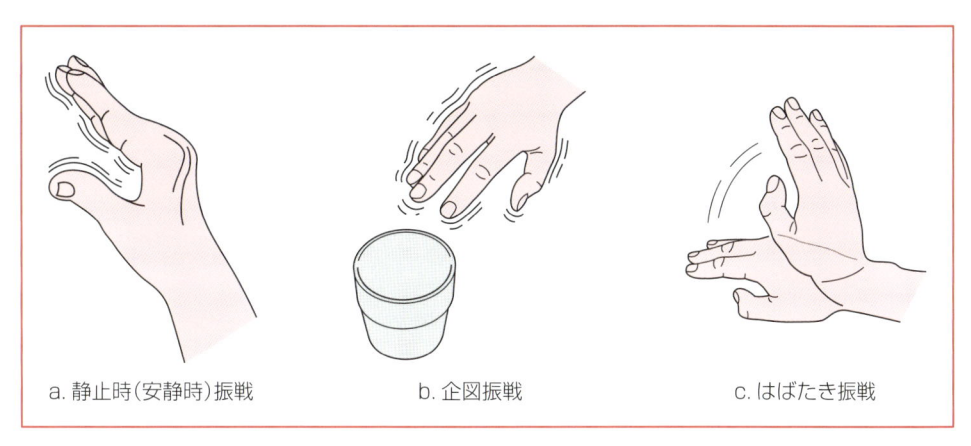

a. 静止時(安静時)振戦　　b. 企図振戦　　c. はばたき振戦

図 7-2　振戦

痙攣を起こす疾患の代表的なものにてんかんがある．突然に発作的に始まり，意識消失，強直性痙攣，頭部および眼球の偏位をきたし，ついで間代性痙攣に移行する（てんかん大発作）．痙攣期を過ぎると，深い睡眠状態に陥り，全経過は数十分から数時間にわたることがある．大脳皮質の器質的障害では，身体のある一定部位から痙攣が始まり，当該肢，当該半身，さらに全身性へと波及する（ジャクソン型てんかん）．この場合は，意識消失を伴わないことも多い．このほか，てんかんには，短時間の意識障害と眼瞼痙攣，手の軽い痙攣などを示す小発作や，舌打ち，瞬目，四肢の無目的運動などを発作的に数秒～数分間きたす精神運動発作などがある．

2）振　戦

　リズミカルに起きる不随意運動を振戦という．手指の振戦がみられる場合，周期，振幅，リズムを観察する．また，静止したり，運動させたりして，軽減・増悪を調べる．
　甲状腺機能亢進症の患者では，周期が短く，かつ振幅の小さな手指の振戦がしばしば認められる．両手を前に突き出し，全指を伸展して開かせると，振戦を観察しやすくなる．同様の振戦は，アルコール依存症でもみられることがある．不安状態でも細かい振戦がみられるが，この場合はリズムが規則正しくないことが多い．
　パーキンソン病では，粗大で，遅い振戦がみられる．母指を中指および示指の掌面にこするような運動が特徴的で，ちょうど丸薬をこねるように見える．振戦は指だけでなく，手・前腕にも及ぶ．
　静止した状態で出現し，随意的に動かすと消失するような振戦を静止時（安静時）振戦という（図7-2 a）．これに対し，随意的に手を動かしたりするときにみられる振戦を企図振戦という．たとえば，机の上の物を取ろうとしたときに手がふるえたりするものである（図7-2 b）．企図振戦は，多発性硬化症・小脳疾患に特徴的で，静止時には

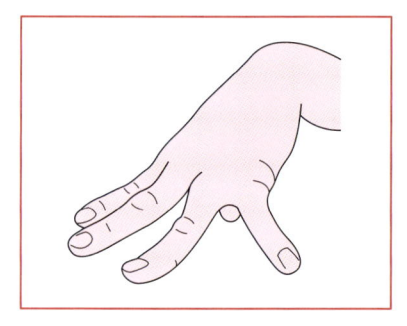

図7-3　アテトーゼ

消失する．

　重症の肝疾患などで，切迫昏睡時に，手指あるいは前腕・上腕が不規則に屈伸し，鳥が羽ばたくように見える振戦を，羽ばたき振戦という（図7-2c）．手を前方に伸ばし，手関節を強く背屈させると出現しやすい．

3）舞踏運動

　舞踏運動は，不規則で，目的のない非対称性の，迅速で多様性の運動である．舌を突出したり引っ込めたり，しかめ面をしたり，踊るように連続性の非反復性の運動を示す．小舞踏病，ハンチントン舞踏病などでみられる．

4）アテトーゼ

　アテトーゼ運動は，緩徐で持続性の運動で，指を虫がはうようにくねらせ，手関節の屈曲，回内，前腕および上腕の回内・外転，回外・内転運動を示す（図7-3）．先天性のものが多い．

5）バリスムス

　バリスムスは舞踏運動の一種であるが，上下肢を投げ出すような粗大な運動を示す．視床下核の血管障害によることが多く，中年以降に起こる．

6）ジストニー

　ジストニーは，大きな緩徐な運動で，体部の捻転と回転が，絶えず，不規則に起きる．

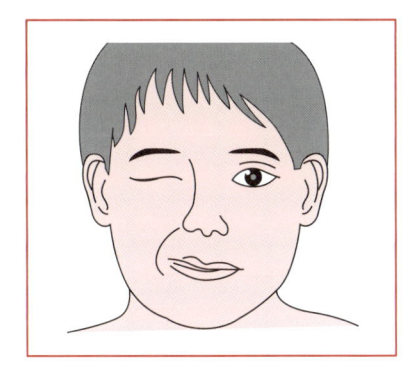

図7-4　チック

7）ミオクローヌス

　ミオクローヌスは，一部の筋肉が突発的にすばやく収縮するもので，上肢に起これば手中のものを落としたりする．下肢に起これば転倒することもある．脳炎や，それによる後遺症などで起きる．

8）チック

　突発的に，急速で，反復性かつ非律動性で，常同的な運動か発声がみられるものをいう．まばたいたり，頭をふる，顔をしかめる，口をゆがめるなどが起こる運動性チック（図7-4）と，咳払い，甲高い叫び声，反復言語などがみられる音声チックがある．男児に多く，幼児期後半から学童期に初発することが多い．1年以内に消失する一過性のものと，1年以上持続する場合がある．

4. 協調運動

1) 運動失調

　運動が円滑に行われるためには，その運動に関与するいくつかの筋肉が調和を保って動かなければならない．これを協調という．協調が障害されると，運動をスムーズに行うことができず，不安定でぎこちない運動になる．この状態を運動失調という．

　運動失調の原因には脊髄後根・後索の障害で深部感覚が障害された場合（脊髄性失調症）と，小脳の障害による場合（小脳性失調症）が多い．

　脊髄性運動失調では，視覚の助けを借りると円滑な運動が可能になるが，小脳性運動失調では視覚でも代償（矯正）されない．このほか，大脳前頭葉および前庭・迷路の障害でも失調症が出現しうる（表7-3）

2) 運動失調の検査法

① 指-鼻試験，指-指試験

　上肢を水平に側方へ挙上させ，その示指で鼻尖を触れさせる（指-鼻試験）．また，両上肢を水平に側方に挙上させ，その位置から両示指先端を身体の正面で触れ合わさせる（指-指試験）．

　小脳性失調症では，目標を大きく通り越してしまうことが多く，また目標に近づくと企図振戦を示すことがある．脊髄性失調症では，開眼時にはほぼ正常に実施できるが，閉眼させると不定の部位に示指がつく．

② 踵-膝試験

　仰臥位にして，一側の足踵を他側膝蓋部にのせ，ついで脛骨前面をこすりながら足背までずらせる（図7-5）．

　小脳性失調症では，踵が膝より行きすぎ，左右に揺れながら踵をおろし，足背よ

表7-3　運動失調

タイプ	原因	疾患
脊髄性運動失調	深部感覚の伝導路の障害	脊髄癆，シャルコー-マリー-ツース病，アルコール依存症
小脳性運動失調	小脳，および小脳への入力系および出力系の障害	小脳梗塞，小脳出血，小脳腫瘍
前庭・迷路性運動失調	平衡障害	前庭神経炎，内耳神経（聴神経）腫瘍，薬物中毒，ワレンベルク症候群

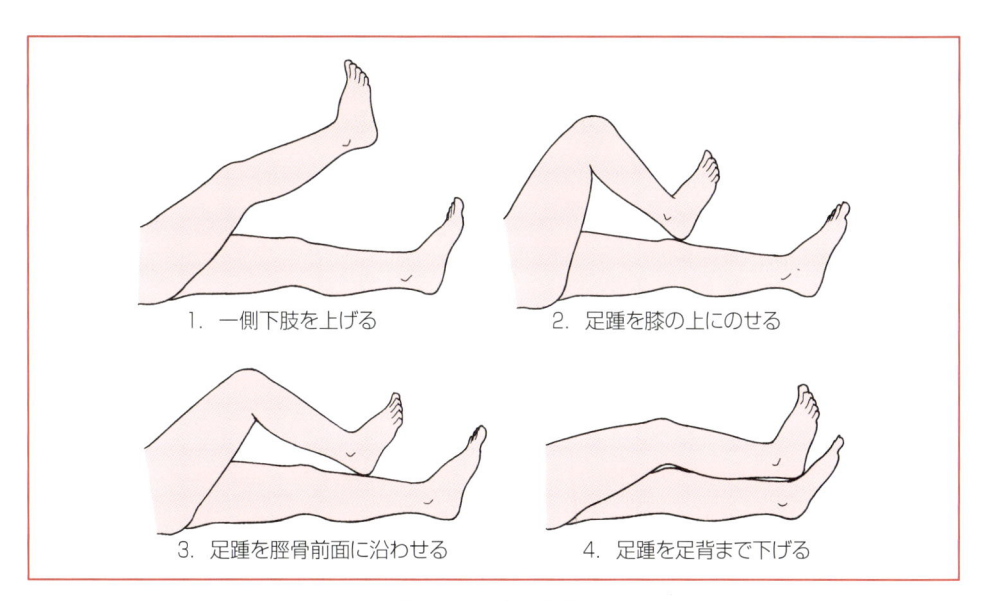

図 7-5　踵・膝試験

1. 一側下肢を上げる
2. 足踵を膝の上にのせる
3. 足踵を脛骨前面に沿わせる
4. 足踵を足背まで下げる

り滑り出る．脊髄性失調症では，必要以上に下肢を高く上げ，眼で見ながら膝につける．脛骨前面を沿わせると，何回かずり落ちる．

③　変換運動

両手をできるだけ速く，回内・回外運動させる．小脳性失調症では，患側で運動が粗大で，遅く，不規則である．脊髄性失調症では，回転が遅く不規則である．

④　運動測定評価

随意運動を行うとき，適正な運動範囲の測定が可能かどうかを検査する．たとえば，両側上肢を水平に前方挙上させ，検者が一側の上肢の位置を変え，他側の上肢を同じ位置におくよう指示する．下肢では，一側を半屈曲させ，他側を同じ屈曲位におくよう指示する．検者が持つコップを取らせたり，示指で耳垂を当てさせたり，また一定距離の線を引かせたりする．

小脳性失調症では，運動の測定を誤り，目的とする位置から大きくはずれたり（運動測定過大），目的まで達しなかったりする（運動測定過小）．脊髄性失調症では，ことに閉眼時に運動が不安定となる．

⑤　書字試験

小脳性失調症では，字を書かせると大きな字を書き（大字症），かつだんだん大きくなっていく（書字漸大）．逆に，パーキンソン病では，字は小さく，しかもしだいに小さくなる（小字症）．

5. 起立と歩行

　　運動失調では，起立や歩行動作にも異常がみられる．歩行の観察では，患者が診察室に入る際，あるいは室内での歩行をよく観察する．ことに，歩行時の姿勢，腕の位置および動き，足の運び方と円滑さ，歩幅，左右の下肢の開き方，規則性，直線歩行，急停止，急旋回などに注意する．歩行の障害は，神経系の疾患だけでなく，骨・関節の疾患や，筋肉の疾患で特徴がある．

　　歩ける患者はまず自由に歩かせて観察し，必要に応じて継足歩行，つま先歩き，かかと歩き，突進現象，ロンベルグ徴候，片足立ち，しゃがみ立ちなども検査する．

　　小脳性失調症では，不安定で，動揺しながら酔っぱらったように歩行する．脊髄性失調症では，足を必要以上に高く上げ，足元をしっかり眼で見ながら歩く（第4章全身の診察「8．歩行」参照）．

1) 片足立ち検査

　　起立障害の有無を検査する．前庭・迷路性失調では起立や歩行の平衡が障害されており，倒れる．転倒して危険なこともあり，必ず介助者が付き添い，倒れてもすぐに支えられるように両手で胸を支えておく．

2) 継足歩行

　　歩行障害の有無を確認するために，左右の足を交互にそろえながら歩かせて，その状態を検査する．運動失調では両足を大きく開いて歩行（開脚歩行）し，継足歩行は不安定になる．

3) つま先歩行

　　運動失調では，つま先歩行もうまくできない．
　　なお，片麻痺型脳性麻痺では一側上下肢に痙性麻痺があり，つま先歩行となる．

4) 踵歩行

　　運動失調の場合には，踵足でうまく歩くこともできない．
　　なお，脛骨神経が麻痺して足が強く背屈した踵足では，踵で歩く．

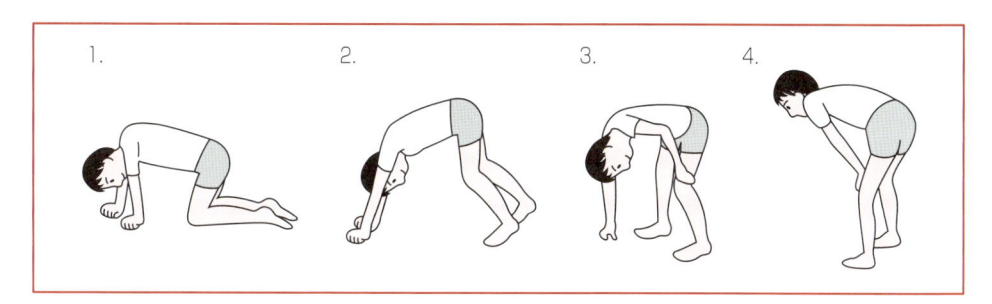

図 7-6　登はん性起立

5）ロンベルグ徴候

　ロンベルグ徴候は，両足の爪先をそろえて立たせて閉眼させると，開眼時に比べ著しく不安定になるのを陽性とする．ロンベルグ徴候は位置覚の障害（脊髄後索障害）でみられることが多い．
　両足をそろえて立たせると，小脳性失調症では動揺が著明で，病巣側へ倒れやすい．一方，脊髄性失調症では，開眼時の動揺は少ないが，閉眼すると著明に動揺し（ロンベルグ徴候陽性），倒れる方向は一定しない．前庭機能障害時にも閉眼時に動揺し，視覚で代償されることがある．

6）登はん性起立（ガワーズ徴候）

　デュシェンヌ型筋ジストロフィーでは，腰から大腿部の筋脱力があるため，床から起立しようとするときに，膝に手をつき，自身の身体をよじ登るようにする（図7-6）．このような起立を登はん性起立といい，下肢近位筋に筋力低下のある神経筋疾患でもみられることがある．

6. 関節可動域検査

1）概　要

　関節可動域（ROM）とは，四肢および体幹のおのおのの関節を運動させた場合に動かすことができる範囲をいう．関節運動が障害なく，生理的にスムーズに行われるためには，①関節の構築学的な欠陥がないこと，②関節運動を行う働筋の十分な能力（筋力）が存在すること，③働筋の働きに拮抗する筋（拮抗筋）の十分な伸展性が存在することが不可欠である（図7-7）．これらのいずれに欠陥を生じても，関節運動に障害が生ずる．

　関節可動域を測定することは，身体運動機能の評価に重要で，次のような目的がある．
① 関節可動域の制限因子を調べる．
② 障害の程度を判定する．
③ 治療計画の立案に対する資料を得る．
④ 治療を進めるうえに必要な評価手段となる．

　具体的な検査法については，公益社団法人東洋療法学校協会編『リハビリテーション医学』を参照のこと．

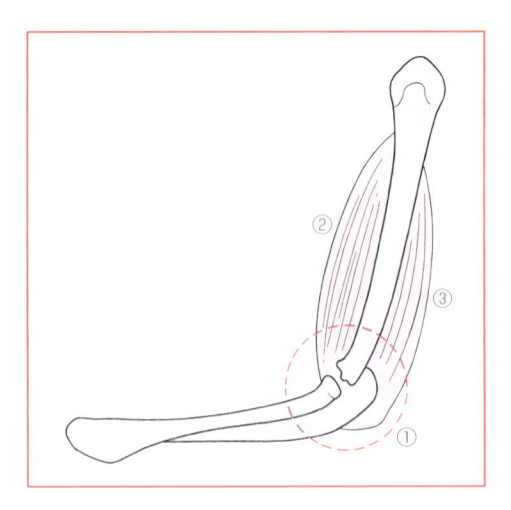

図7-7　関節可動域決定の三因子
① 関節の構築学的因子
② 働筋の収縮力
③ 拮抗筋の伸展性

7. 徒手筋力検査法

1) 概　要

　　身体あるいは身体のいかなる部分の運動にも，筋の作用が不可欠である．立つ，歩く，走る，跳ぶなど日常生活の諸活動は，多くの筋あるいは筋群の協調ある働きによって達成される．

　　筋の働きが十分かつ効果的に行われるためには，筋自体の筋力と持久力が十分であることが必要である．筋力が低下すると，運動機能の障害が発生する．したがって，運動機能を検査するうえで，筋力を測定することは重要である．

　　徒手筋力検査（MMT）は，抵抗あるいは重力に抗して収縮する筋または筋群の筋力を可及的に選択して量的に測定する方法で，本検査の目的は，

　①　筋の機能を客観的に評価する．
　②　筋機能を阻害している因子を発見する．
　③　障害の程度を判断し，治療計画と効果の判定の資料とする．
　　などである．

　　具体的な検査法については，『リハビリテーション医学』を参照のこと．

8. 日常生活動作

1）概　要

　日常生活動作（ADL）とは，一人の人間が独立して生活するために行う基本的な，しかも各人ともに共通して毎日繰り返される一連の身体的動作群をいう．この動作群は，食事・排泄などの目的をもった各動作（目的動作）に分類され，各作業は，さらにその目的を実施するための細目動作に分類される（表7-4）．

　日常生活動作の検査は，毎日の生活において，患者の最大の能力範囲内でどのように必要な機能を果たせるかを，できるだけ正確に知るのに役立つ．障害のある患者では，日常生活動作の欠陥に従い，リハビリテーションを含む治療計画を立てるのに役立つ．また，入院患者では，退院時の家庭あるいは職場への復帰について検討する資料となる．

　具体的な検査法については，『リハビリテーション医学』を参照のこと．

表7-4　ADLの分類

身のまわりの動作	移動動作	その他の生活関連動作
1. 食事動作 2. 衣服着脱 3. 整容動作 4. トイレ・入浴動作	1. 正常歩行 2. 杖・装具つき歩行 3. 車椅子 4. 四つばい移動またはいざり	1. 家事動作 　a. 炊　事 　b. 洗　濯 　c. 掃　除 2. 育　児 3. 裁　縫 4. 家屋修繕・維持（含屋外） 5. 買い物（屋外） 　庭の手入れ（屋外） 　車の手入れ（屋外） 　その他 6. 乗り物の昇降動作
コミュニケーション 1. 口　頭 2. 筆　記 3. 自助具または医療機器		

9. 徒手による整形外科学的検査法

1）頸部・胸部の検査

　　頸椎・頸髄疾患や胸郭出口症候群（斜角筋症候群，頸肋症候群，肋鎖症候群，小胸筋症候群，過外転症候群などの総称）による頸部，肩，腕の疼痛やしびれ感を訴える頸腕症候群を診断するのに有用な検査法がある．神経根を圧迫したり，神経を伸展させて疼痛が誘発されるのを試みたり，斜角筋を圧迫してしびれ感が誘発されたり，橈骨動脈の脈拍が弱くなるのをみる方法などがある．いずれも過度の負荷をかけないよう，適応を十分に考えて慎重に行う．

（1）頸椎疾患のテスト法

　　① ジャクソンテスト

　　　　患者を座位の姿勢で，頸椎を伸展させて後ろに反らせた状態とし，頭頂部に検者の両手をのせてゆっくりと下方へ軸圧を加える．神経根や椎間関節包の癒着や，神経根への圧迫があると，患側上肢への放散痛が生ずる（図7-8a）．

　　　　a. ジャクソンテスト　　　　　　b. スパーリングテスト

　　　　c. イートンテスト　　　　　　　d. 肩押し下げ検査法

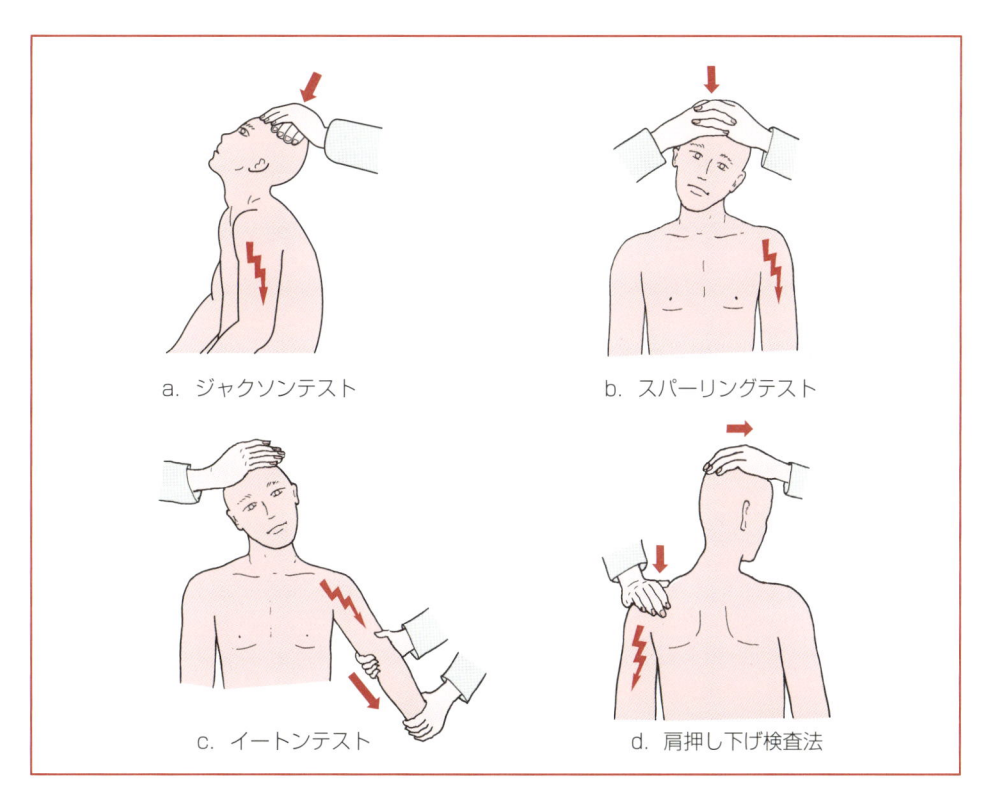

図7-8　頸椎部疾患の検査法

② スパーリングテスト

頭部を患側へ倒し，前頭部を圧迫する．神経根への圧迫があると，患側上肢へ放散痛，しびれ感が生ずる（図7-8 b）．

③ イートンテスト

頭部を健側に屈し，助手が頭部と健側の肩を固定する．検者が患側上肢を斜下方に引っ張る．本検査を1人で行う場合は，検者が患者の背後に立ち，一方の手で頭部を健側に傾けて固定し，他方の手で患者の手首を持って後方挙上するとともに，手関節を背屈する．頸部脊髄神経根から末梢神経の通過する経路のどこかで神経が圧迫されていたり，神経と周囲組織が癒着していたりすると，著しい疼痛が放散する（図7-8 c）．

④ 頸椎叩打法

頸椎をハンマーで叩打すると，罹患部で，頭，肩，上肢に放散痛が起きる．

⑤ 肩押し下げ検査法

検者は患者の背部に立ち，患者の頭を一側に傾けて，反対側の肩を押し下げる．この検査法で根性疼痛が増強すれば，神経根を包む硬膜鞘や付近の関節包の癒着，または椎間孔の骨棘形成などにより，神経根が刺激もしくは圧迫，伸展されていることを示す（図7-8 d）．

(2) 胸郭出口症候群の検査法

モーレイテスト（図7-9 a）は，前斜角筋部を圧迫し，神経を圧迫することによって疼痛の誘発を調べる．また，頭部を軽く後屈，患側へ回旋し，深呼吸させ斜角筋緊張肢位をとらせるアドソンテスト（図7-9 b），上肢を後下方に引き下げて肋鎖間隙を狭くするエデンテスト（図7-9 c），上肢を過外転させて小胸筋を緊張させたり肋鎖間隙を狭くするライトテスト（図7-9 d）では，症状の再現および橈骨動脈の微弱化を調べる．ただし，アドソンテストやライトテストでは，健常者でもかなり高率に陽性所見がみられるので注意する．

2）肩関節の検査

中年の終わりから初老期にかけての年齢層に，明確な原因がなく発生する肩関節の疼痛と運動障害を主症状とする疾患を肩関節周囲炎，いわゆる五十肩と呼ぶ．五十肩を診断するのに種々の検査法がある．

(1) 上腕二頭筋長頭腱伸展検査法

① ヤーガソンテスト：肘を90°屈曲させ，検者が肘を保持し，患者の前腕を回内位

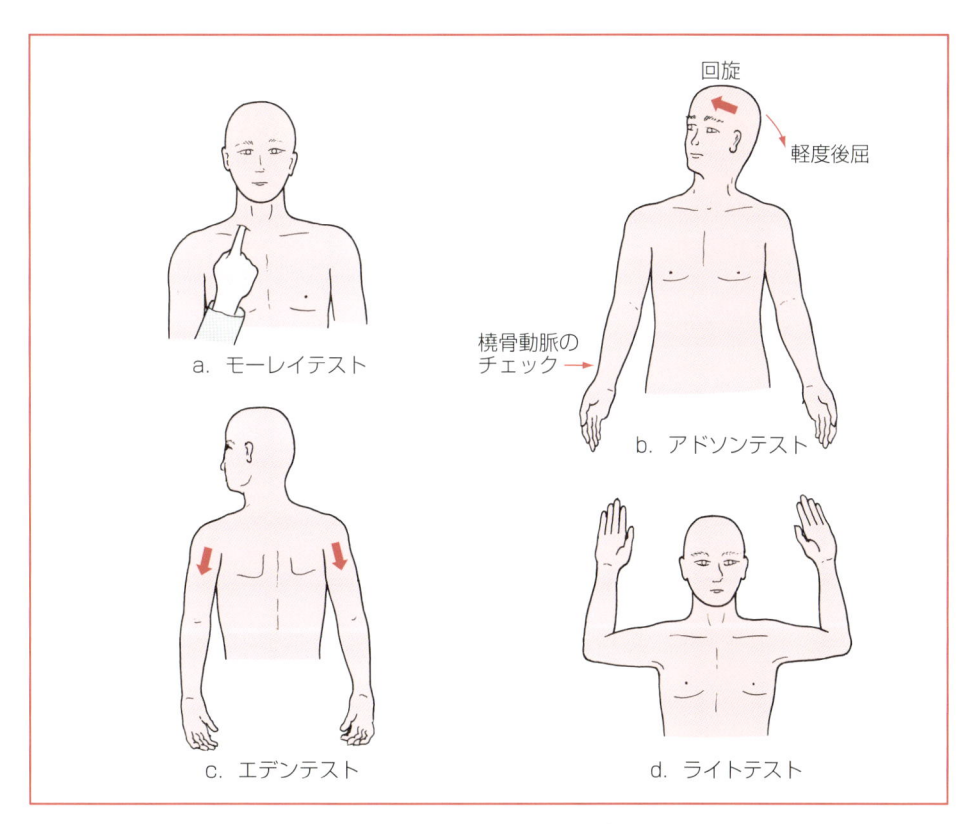

図 7-9　胸郭出口症候群の検査法

に保つ．検者の力に対抗して前腕を回外させ，肩関節部に痛みが生ずるものをヤーガソンテスト陽性とする（図 7-10）．

また，検者が患者の肘を持ち，肘関節伸展で上肢を後方に挙上させて肩関節部に痛みを生じたとき，さらに腕の力を抜いて肘を屈曲させると疼痛が消失するのを上腕二頭筋長頭腱伸展テスト陽性とする．同長頭腱の腱鞘炎を示唆する．

(2) ペインフルアーク徴候

棘上筋腱損傷にみられる．肩関節を他動的に外転すると，外転 60〜120°の範囲で疼痛が強く，さらに外転すれば痛みはなくなるが，最大側方挙上からしだいに上腕を体側に下げていくと，外転 120〜60°の範囲でふたたび疼痛を訴える（図 7-11）．

(3) ダウバーン徴候

五十肩では肩峰下部に圧痛があり，他動的に 90°外転すると圧痛が消失する．これは三角筋下滑液包または肩回旋筋腱板損傷のときみられる徴候で，肩関節の外転による三角筋の収縮により，肩峰下滑液包と大結節部が肩峰の下に滑り込み，該当部への圧迫がとれるからである．

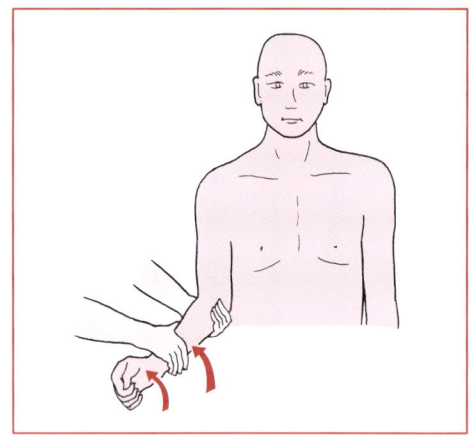

図7-10　ヤーガソンテスト

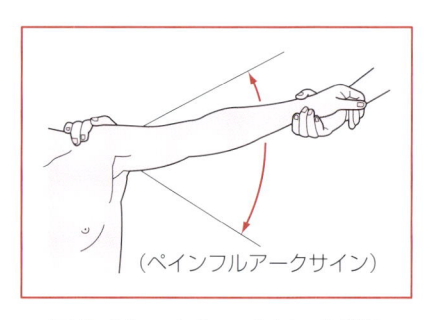

図7-11　ペインフルアーク徴候

(4) インピンジメント徴候

肩を挙上するとき，肩峰の前縁と肩峰下面前方1/3，烏口肩峰靱帯などに対して大結節，棘上筋腱，上腕二頭筋長頭腱が衝突し，疼痛が起こる．

3）腰・下肢の検査

① 下肢伸展挙上（SLR）テスト

仰臥位にして，下肢を伸展させたまま股関節を屈曲し，大腿後側の放散痛を調べる．腰椎椎間板ヘルニア（L_4～L_5，L_5～S 椎間板ヘルニアによる根性症状），坐骨神経痛，ハムストリングス（膝屈筋群）の短縮などで疼痛が出現する（図7-12a）．

② ガワース・ブラガード徴候

仰臥位で，膝を伸展させたまま他動的に股関節を屈曲し，その状態で足関節を背屈する．L_1～L_5，L_5～S の神経根刺激症状のあるとき疼痛が増強する（図7-12b）．

③ ボンネットテスト（またはボンネット徴候，梨状筋伸展テスト）

仰臥位で，股関節と膝関節を直角に曲げ，股関節の内旋・内転を強制する．大転子の後方で，坐骨神経が骨盤から出てくる部分に疼痛を訴える（図7-12c）．ラセーグテストの増強法とみられ，坐骨神経痛で陽性になる．

④ 上殿神経域圧迫テスト

上殿神経は梨状筋上孔から出て，腸骨稜に沿って殿部の深層を横に下外方に走る．殿部を4等分し，外上方1/4の領域の中央部の圧痛の有無を調べる（図7-12d）．腰椎椎間板ヘルニアでは両側に圧痛を訴えるが，ヘルニアのある側で顕著である．

⑤ 大腿神経伸展テスト

患者を腹臥位とし膝関節を屈曲させ，股関節を伸展した時，大腿前面に痛みが生

a. 下肢伸展挙上(SLR)テスト　　　b. ガワース・ブラガード徴候

c. ボンネットテスト　　　d. 上殿神経域圧迫テスト

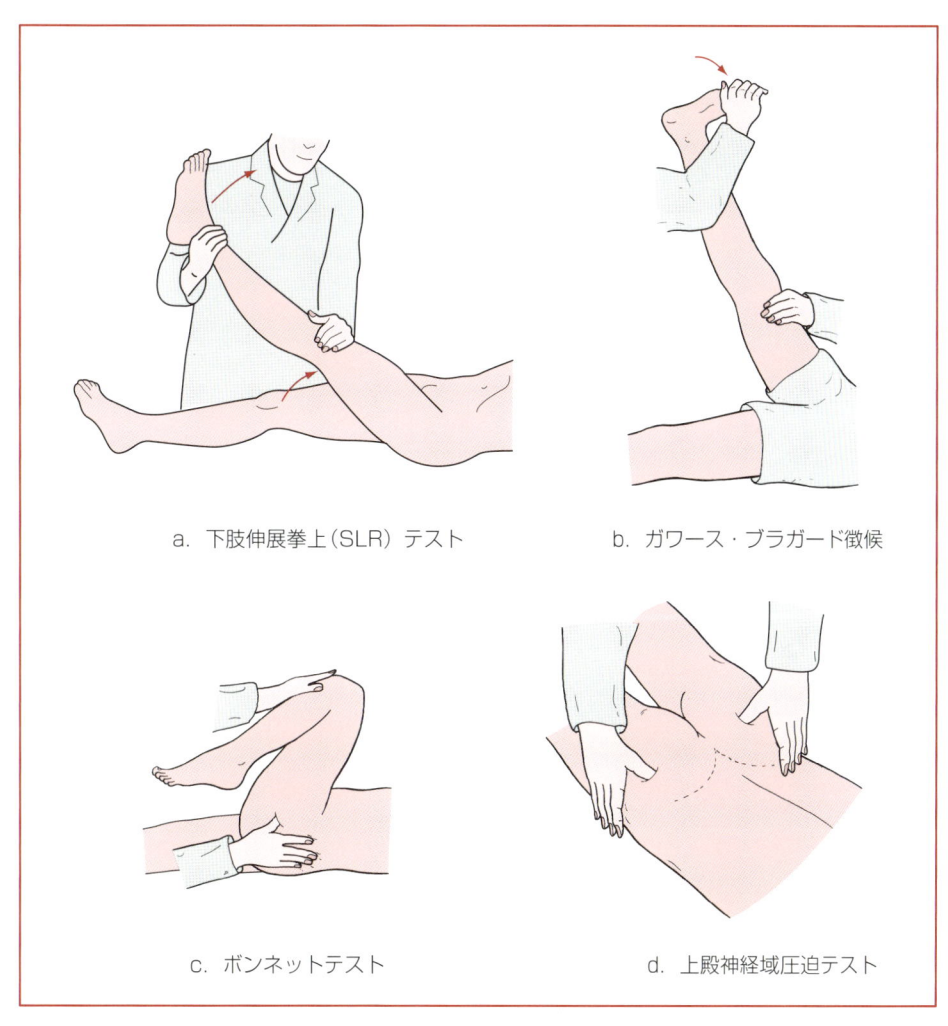

図 7-12　腰痛・坐骨神経痛症候群の検査法

じる．疼痛が生じる場合，上位腰椎（$L_{3, 4}$）の椎間板ヘルニアが疑われる．

4）股関節の検査

① トーマステスト

　股関節の屈曲拘縮があっても，仰臥位では腰椎前彎が増強されるため，認めにくい．このとき，患者の腰椎後面（腰の下）に検者の手を入れると，床との間に手が挿入できる．そこで，患者に一側の膝を胸につけるように両手で抱かせると，検者の腰の下に挿入した手に圧力が加わり，腰椎前彎が除かれるのがわかる．この肢位をトーマス肢位といい，この肢位で股関節屈曲拘縮のある側の大腿がベッドから離れたら陽性とする．両側の股関節を交互に検査する（図7-13a）．

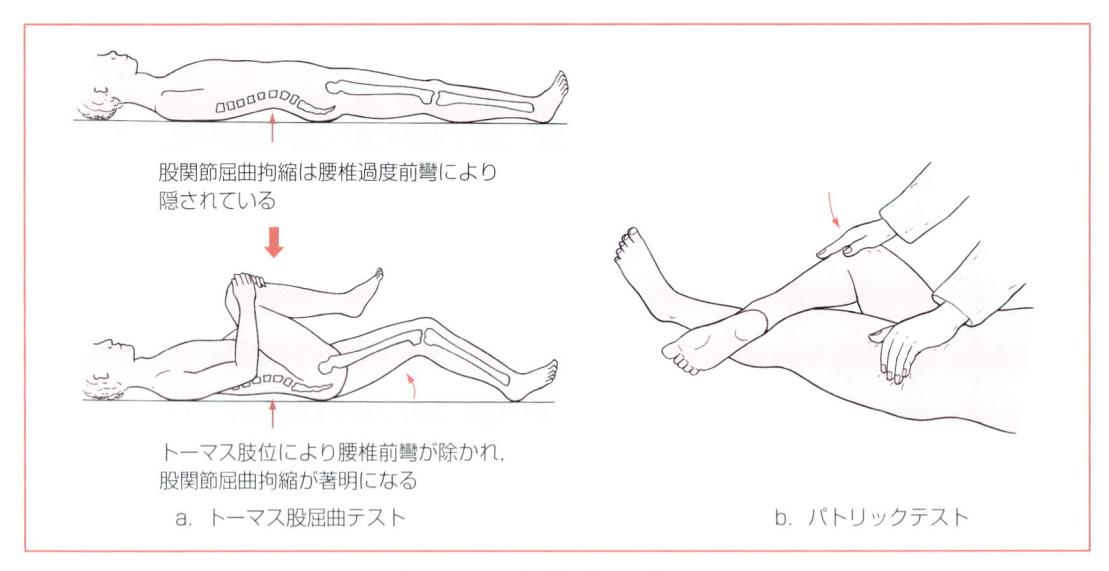

図7-13 股関節障害の検査法
a. トーマス股屈曲テスト
b. パトリックテスト

股関節屈曲拘縮は腰椎過度前彎により隠されている

トーマス肢位により腰椎前彎が除かれ，股関節屈曲拘縮が著明になる

② パトリックテスト（4の字テスト）

　股関節を他動的に屈曲，外転，外旋させ，その脚の外果を他側の伸展した下肢の膝の上にのせる．検者は，検査する側の膝の内側に手を当て，外方に圧迫する（図7-13b）．仙腸関節，腸腰筋，股関節（とくに変形性股関節症）の病変では，疼痛のため，膝の外側が台につかない．

③ トレンデレンブルグ徴候

　先天性股関節脱臼，中殿筋麻痺などによって中殿筋機能不全があると，患側肢で片脚起立した際，中殿筋による骨盤の外側からの支持が十分でないため健側の骨盤が下がる（図4-6 前出）．

5）膝関節の検査

① マックマレーテスト

　仰臥位で股関節と膝関節を最大屈曲し，下腿を外反・内旋（または内反・外旋）し，外側（または内側）の関節裂隙を触れながら伸展していき，クリック（"コリッ"という音）や疼痛の有無を検査する（図7-14a）．外側（または内側）半月板後半部の損傷があれば陽性となることがある．

② アプレイ押し下げ・引き上げテスト

　腹臥位で，検者は患者の足をつかんで膝を90°屈曲させる．検者は膝を患者の大腿の後面に軽くのせて大腿を固定する．患者の脛骨内・外側顆が，大腿骨内・外側顆を圧迫するように，足に力を加えて下方に押し，同時に下腿を内方に捻転する（図

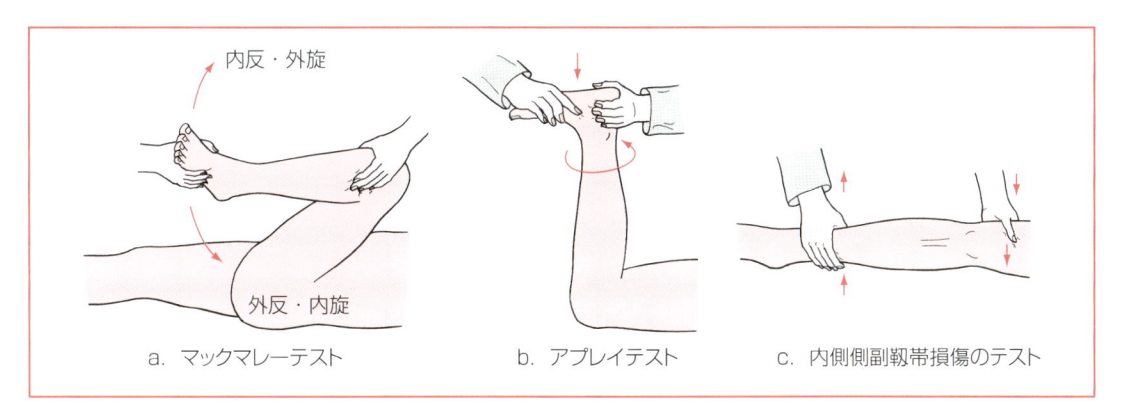

図7-14 膝関節障害の検査法

a. マックマレーテスト　b. アプレイテスト　c. 内側側副靱帯損傷のテスト

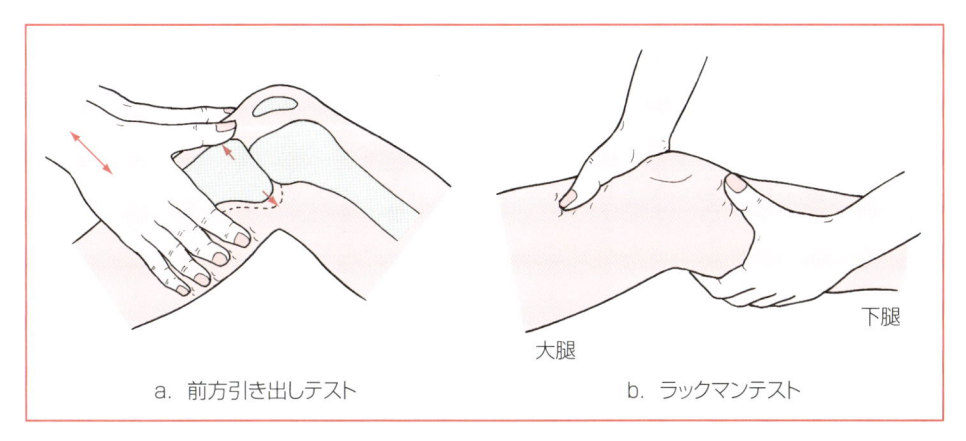

図7-15 膝引き出し症状のテスト

a. 前方引き出しテスト　b. ラックマンテスト

7-14b：押し下げテスト). 疼痛があれば, 外側半月板損傷が考えられる. また, 足を引き上げながら下腿を内方に捻転する（引き上げテスト), 膝外側に痛みがあれば, 外側側副靱帯損傷が考えられる.

内側半月板, 内側側副靱帯損傷について検査するには, 下腿外方捻転を加えながら, 同様に押し下げ, 引き上げテストを行う.

③ 膝の側方動揺性の検査法

膝を伸展位で, 外反または内反させる. 内側および外側側副靱帯損傷があると, 側方動揺が認められる (図7-14c).

④ 前方引き出しテスト

膝関節90°屈曲位で下腿を前方へ引き出す(図7-15a). 前十字靱帯損傷があれば, 下腿が前方へ引き出される. 本靱帯損傷の診断には, 膝関節20～30°屈曲位で行うラックマンテストのほうが有用性が高い (図7-15b). 健康人でも, 側方および前後の動揺性はある程度認められるので, 必ず左右をよく比較する.

第8章　その他の診察

1. 救急時の診察　153
2. 女性の診察　154
3. 小児の診察　155
4. 高齢者の診察　156

1. 救急時の診察

　救急時の診察で最も重要なのは，生命徴候（バイタルサイン）の確認である．ことに，意識状態，自発呼吸，心拍動，血圧，体温に注意する．

　救急性を有する疾患としては，心筋梗塞など心臓疾患，脳血管障害，アレルギー疾患，急性腹症，外傷，熱傷，溺水など多岐にわたる．これらは，まったく予期できない時間，場所で発症することも少なくない．呼吸停止，心停止，ショック状態に陥っていることもある．したがって，このような状態の患者を診察する場合は，救急処置を行いつつ，個々の疾患を診断し，かつ，しかるべき医療施設へ搬送することが必要となる（図8-1, 8-2）．骨折のある場合は，副子固定をして搬送する．

　救急処置で最も基本になるのは次のＡＢＣである．

> Ａ：気道の確認（Airway）
> Ｂ：呼吸の管理（Breathing）
> Ｃ：循環の維持（Circulation）

　これは，呼吸停止，心停止のある患者で行うべき最も基本的な処置で，中枢神経系に酸素を供給することを目的とする（図8-2）．開口器，エアーウェイ，吸引器，アンビューバッグ，喉頭鏡などが準備されているとよい．

　心肺停止にそなえて，駅や空港内などの施設にAED（自動体外式除細動器）が設置されるようになっており，緊急時に使えるようにしておきたい．

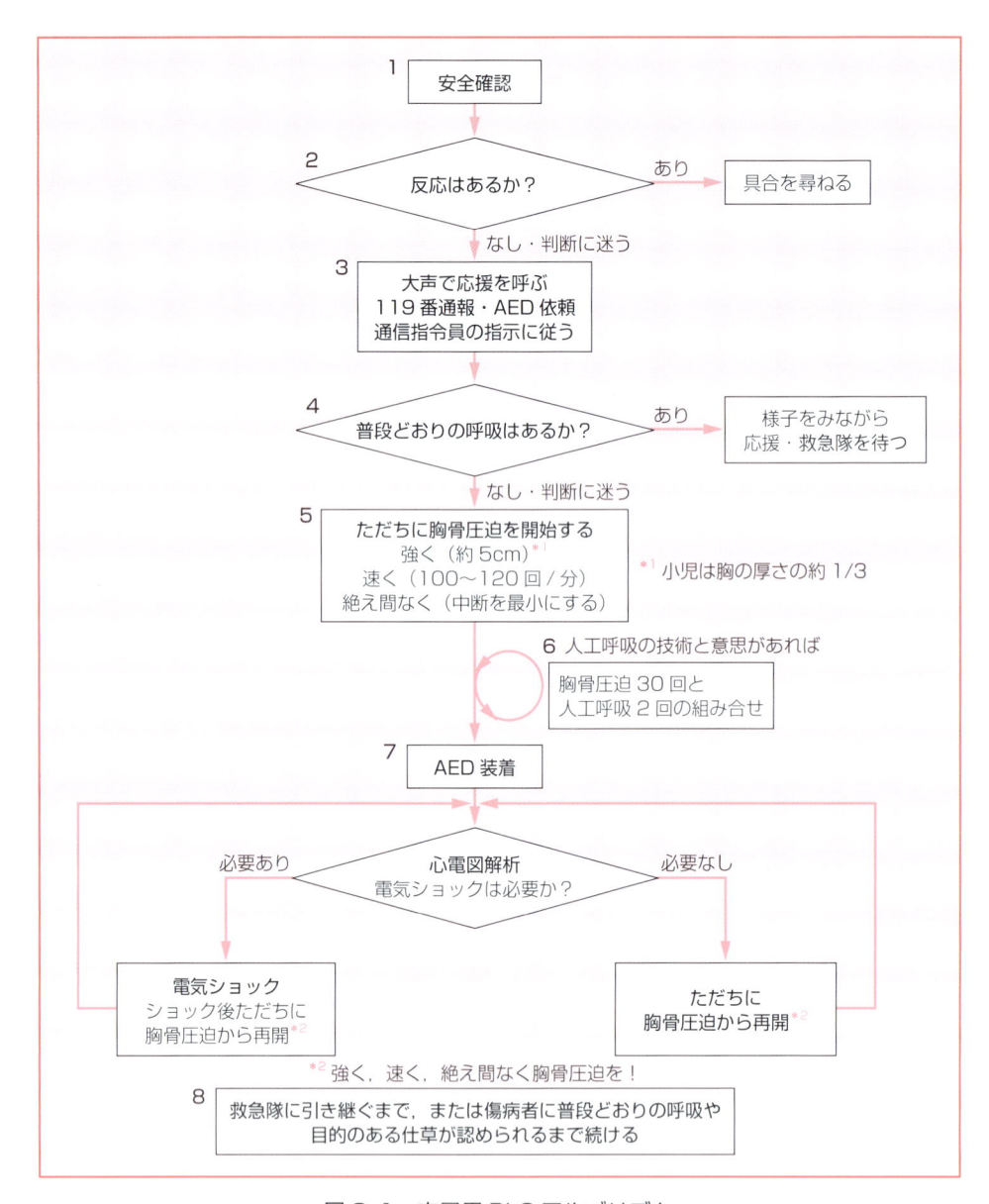

図 8-1　市民用 BLS アルゴリズム
(一般社団法人日本蘇生協議会，監修，JRC 蘇生ガイドライン 2020, p.20, 医学書院, 2021 より)

2. 女性の診察

　女性には，生理，妊娠，出産という女性特有の現象があり，それらを考慮したうえで診察することが重要になる．とくに妊娠している可能性のある場合には，薬物治療などには配慮しなくてはならない．

　また，女性には全身性エリテマトーデスなどの膠原病や甲状腺機能亢進症（バセドウ

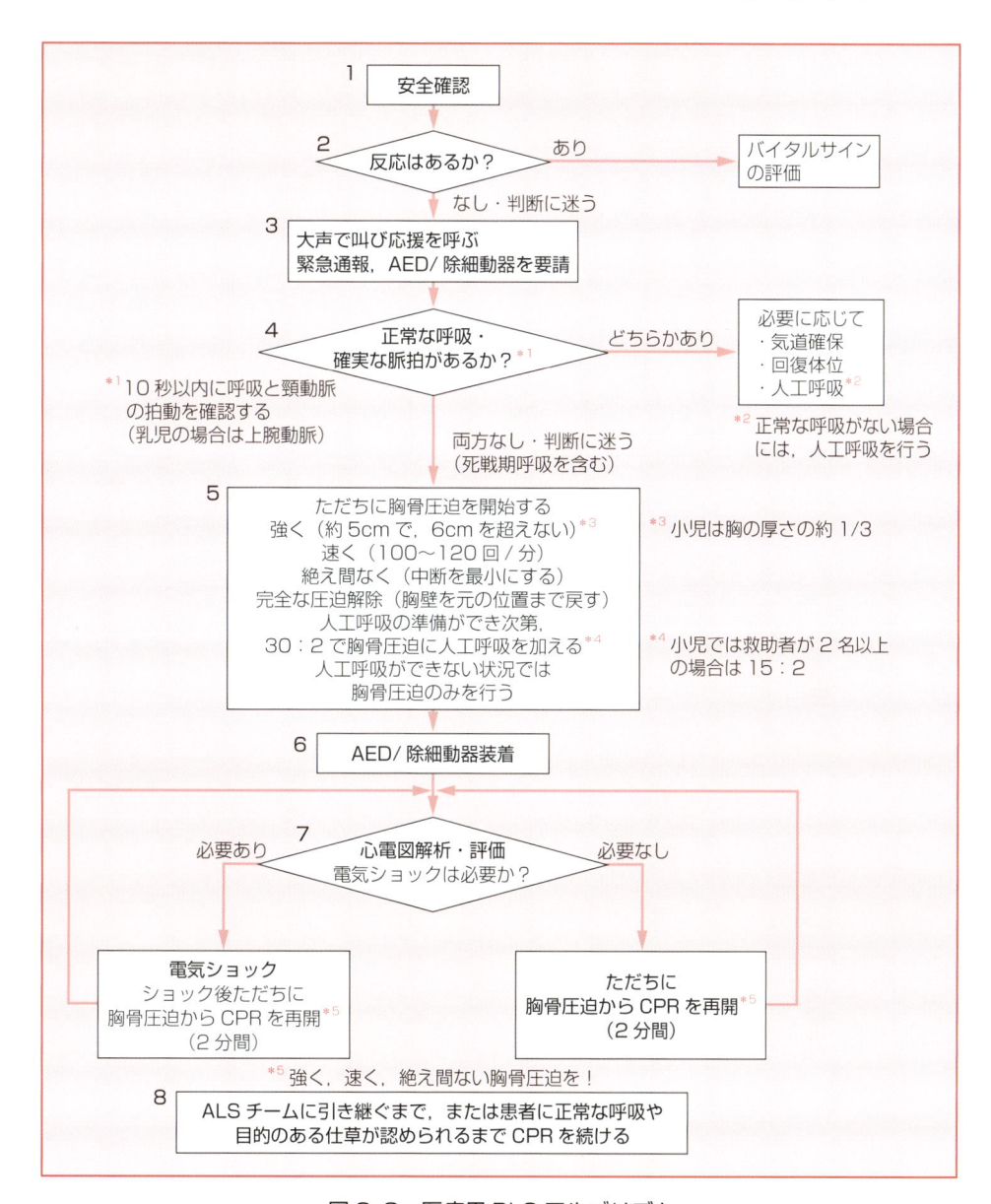

```
                    ┌─────────────┐
                  1 │  安全確認    │
                    └──────┬──────┘
                           ▼
                       ╱ 反応は ╲         あり      ┌──────────────┐
                  2  ╱ あるか？  ╲──────────────▶│ バイタルサイン │
                      ╲         ╱                  │  の評価       │
                       ╲       ╱                   └──────────────┘
                        なし・判断に迷う
                           ▼
                    ┌────────────────────────┐
                  3 │ 大声で叫び応援を呼ぶ     │
                    │ 緊急通報，AED/除細動器を要請│
                    └──────┬─────────────────┘
                           ▼
                      ╱ 正常な呼吸・╲   どちらかあり  ┌──────────────┐
                  4  ╱ 確実な脈拍が ╲───────────▶│ 必要に応じて   │
                      ╲ あるか？*¹ ╱              │ ・気道確保     │
                       ╲         ╱                │ ・回復体位     │
                                                  │ ・人工呼吸*²   │
                                                  └──────────────┘
```

*¹ 10 秒以内に呼吸と頸動脈の拍動を確認する（乳児の場合は上腕動脈）

*² 正常な呼吸がない場合には，人工呼吸を行う

両方なし・判断に迷う（死戦期呼吸を含む）

5　ただちに胸骨圧迫を開始する
　　強く（約 5cm で，6cm を超えない）*³
　　速く（100〜120 回 / 分）
　　絶え間なく（中断を最小にする）
　　完全な圧迫解除（胸壁を元の位置まで戻す）
　　人工呼吸の準備ができ次第，
　　30：2 で胸骨圧迫に人工呼吸を加える*⁴
　　人工呼吸ができない状況では
　　胸骨圧迫のみを行う

*³ 小児は胸の厚さの約 1/3

*⁴ 小児では救助者が 2 名以上の場合は 15：2

6　AED/除細動器装着

7　心電図解析・評価　電気ショックは必要か？

必要あり → 電気ショック　ショック後ただちに胸骨圧迫から CPR を再開*⁵（2 分間）

必要なし → ただちに胸骨圧迫から CPR を再開*⁵（2 分間）

*⁵ 強く，速く，絶え間ない胸骨圧迫を！

8　ALS チームに引き継ぐまで，または患者に正常な呼吸や目的のある仕草が認められるまで CPR を続ける

図 8-2　医療用 BLS アルゴリズム
（一般社団法人日本蘇生協議会，監修，JRC 蘇生ガイドライン 2020, p.51, 医学書院，2021 より）

病）や甲状腺機能低下症（橋本病）などの疾患に罹りやすい特徴もある．

3. 小児の診察

　乳幼児，小児の診察において，最も重要なことは，小児は成人と量的差異があるだけ

でなく，質的差異のあることに注意しなければならない点である．ことに，小児の年齢的な傾向や特性を，連続的な成熟過程のうちにとらえなければならない．

発育期は一般に，下記のように分類される．

新生児期：出生後4週間 乳児期：出生後1年 幼児期：1～6歳 学童前期：6～10歳	青少年期：女：8ないし10～18歳 　　　　　男：10ないし12～20歳 思春期（平均）：女：13歳 　　　　　　　　男：15歳

小児期に多い疾患としては，感染症（急性上気道感染症，気管支炎など），寄生虫症，視覚器・聴覚器の疾患，下痢および腸炎，皮膚疾患，事故，歯の疾患などがある．このうち乳幼児では，呼吸器疾患が全傷病件数の60％以上を占め，消化器疾患がこれについで約10％を占め，皮膚疾患，神経系，感覚器の疾患が次いでいる．

乳児期の死亡は，先天異常・出生時損傷など出生前および周産期の要因が，直接あるいは間接的に原因となっているものが多い．幼児期以降では，事故死，肺炎・気管支炎，悪性新生物，心疾患，腎炎などが主な死亡原因となっている．

4. 高齢者の診察

近代医学の進歩とともに衛生思想が発達し，社会医学的対策が向上している．加えて，抗菌薬など化学療法が進歩して感染症対策が向上している．このような背景から，平均寿命は著しく延長している．高齢化社会において，高齢者の診察はますます重要視されている．

高齢者の診察で気を配ることは，"老化"という生理的基盤を考慮すべきことと，動脈硬化症など高齢者に発生しやすい疾病を見落とさないことである．高齢者では，疾患が一つに限らずいくつかの疾患を合併していることが少なくなく，回復が遅れたり，次から次へ合併症を起こしていくなど，若年者とは経過が異なることが多い．また，高齢者では生理的反応が起こりにくいこともあり，たとえば重篤な感染症があるにもかかわらず，平熱であったり，疼痛などの炎症所見に乏しかったりする．重症の急性心筋梗塞でも胸痛を訴えず，たんに心窩部不快感のみのことがある．急性虫垂炎でも腹膜刺激症状が乏しかったりする．

このような意味から，診察にあたって，高齢者の特性を十分に認識しておかなければならない．

第9章　臨床検査法

1. **一般検査** *159*
   1) 尿検査の概要
      (1) 尿　量
      (2) 尿の色調・混濁
      (3) 尿比重
      (4) pH
      (5) 蛋　白
      (6) 糖
      (7) ビリルビン
      (8) ウロビリン体
      (9) ケトン体（アセトン体）
      (10) 尿沈渣
   2) 便検査の概要
      (1) 潜血反応
      (2) 寄生虫検査
   3) 血液検査の概要
      (1) 赤血球沈降速度（赤沈）
      (2) 赤血球，ヘモグロビン（血色素），ヘマトクリット
      (3) 網赤血球
      (4) 白血球数，分類
      (5) 血小板数
      (6) 出血時間
      (7) 凝固機能検査
   4) 髄液検査の概要
2. **血液生化学検査** *165*
   1) 血液生化学検査の概要
      (1) 総蛋白，アルブミン，蛋白分画，A/G比
      (2) 血　糖
      (3) 糖化蛋白
      (4) コレステロール
      (5) トリグリセリド（中性脂肪）
      (6) 尿素窒素（BUN）
      (7) クレアチニン（Cr）
      (8) 尿　酸
      (9) ビリルビン
      (10) 血清トランスアミナーゼ：AST（GOT），ALT（GPT）
      (11) アルカリホスファターゼ（ALP）
      (12) γ-グルタミルトランスペプチダーゼ（γ-GTP）
      (13) 乳酸脱水素酵素（LDH）
      (14) クレアチンキナーゼ（CK）
      (15) C反応性蛋白（CRP）
      (16) 抗ストレプトリジンO（ASO）
      (17) 抗ストレプトキナーゼ（ASK）
3. **生理学的検査および画像診断の概要** *169*
   1) 心電図検査
   2) 筋電図検査
   3) 脳波検査
   4) 呼吸機能検査
   5) 基礎代謝検査
   6) 超音波検査（エコー検査）
   7) エックス線検査
   8) コンピュータ断層撮影（CT）
   9) MRI（磁気共鳴画像）
   10) サーモグラフィ
   11) シンチグラム
   12) ポジトロンCT（PET）
   13) 内視鏡検査

診断の確定および治療方針の決定に必要な情報は，①医療面接，②身体診察，③臨床検査によって得ることができる．医療面接・身体診察の両者は，臨床診断の根幹をなす最も基本的なアプローチである．しかし，十分に注意しないと，患者自身あるいは検者の主観的評価が影響する可能性がある．また，得られる情報には，おのずと限界もある．たとえば，医療面接ならびに身体診察の結果，肺炎と診断されたと考えてみよう．肺炎の広がり，重症度，さらに起因菌の同定といった病態像の把握は，医療面接・身体診察のみでは困難である．このような欠点を補うべく，臨床検査は必要であり，近年ますます重要視されてきている．

　臨床診断には，単に疾患名の決定だけでなく，疾患の背景にある病態生理・病態像・重症度などの把握，治療方針の決定，経過および予後の推定も含まれている．このためにも，臨床検査が不可欠となる．臨床検査は，より詳細な生体内の情報を提供してくれる．場合によっては，臨床症状・徴候の出現を予測しうる情報をもたらすことすらある．

　しかし，臨床検査をあまりに偏重しすぎることも危険である．1つの検査異常値だけから病態像を判断することは困難である．あくまでも，医療面接・身体診察・臨床検査の3者から得られるすべての情報を総合的に判断し，最終的に臨床診断を行うことが重要である（図9-1）．

　検査結果の判定には，基準値を参照して異常の有無を判断する．基準値は，検査方法，検査施設によって異なるが，一部の検査項目は日本臨床検査標準協議会が「共用基準範囲（https://www.jccls.org/wp-content/uploads/2020/11/public_20190222.pdf）」を公開している（第9章末「基準値一覧」）．

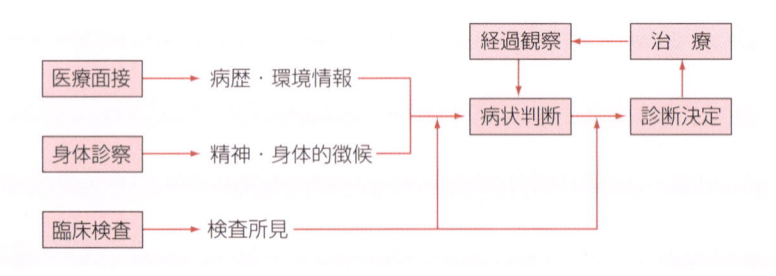

図9-1　臨床診断・治療の過程

1. 一般検査

1）尿検査の概要

　腎臓は尿を生成して，尿素，クレアチニンなどの老廃物を排泄し，また生体内の水電解質の量，組成を一定に保つ役割を担っている．腎疾患では，浮腫，脱水，低ナトリウム血症，低カリウム血症，代謝性アシドーシス，高血圧など，重篤な病態を発生しうる．

　腎および尿路系の疾患ではしばしば尿の性状が変化する．このため尿検査は，これらの疾患の診断に重要である．また，糖尿病，多発性骨髄腫などの全身性疾患でも尿所見に異常を認めることがある．尿検査は，臨床検査のうちでも，最も基本的なものである．

(1) 尿　量

　1日の尿量は，体格，気温，湿度，食事内容によって差異がある．健常者ではほぼ1 ml/体重 kg/時間の尿量があり，成人では 800〜1,600 ml である．

　1日尿量が 400 ml 以下を乏尿，100 ml 以下を無尿という．急性腎炎，急性腎不全，慢性腎不全の末期，ネフローゼ症候群の発症期などに認められる重篤な徴候である．

　乏尿，無尿は尿の生成の低下が原因であるが，尿は正常に生成され，膀胱内に尿が貯留しているにもかかわらず，排尿できない状態を尿閉という．脊髄障害，前立腺肥大症などでみられる．

　1日尿量が 2,000 ml 以上を多尿という．尿崩症，糖尿病，急性腎不全の回復期，慢性腎不全の多尿期などの病態で認められる．心因性の多飲多尿の症例，大量飲酒者でもみられることがある．

(2) 尿の色調・混濁

　新鮮な尿は，淡い黄色で，透明で，混濁はない．夏期で発汗の多いときは，オレンジ色または褐色調を帯び，多量の水やビールを飲んだ直後の尿は無色に近い．

　黄疸の患者では，尿はやや赤味を帯びた橙色で，泡も黄色い．ビタミン B$_2$ 剤を服用した際には尿は黄色になるほか，解（下）熱薬，緩下薬，降圧薬などで尿が着色することがある．

　新鮮な尿が混濁している場合は，多数の赤血球，白血球，細菌，剥脱した腎・尿路系の上皮細胞，壊死組織などの混入が考えられ，腎・尿路系の炎症などの病変が示唆される．

(3) 尿比重

　1日尿の比重は，健康者では 1.012〜1.025 の間にある．1.010 以下の尿を低比重尿と

いい，多量の飲水，尿崩症，尿濃縮力障害などでみられる．1.030以上の高比重尿は，発熱，発汗多量，うっ血性心不全，脱水症，糖尿病，ネフローゼ症候群などでみられる．

(4) pH

正常尿のpHは6.0前後で，ほぼ5.1〜7.4の間にある．アシドーシス（糖尿病，腎疾患など），飢餓，発熱時などには酸性尿となり，細菌尿，血尿，重曹服用時などにはアルカリ尿となる．

(5) 蛋白

尿蛋白が検出される最も重要な疾患は，腎炎，ネフローゼ症候群，うっ血腎，糖尿病性腎症などの腎疾患である．

健常者でも，過激な運動後，精神的感動などで一過性に少量の蛋白尿が出たり（生理的蛋白尿），発熱時にも蛋白尿となる（熱性蛋白）．また，やせ型の若年者で，腰椎前彎，腎下垂を伴う者では，立位で尿蛋白陽性，臥位で陰性のことがある（起立性蛋白尿）．

(6) 糖

尿糖は，糖代謝異常によって血糖値が上昇した場合，または血糖の上昇がなくても腎臓の糖排出閾が低下した場合（健常人では約160〜180 mg/dl）に陽性となる．

糖尿病では血糖値が高値となり，尿糖が陽性になる（過血糖性糖尿）．これに対し，血糖値が高くないにもかかわらず，腎の糖排泄閾が低下している人では，真の糖尿病ではなく，尿糖が陽性になる（腎性糖尿）．重症髄膜炎，脳外傷，甲状腺機能亢進症，心筋梗塞，過食などでも，血糖値が上昇して尿糖が陽性となることがあるが，多くは一時的で，程度も強くない．

(7) ビリルビン

ビリルビンは老朽化した赤血球のヘモグロビンが化学的に変化してできる．肝臓で代謝をうけ，胆管から小腸に入る．多くは便中に排泄されるが，一部は腸で吸収されて血中に入る．血流中のビリルビン濃度が高いと尿中にも排泄される．

肝炎，肝硬変などの肝細胞障害，あるいは胆石症，胆嚢炎などの胆道閉塞症で血中の抱合型ビリルビンが増加した黄疸患者では，尿中にビリルビンが検出される．

(8) ウロビリン体

胆管から腸内に排泄されたビリルビンは腸内の細菌の作用をうけて変化し，ウロビリノゲンになる．

肝細胞障害性黄疸と溶血性黄疸では，尿ウロビリン体が増加する．一方，胆道の完全

閉塞による黄疸では，腸内への胆汁流出がなく，尿ウロビリン体は検出されなくなる．

(9) ケトン体（アセトン体）

ケトン体とは，アセトン，アセト酢酸，β-ヒドロキシ酪酸の総称である．重症糖尿病，飢餓，小児消化不良症，消耗性疾患などで尿ケトン体が陽性になる．

(10) 尿沈渣

腎・尿路系に炎症や腫瘍があると，細胞や結晶成分が尿中に排泄される．これを顕微鏡で調べて検査し，診断に役立てる．

尿を試験管に入れ，毎分 1,000～1,500 回転で5分間遠心し，沈渣を顕微鏡で調べる．

・赤血球

顕微鏡観察で毎視野に3個以上の赤血球があれば，血尿と判定される．血尿は，急性糸球体腎炎，腎腫瘍，尿路結石症，膀胱炎，多発性嚢胞腎などの腎・尿路疾患や，紫斑病，多発動脈炎，全身性エリテマトーデス（SLE）などでも出現する．

・白血球

健常者でも1～3個程度は出現しうるが，増加しているときは，膀胱炎などの尿路感染症を疑う．

・上皮細胞

慢性炎症，悪性腫瘍などで通常ではみられない上皮細胞が尿中にみられる．

・円　柱

尿細管で尿の流れが停滞し，蛋白，腎上皮，赤血球，白血球などが尿細管から分泌される蛋白によって円柱状に固まったもので，腎疾患の存在を示す重要な所見である．

・細　菌

腎盂炎，膀胱炎，腎結核など，腎・尿路系の感染症が疑われる場合は，尿塗抹標本を作成してグラム染色を施し，細菌・真菌などを観察する．同時に細菌培養を行い，起因菌を同定する．

2) 便検査の概要

糞便には，食物残渣，消化液，細菌，消化管上皮などが含まれる．糞便の検査は，消化吸収の状態，消化器の炎症，出血，寄生虫症などを診断するのに有用である．

(1) 潜血反応

潜血反応は，糞便中にヘモグロビンが含まれているかどうかを調べ，消化管内での出血の有無をスクリーニングする．消化性潰瘍，炎症性腸疾患，大腸ポリープ，大腸癌，

大腸憩室などで陽性になる．

（2）寄生虫検査

近年でも寄生虫疾患を無視できない．虫体および虫卵を，直接塗抹法，集卵法などで検査する．

3）血液検査の概要

血液検査は，貧血や白血病などの血液疾患の診断には欠かせないが，腎臓病や膠原病などの全身性疾患のスクリーニングにも重要な基本的検査である．

（1）赤血球沈降速度（赤沈）

クエン酸ナトリウム溶液を混和した血液を沈降管に入れ，垂直に立てると，赤血球が下に沈み，血漿成分が上に残る．60分後に血漿柱の高さを判定する．赤沈値は，血漿蛋白量とくにグロブリンとフィブリノーゲン量に比例し，また赤血球数にも左右される．基準値は1〜15 mmである．

赤沈は感染症，貧血，悪性腫瘍，心筋梗塞，膠原病などで促進し，多発性骨髄腫では著しく亢進する．赤血球増加症，播種性血管内凝固症候群（DIC）では，赤沈は遅延する．

（2）赤血球，ヘモグロビン（血色素），ヘマトクリット

貧血や多血症の診断に重要である．自動血球計数器で測定する．ヘモグロビンは赤血球に含まれる色素蛋白で，酸素を運搬する．このためヘモグロビン濃度は貧血の判定に重要である．ヘマトクリットは血液全体における赤血球の容積を示す．

赤血球数の基準値は，男435万〜555万/μl，女386万〜492万/μl，ヘモグロビンの基準値は，男13.7〜16.8 g/dl，女11.6〜14.8 g/dl，ヘマトクリットの基準値は男40.7〜50.1％，女35.1〜44.4％である．

これらはいずれも貧血で低値となる．貧血には，鉄欠乏性貧血，ビタミンB_{12}欠乏性貧血，葉酸欠乏性貧血，溶血性貧血，再生不良性貧血などがある．白血病，大量出血による貧血でも低値となる．一方，赤血球増加症，高度の脱水などでは高値となる．

（3）網赤血球

網赤血球はリボ核酸（RNA）を含む未成熟の赤血球である．貧血がある場合に鑑別診断のために重要である．赤血球に対する比率から網赤血球の絶対数を計算し，3〜10万/μlが基準値である．赤血球の産生が盛んな溶血性貧血で増加し，再生不良性貧血など赤血球産生不良では減少する．

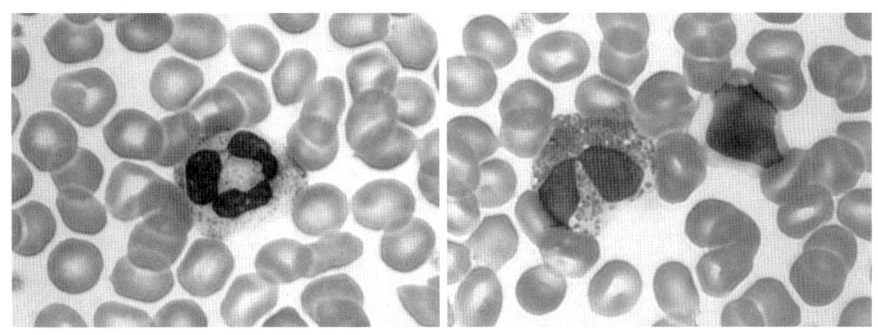

a. 好中球　　　　　　　　　b. 左：好酸球, 右：リンパ球

図 9-2　白血球

(4) 白血球数, 分類

　感染症, 白血病などで白血球に異常がみられ, 診断に有用である.

　感染症, 熱傷, 心筋梗塞, 悪性腫瘍などの病態で増加するが, 健康人でも運動直後, 妊娠などでも増加する. 白血病では白血球数が増えることが多いが, 分類では異常な白血病細胞を認める. ウイルス感染症, 再生不良性貧血, 放射線障害, 薬剤性血液障害などで白血球は減少する.

　健常者では白血球数は 3,300～8,600/μl で, 分類上, 好中球, リンパ球, 単球, 好酸球, 好塩基球に分けられる (図 9-2 a, b).

(5) 血小板数

　血小板は止血に重要で, 出血傾向が疑われる場合に検査する. 基準値は 15.8～34.8 万 /μl である. 特発性血小板減少性紫斑病, 再生不良性貧血, 白血病, 肝硬変などで減少し, 本態性血小板血症, 大量出血時などで増加する.

(6) 出血時間

　出血性疾患を調べるために出血時間を検査する. 耳垂をランセットで切り, 止血するまでの時間を測定する. 健常者では 5 分以内に止血するが, 血小板減少症, 血小板機能異常症などでは, 出血時間は 5 分以上に延長する.

(7) 凝固機能検査

　血友病などでは凝固因子の異常によって出血傾向がみられる. 凝固因子の検査の目的には, 活性化部分トロンボプラスチン時間 (APTT), プロトロンビン時間 (PT) などを検査する. 健常者の血漿を同時に測定し比較する. 血友病, 播種性血管内凝固症候群 (DIC) などで APTT が延長する. ビタミン K 欠乏症, DIC などで PT が延長する.

4）髄液検査の概要

腰椎穿刺によって髄液を採取し，神経系疾患および神経系への病態の関与を調べる．

① 髄液圧

脳・髄膜疾患の補助診断となる．側臥位では正常で 70～180 mmH$_2$O．脳炎，髄膜炎，脳腫瘍，くも膜下出血などで圧が上昇する．ただし，頭蓋内圧が明らかに亢進していることが眼底乳頭浮腫で確認されるときは危険であり，本検査は行わない．

② 外　観

正常では水様，無色透明である．頭蓋内の出血では，新鮮な出血では赤く，古い出血では黄色となる（キサントクロミー）．

③ 細胞数

髄膜炎などの診断に有用である．正常では 0～5/μl である．ウイルス性髄膜炎では単核球が，細菌性髄膜炎では多核球が増加する．白血病では白血病細胞が髄膜に浸潤していることがある．

④ 生化学検査

髄膜炎などが疑われるときに検査する．蛋白（基準値 10～45 mg/dl），糖（50～75 mg/dl），Cl（123～128 mEq/l），LD（乳酸脱水素酵素）などを検査する．髄膜炎では蛋白が増加し，細菌性髄膜炎では糖が減少する．悪性腫瘍細胞の髄膜浸潤では LD が高値になる．

⑤ 細菌検査

髄液細胞数が増加しているときには髄膜炎や脳炎が疑われる．塗抹染色，培養検査を行って起炎菌を同定する．

2. 血液生化学検査

1）血液生化学検査の概要

（1）総蛋白，アルブミン，蛋白分画，A/G 比

健常成人は1日に約15～20gの血漿蛋白を生成し，破壊して平衡を保っている．蛋白のうち，アルブミン，α-，β-グロブリン，フィブリノーゲン，プロトロンビンは肝細胞で生成される．栄養障害や肝疾患が疑われる場合に検査する．

血清総蛋白量は，基準値6.1～8.1 g/dlで，電気泳動法による蛋白分画では，アルブミンは総蛋白の約55±5％（3.8～4.8 g/dl），$α_1$-グロブリン約2～5.2％，$α_2$-グロブリン約6～10％，β-グロブリン約9～12％，γ-グロブリン約15～20％である．アルブミン対グロブリン比をA/G比として，簡便にアルブミンの比率が示される．

急性の肝障害，肝硬変，栄養不良状態，消化吸収不全，ネフローゼ症候群などでは，アルブミン，血清総蛋白が減少する．アルブミンが2.5 g/dl以下になると膠質浸透圧が低下し，浮腫や腹水の原因になる．慢性肝炎，肝硬変，膠原病，多発性骨髄腫などではγ-グロブリンが増加する．

（2）血　糖

血糖は，肝臓からのブドウ糖（グルコース）の放出と，末梢組織での糖の利用のバランスで保たれている．血糖値を低下させるホルモンとしてインスリンがあり，上昇させるホルモンとしてグルカゴン，アドレナリン，成長ホルモン，副腎皮質ホルモン，甲状腺ホルモンなどがある．これらのホルモンが微妙に作用して，血糖が維持されている．

糖尿病や脂質異常症など糖代謝異常が疑われる場合に検査する．健常者の空腹時血糖は73～109 mg/dlである．

空腹時の血糖値が126 mg/dl以上，随時に検査された血糖値が200 mg/dl以上であれば糖尿病と判定される．

（3）糖化蛋白

血糖値の測定は糖尿病などの診断に重要であるが，食事の影響を受けやすい欠点がある．糖尿病患者ではふだんの血糖状態をモニターする必要があり，この目的にかなうものとしてヘモグロビンA1c（HbA1c）がある．

HbA1cは赤血球ヘモグロビンにブドウ糖が結合したもので，赤血球の寿命を反映して過去1～2か月の安定した血糖レベルを表現する．このため，糖尿病患者の経過観察

に利用される．基準値は 4.9〜6.0 %（国際標準値）である．

(4) コレステロール

脂質異常の検査として重要である．従来は総コレステロールが測定されてきたが，現在は HDL-コレステロールと LDL-コレステロールが個別に測定できるようになり，2008 年度から開始された特定健診では総コレステロールは測定されなくなった．

血清総コレステロール値は，食事やストレスなどの影響を受けやすく，年齢・性によっても異なる．基準値は 142〜248 mg/dl である．脂質異常症，糖尿病，甲状腺機能低下症，腎炎などで高値となる．飢餓，重症肝疾患，甲状腺機能亢進症などで低値となる．

高比重リポ蛋白（HDL）分画に含まれるコレステロールは HDL-コレステロールと呼ばれる．基準値は男 38〜90 mg/dl，女 48〜103 mg/dl である．動脈硬化性疾患で低値となり，「善玉」コレステロールと俗称される．

低比重リポ蛋白（LDL）分画に含まれる LDL-コレステロールは動脈硬化を促進する．基準値は 65〜163 mg/dl である．脂質異常症で高値となり，とくに動脈硬化症を増悪させるので「悪玉」コレステロールとも呼ばれる．

(5) トリグリセリド（中性脂肪）

脂肪組織に貯蔵される脂質で，肥満症，糖尿病などと関連し，動脈硬化症を進展させる要因として注目される．基準値は男 40〜234mg/dl，女 30〜117mg/dl である．脂質異常症，糖尿病などで高値となる．著しい高値では急性膵炎を発症することがある．

(6) 尿素窒素（BUN，UN）

蛋白は体内で代謝された後，終末産物として大部分が腎から尿素の形で排泄される．尿素中の窒素を測定して，血中の尿素の蓄積を調べる．尿素の産生，排泄のバランスで BUN の値は定まり，基準値は 8〜20 mg/dl である．

腎不全による腎機能低下で BUN は高値となるほか，消化管出血，うっ血性心不全などでも上昇する．

(7) クレアチニン（Cr）

腎糸球体機能を知るよい指標となる．基準値は男 0.65〜1.07 mg/dl，女 0.46〜0.79 mg/dl である．腎機能低下で上昇する．

(8) 尿　酸

尿酸はプリン体が分解された最終産物である．尿酸の過剰産生，腎からの排泄低下によって，血清尿酸値は高値となる．基準値は男 3.7〜7.8 mg/dl，女 2.6〜5.5 mg/dl である．

痛風，高血圧，うっ血性心不全などで尿酸値は高値となり，また，腎機能の低下とともに尿酸は上昇する．利尿薬でも尿酸が高値となることがある．

(9) ビリルビン

赤血球に含まれるヘモグロビンが分解してつくられ（間接ビリルビン），肝臓でグルクロン酸による抱合を受け（抱合型または直接ビリルビン），胆管を経て排泄される．

健常者では，間接型と直接型の両者を含む総ビリルビンが 0.4～1.5 mg/dl で，直接ビリルビンは 0～0.3 mg/dl，で間接ビリルビンは 0.1～0.8 mg/dl ある．

肝炎などによる肝細胞障害，閉塞性黄疸では総ビリルビンが高値で，直接ビリルビンが優位に上昇する．溶血性黄疸では間接ビリルビンが高値となる．

(10) 血清トランスアミナーゼ：AST（GOT），ALT（GPT）

AST（GOT）と ALT（GPT）は，アミノ酸と α-ケト酸とのアミノ基転移を触媒する一連の酵素で，肝疾患の診断に重要である．

AST は，肝臓，心筋，骨格筋，腎臓に高い活性値が認められ，血清 AST 値の基準値は 13～30 U/l である．ALT は大部分は肝臓に，約 1/3 は腎臓にあり，他の臓器にはほとんど存在しない．血清 ALT の基準値は男 10～42 U/l，女 7～23 U/l である．

急性肝炎や慢性肝炎，肝硬変，肝癌などで AST，ALT がともに上昇する．心筋梗塞，進行性筋萎縮症などでは AST が増加するが，ALT は正常か，軽度の上昇にとどまる．

(11) アルカリホスファターゼ（ALP）

種々の化合物の有機リン酸エステルから無機リンを遊離させる酵素で，骨，肝臓，腸，腎臓，胆管などに広く分布し，胆汁から排泄される．基準値は 106～322 IU/l である．小児では高値である．

閉塞性黄疸で高値をとるほか，骨の悪性腫瘍でも高値となる．肝臓と骨の ALP の区別は，アイソザイムを検索すると可能である．

(12) γ-グルタミルトランスペプチダーゼ（γ-GT，γ-GTP）

γ-グルタミルペプチドの加水分解と，γ-グルタミル基を他のペプチドやアミノ酸に転移させる酵素で，腎臓，膵臓，肝臓に分布する．基準値は男 13～64 U/l，女 9～32 U/l である．

閉塞性黄疸，慢性肝炎，肝硬変，肝癌などで高値となり，アルコール性肝障害では著明に上昇する．

(13) 乳酸脱水素酵素（LD, LDH）

乳酸の脱水素によりピルビン酸への変換に関係する酵素で，心筋，骨格筋，腎臓，肝臓などに分布する．基準値は 124～222 U/l である．

肝炎，肝硬変，肝癌で上昇するほか，悪性腫瘍，心筋梗塞，溶血性貧血でも上昇する．アイソザイムによる区別が可能である．

(14) クレアチンキナーゼ（CK）

クレアチンキナーゼは主として骨格筋に含まれる酵素で，筋疾患の診断に重要である．基準値は男 59～248 U/l，女 41～153 U/l である．

進行性筋ジストロフィー，心筋梗塞など筋の変性・壊死などによってこれらの酵素の血中濃度が上昇する．過度な運動でも高値になることがある．

(15) C反応性蛋白（CRP）

各種の炎症性疾患や組織破壊性疾患のとき，血中に出現する異常蛋白である．基準値は 0.00～0.14 mg/dl である．炎症性病変の急性期，活動期に高値となり，回復とともに速やかに減少するので，疾患の特異性はないが病変の活動状態・予後の判定に有用である．

(16) 抗ストレプトリジンO（ASO）

ASOは，A群溶血連鎖球菌（溶連菌）の出す外毒素に対する抗体である．基準値は 166 倍未満である．溶血連鎖球菌による上気道感染症の診断に有用である．また，リウマチ熱，急性糸球体腎炎のように，溶連菌感染が先行する疾患でも陽性となる．ただし，肝炎，結核性胸膜炎，膠原病などでも陽性になることがある．

(17) 抗ストレプトキナーゼ（ASK）

A群溶血性連鎖球菌（溶連菌）が産生する毒素であるストレプトキナーゼに対する抗体である．溶連菌の感染によって血清中に上昇するため，溶連菌感染症の診断に有用である．急性扁桃炎，猩紅熱などの溶連菌感染症や，間接的に病因となる疾患（リウマチ熱，急性糸球体腎炎など）のときに測定される．

3. 生理学的検査および画像診断の概要

　生理学的検査は機械工学や電子工学の技術を応用して，生体の循環機能，呼吸機能，神経筋機能などを検査する．画像検査はエックス線や超音波などを使って臓器を画像として描出し，疾患を診断する検査法である．

1）心電図検査

　心電図は，心拍動に伴って発生する電位差を曲線として記録するものである．心筋の収縮に先行する電気的刺激は，洞結節から刺激伝導系を伝わり，心筋線維を興奮させる．刺激の生成と伝導は体内に弱い電流を発生し，これが全身に広がる．体表面の各部位に導子を置き，この導子を心電計につないで増幅して心電図として記録させる．

　心電図検査は多くの循環器疾患の診断に有意義である（表9-2）が，必ずしも心電図に異常がないからといって，心疾患を否定することはできない点に注意すべきである．

2）筋電図検査

　筋肉が興奮・収縮することによって起きる電位の変化を，筋肉内に刺入した電極で誘導・増幅して記録する検査である．神経－筋疾患の診断・病態把握に有意義である．

3）脳波検査

　頭皮上に現れる微弱な電位を，2つの電極の間の電位差として増幅記録するものである．覚醒・睡眠など生理的な機能の評価とともに，意識障害・てんかん・脳腫瘍・脳外傷などの診断に有力である．

　臨床的脳死の判定基準として，脳波が平坦となり，かつ第1回の判定から6時間経過

表9-2　心電図検査がとくに重要な心疾患

不整脈	刺激生成異常
	刺激伝導異常
心房・心室肥大	
心筋梗塞，狭心症	
心膜炎	
電解質異常（K^+，Ca^{2+}）	
薬剤の心臓への影響（ジギタリス，キニジンなど）	
心臓に影響を及ぼす全身性疾患（甲状腺機能異常症など）	

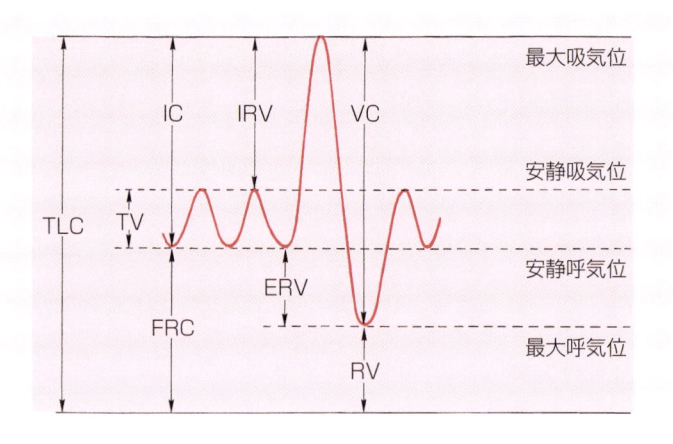

図9-3 スパイロメーターによる肺気量分画
IC：最大吸気量　　VC：肺活量
IRV：予備吸気量　　ERV：予備呼気量
FRC：機能的残気量　TLC：全肺気量
TV：1回換気量　　　RV：残気量

しても平坦脳波であることがあげられている．なお，脳死と判定するには，①深昏睡，②瞳孔が固定し左右とも直径4mm以上，③脳幹反射消失，④平坦脳波のすべてが満たされるものとされている．

4) 呼吸機能検査

肺の基本的な機能は，肺毛細血管血液に酸素を供与し，二酸化炭素を除くことにある．この目的には，肺胞における空気の出入（換気），肺毛細血管の血液の流れ（血流），肺胞と肺毛細血管の間のガス交換（拡散）の3つの過程が重要である．それぞれの機能を測定するために，スパイロメーターを用いた肺気量の測定（図9-3），努力性呼出曲線の解析，動脈血ガス分析（pH，O_2分圧，CO_2分圧，HCO_3^-など）などを行う．

5) 基礎代謝検査

心身ともに絶対安静の状態で，心拍動，呼吸運動ならびに体温保持など生命維持に必要な最小限度の動作に関する代謝を測定する．通常は，空腹安静時における酸素消費量，二酸化炭素発生量から呼吸比を求め，これから熱産生量（カロリー）を算出する．甲状腺機能を反映するものとして検査されていたが，現在ではこの検査はほとんど行われていない．

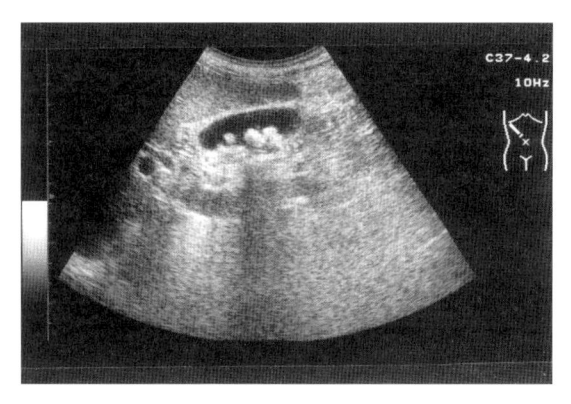

図9-4 腹部エコー検査（胆石症）

6）超音波検査（エコー検査）

　生体に超音波を投射し，その反射波を検出して検査する方法で，組織の形態（距離や体積）の計測，生体構造の映像化，組織の異常（出血や癌）の診断，組織の運動性や流速の測定など広範囲に応用されている．パルス反射法，ドプラー法，透過法などの技術がある．超音波の反射波を利用して人体の薄いスライス状の断面像を描写する超音波断層法（Bモード）は，種々の角度から断面を見ることができ，しかも，癌のような異常組織を特徴的な画像として描写でき，普及している（図9-4）．

7）エックス線検査

　エックス線を患者に投射し，透過したエックス線による蛍光像をフイルムに撮影する．単純撮影と，造影剤を用いる造影撮影がある．

　単純エックス線検査は水と空気など透過度の異なる組織が混在する臓器の診断に有効で，胸部エックス線検査，骨エックス線検査がとくに有効である（図9-5）．

　造影撮影は，消化管，胆道系，尿路系，脳室，心臓内腔，脈管系など，単純撮影では判読できない臓器・器官に対し，造影剤を注入して周囲組織との間にコントラストをつくり出して診断する方法である．

　胃・十二指腸など消化管の造影には，硫酸バリウムが使用される．胃では発泡剤を使用して，空気とのコントラストによる二重造影が行われる（図9-6）．

　尿路系，心-血管系などの造影には，ヨード化合物が使用される．ヨード化合物には，アレルギー反応による副作用の出る場合があり，副作用の出現に備えておく必要がある．

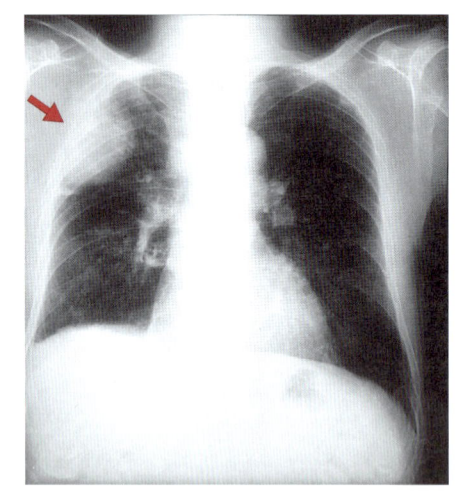

図9-5　胸部単純エックス線検査〔肺癌（矢印）〕

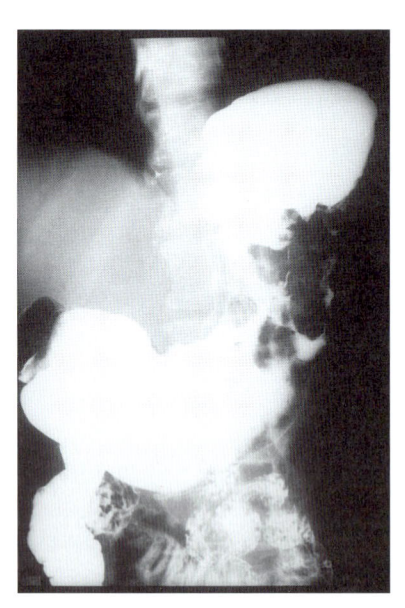

図9-6　上部消化管バリウム造影検査（胃癌）

8）コンピュータ断層撮影（CT）

　　エックス線CTは，エックス線を曝射しながらエックス線管球とエックス線検出器を平行移動と回転，または回転のみを行わせ，目的とする断層面について多方向からの透過エックス線強度分布をコンピュータで処理するものである．

　　CTは，従来のエックス線撮影では不可能であった軟部組織相互間の差異を描出することができ，種々疾患の診断に有用である．たとえば，脳においては，脳の白質と灰白質との区別，浮腫，出血，腫瘍などが判読できる（図9-7：脳CT検査，脳出血）．

9）MRI（磁気共鳴画像）

　　強い磁力の磁場と高周波の組み合わせで，体内にある原子核の分布や状態をコンピュータ・システムで断面像の再構成を行う方法である．CT検査では横断面の画像が得られるが，MRIでは縦断面や矢状面などの画像も描出でき，かつ脳梗塞の初期の診断などにも有用である（図9-8：腹部MRI検査，慢性膵炎急性増悪，左水腎症）．エックス線被曝がないことも利点である．ただし，心臓ペースメーカーなど，体内に金属のある人では検査を行えない欠点がある．

10）サーモグラフィ

　　体表面から放射される遠赤外線領域の波長の電磁波強度を遠赤外線カメラを用いて測

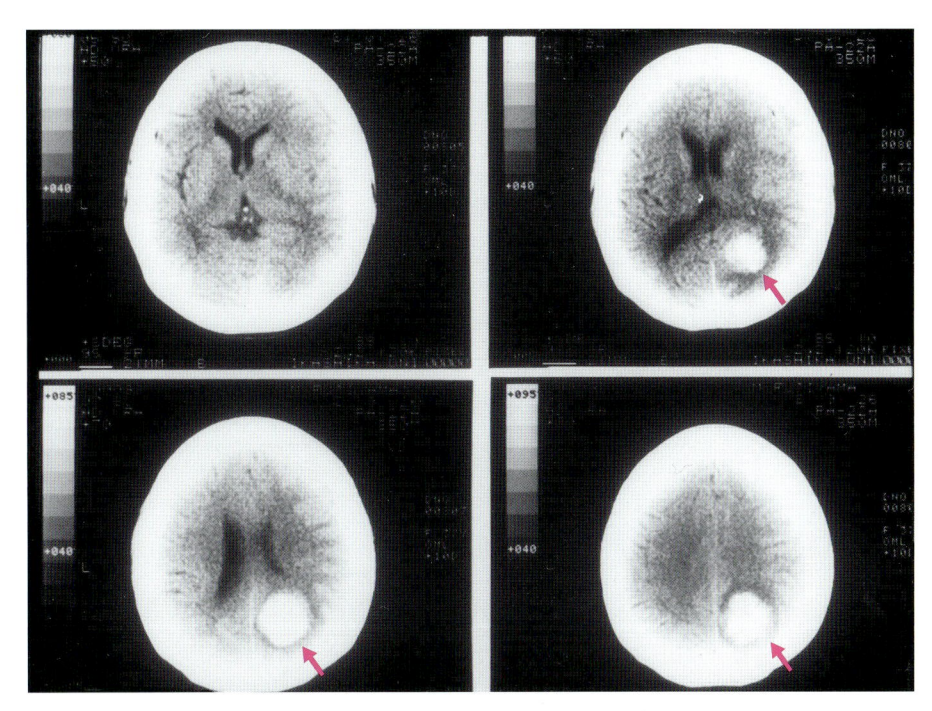

図9-7　脳CT検査〔脳出血（矢印）〕

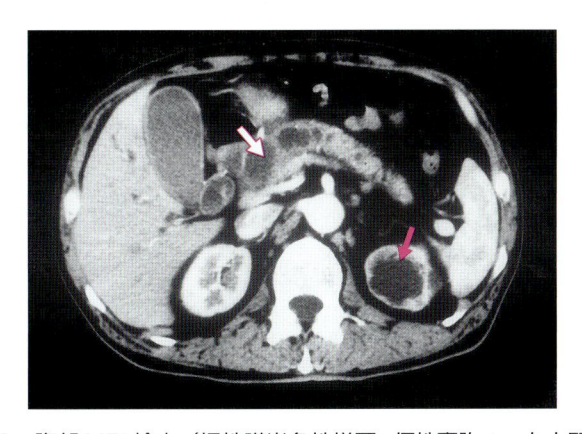

図9-8　腹部MRI検査（慢性膵炎急性憎悪：仮性嚢胞⇨，左水腎症➡）

定し，体表温度分布を測定し，これによって診断や治療効果の判定を行う検査法である．血流や代謝機能の評価などに有用である．

11）シンチグラム

^{99m}Tc（テクネシウム），^{67}Ga（ガリウム）など，放射性同位元素（ラジオアイソトープ；RI）でラベルした化合物を静脈注射し，一定時間後に臓器への取込みを放射活性で検出して画像に描画する検査法である．

炎症や腫瘍病変にRIが取り込まれて陽性所見となる場合と，逆に取り込まれるはずの臓器で取り込まれず陰性所見となる場合とがある．

12）ポジトロンCT（PET）

^{11}C，^{13}N，^{15}O，^{18}Fなどの陽電子放出核種を静脈注射し，臓器へ取り込まれた際に放出される陽電子（ポジトロン）を検出して画像に描出する検査法である．血流やブドウ糖代謝などを反映するため，脳機能や虚血性心疾患の診断に用いたり，悪性腫瘍の診断に応用される（図9-9）．

13）内視鏡検査

体外から管腔内や体腔内に内視鏡を挿入し，局所の病変を直接観察する検査法である．電子スコープの発達により，食道，胃，十二指腸，大腸，膀胱，子宮，気管支などの病変が鮮明に観察できる（図9-10）．さらに内視鏡を使用した手術法も発達し，食道・胃の早期癌や胆石症の低侵襲治療法として利用されている．

図9-9 ポジトロンCT（PET）〔大腸癌の再発（矢印）〕

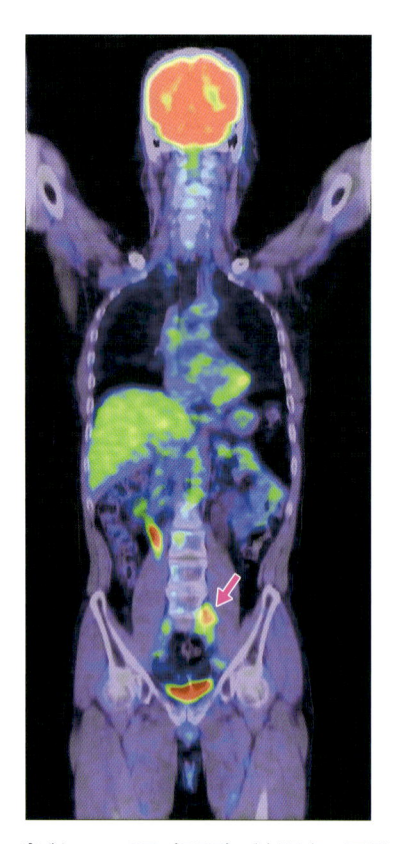

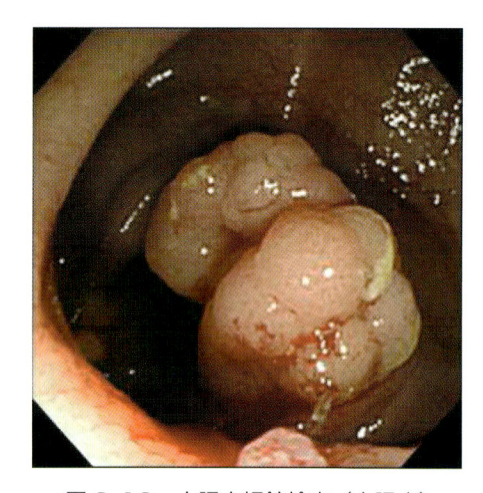

図9-10 大腸内視鏡検査（大腸癌）

基準値一覧

*で示す項目は，日本臨床検査標準協議会による「共用基準範囲」（158頁参照）を示す．

■ 尿・便検査

項　　目	基　準　値	異常値をとる疾患・病態
尿検査		
たんぱく	（−）〜（±）	**陽性** 腎炎，ネフローゼ症候群，発熱，過労，腎下垂症
糖	（−）	**陽性** 糖尿病，腎性糖尿，ステロイド服用，膵炎，脳出血，妊娠
潜血	（−）	**陽性** 腎・尿路系の炎症，結石，腫瘍，出血性素因，腎臓外傷
ウロビリノーゲン	（±）〜（＋）	**強陽性** 肝障害，血管内溶血，体質性黄疸，便秘
ビリルビン	（−）	**陽性** 閉塞性黄疸，体質性黄疸，輸血後
ケトン体	（−）	**陽性** 飢餓，糖尿病性ケトアシドーシス，嘔吐，下痢，空腹，発熱
沈渣　赤血球	＜2個/毎視野	**陽性** 腎・尿路系の炎症，結石，腫瘍，出血性素因
白血球	＜4個/毎視野	**陽性** 膀胱炎，腎盂炎，尿道炎，前立腺炎
上皮細胞	（−）〜扁平上皮が少数	**陽性** 膀胱炎
円柱	（−）〜硝子円柱が少数	**陽性** 腎炎，尿細管障害，ネフローゼ症候群
結晶	（−）〜尿酸塩，リン酸塩，シュウ酸塩	**陽性** 尿路結石症
細菌	＜4個/毎視野	**陽性** 膀胱炎，腎盂炎，尿道炎
便検査		
潜血反応	（−）	**陽性** 消化管出血（潰瘍，悪性腫瘍）
寄生虫卵	（−）	**陽性** 寄生虫症

■ 血球検査

項　　目	基　準　値	異常値をとる疾患・病態
赤血球数（RBC）*	男：435万〜555万/μl 女：386万〜492万/μl	**高値** 真性多血症，脱水，ストレス **低値** 貧血，白血病，悪性腫瘍，出血
ヘモグロビン（Hb）*	男：13.7〜16.8 g/dl 女：11.6〜14.8 g/dl	赤血球数と同じ意義
ヘマトクリット（Ht）*	男：40.7〜50.1％ 女：35.1〜44.4％	赤血球数と同じ意義
平均赤血球容積（MCV）*	83.6〜98.2 fl	**高値** 大球性貧血 **低値** 小球性貧血
平均赤血球ヘモグロビン量（MCH）*	27.5〜33.2 pg	**低値** 低色素性貧血
平均赤血球ヘモグロビン濃度（MCHC）*	31.7〜35.3 g/dl（％）	**低値** 低色素性貧血
血小板数（Plt）*	15.8万〜34.8万/μl	**高値** 本態性血小板血症，真性多血症，出血 **低値** 特発性血小板減少性紫斑病，肝硬変，抗癌薬使用，骨髄異形成症候群
白血球数（WBC）*	3,300〜8,600/μl	**高値** 感染症，心筋梗塞，白血病，真性多血症，出血 **低値** SLE，白血病，無顆粒球症，悪性貧血，再生不良性貧血，骨髄線維症，薬剤副作用，腸チフス
白血球分画　好中球	41.7〜74.1％	**高値** 感染症，炎症，急性中毒 **低値** ウイルス感染症，腸チフス，再生不良性貧血，白血病，SLE，無顆粒球症，肝硬変
好酸球	0.6〜8％	**高値** アレルギー性疾患，寄生虫症，膠原病 **低値** 腸チフス，クッシング症候群，ストレス
好塩基球	0〜1.5％	**高値** 慢性骨髄性白血病，甲状腺疾患
単球	3.6〜8.5％	**高値** 骨髄単球性白血病，無顆粒球症の回復期 **低値** 重症敗血症，悪性貧血
リンパ球	18.9〜47.7％	**高値** ウイルス感染症，伝染性単核球症，アレルギー性疾患，慢性リンパ性白血病 **低値** 急性感染症の初期，悪性リンパ腫，SLE

■ 血液生化学検査

項　　目	基　準　値	異常値をとる疾患・病態
総たんぱく（TP）*	6.6〜8.1 g/dl	高値 炎症，脱水，多発性骨髄腫 低値 低栄養，吸収不良症候群，肝障害，ネフローゼ症候群，熱傷
アルブミン（Alb）*	4.1〜5.1 g/dl	高値 脱水 低値 肝硬変，ネフローゼ症候群，吸収不良症候群，低栄養
血清たんぱく分画		
アルブミン（Alb）	62.8〜72.9％	
α_1-glob（α_1-グロブリン）	1.5〜2.5％	増加 炎症，妊娠，腎不全
α_2-glob	4.8〜8.2％	増加 炎症，ネフローゼ症候群，妊娠
β-glob	7.0〜10.4％	増加 高脂血症，妊娠
γ-glob	10.3〜20.3％	増加 多発性骨髄腫，感染症，肝硬変
CK（クレアチンキナーゼ）*	男 59〜248 U/l 女 41〜153 U/l	高値 心筋梗塞，筋ジストロフィ，ショック，運動，手術後
AST（GOT）*	13〜30 U/l	高値 急性肝炎，心筋梗塞，肝硬変
ALT（GPT）*	男 10〜42 U/l 女 7〜23 U/l	高値 急性肝炎，慢性肝炎，肝硬変，肝癌，脂肪肝
LDH（乳酸脱水素酵素，LD）*	124〜222 U/l	高値 肝炎，心筋梗塞，悪性腫瘍，悪性リンパ腫，悪性貧血，皮膚筋炎
ALP（アルカリホスファターゼ）*	106〜322 U/l	高値 肝胆道疾患，骨疾患，副甲状腺機能亢進症，妊娠，小児
γGT（γGTP）*	男 13〜64 U/l 女 9〜32 U/l	高値 アルコール性肝炎，閉塞性黄疸，薬剤性肝炎
ALD（アルドラーゼ）	2.3〜5.7 U/l	高値 筋疾患，悪性腫瘍，肝炎
コリンエステラーゼ（ChE）*	男 240〜486 U/l 女 201〜421 U/l	高値 ネフローゼ症候群，糖尿病性腎症 低値 肝硬変，農薬中毒，サリン中毒
LAP（ロイシンアミノペプチダーゼ）	37〜73 U/l	高値 閉塞性黄疸，肝炎，悪性リンパ腫，悪性腫瘍
アミラーゼ（AMY）*	44〜132 U/l	高値 急性膵炎，慢性膵炎，膵癌，イレウス，耳下腺炎
リパーゼ（LIP）	4〜26 U/l	高値 急性膵炎，慢性膵炎，膵癌，イレウス，腎不全
クレアチニン（CRE）*	男 0.65〜1.07 mg/dl 女 0.46〜0.79 mg/dl	高値 腎炎，腎不全，脱水，巨人症，甲状腺機能亢進症
尿酸（UA）*	男 3.7〜7.8 mg/dl 女 2.6〜5.5 mg/dl	高値 痛風，悪性腫瘍，白血病
尿素窒素（BUN，UN）*	8〜20 mg/dl	高値 腎不全，腎炎，心不全，脱水，消化管出血，ショック
中性脂肪（TG）*	男 40〜234 mg/dl 女 30〜117 mg/dl	高値 高脂血症，肥満，糖尿病，肝胆道疾患，甲状腺機能低下症 低値 甲状腺機能亢進症，副腎不全，肝硬変，低栄養
リン脂質（PL）	150〜261 mg/dl	高値 胆汁うっ滞，甲状腺機能低下症，高脂血症，ネフローゼ 低値 肝硬変，甲状腺機能亢進症
遊離脂肪酸（NEFA）	男 71〜541 μEq/l 女 93〜927 μEq/l	高値 糖尿病，肝障害，甲状腺機能亢進症，クッシング症候群 低値 甲状腺機能低下症，汎下垂体機能低下，アジソン病
総コレステロール（T-C）*	142〜248 mg/dl	高値 原発性・特発性高コレステロール血症，甲状腺機能低下症，ネフローゼ症候群，胆道閉鎖症，悪性腫瘍 低値 家族性低コレステロール血症，肝障害，甲状腺機能亢進症
HDL-コレステロール*	男 38〜90 mg/dl 女 48〜103 mg/dl	高値 家族性高HDL-コレステロール血症，CETP欠損症 低値 高リポたんぱく血症，虚血性心疾患，脳梗塞，肥満症，喫煙
LDL-コレステロール*	65〜163 mg/dl	高値 家族性・特発性高コレステロール血症，糖尿病，甲状腺機能低下症，ネフローゼ症候群 低値 家族性低コレステロール血症，肝障害，甲状腺機能亢進症

（次頁へ続く）

■ 血液生化学検査〔続き〕

項　目	基　準　値	異常値をとる疾患・病態
アポたんぱく　Apo-AⅠ	122〜161 mg/dl	増加 高HDL-コレステロール血症，糖尿病 低下 高トリグリセリド血症，肝胆道疾患，腎不全
Apo-AⅡ	25〜35 mg/dl	増加 高HDL-コレステロール血症，糖尿病 低下 高トリグリセリド血症，肝胆道疾患，腎不全
Apo-B	69〜105 mg/dl	増加 家族性高コレステロール血症，家族性複合型高脂血症，糖尿病，甲状腺機能低下症，ネフローゼ症候群
Apo-CⅡ	1.6〜4.2 mg/dl	増加 原発性高カイロミクロン血症，高トリグリセリド血症，Ⅲ型高脂血症，糖尿病 低下 肝硬変症
Apo-CⅢ	5.5〜9.5 mg/dl	増加 原発性高カイロミクロン血症，高トリグリセリド血症，Ⅲ型高脂血症，糖尿病 低下 肝硬変症
Apo-E	2.7〜4.5 mg/dl	増加 Ⅲ型高脂血症，糖尿病，肝疾患，ネフローゼ症候群 低下 アポE欠損症
ナトリウム（Na）*	138〜145 mmol	高値 脱水，下痢，発汗，尿崩症，原発性アルドステロン症 低値 浮腫，降圧利尿薬使用，嘔吐，下痢，ADH不適切分泌症候群
カリウム（K）*	4.6〜4.8 mmol	高値 腎不全，乏尿，脱水 低値 降圧利尿薬使用，原発性アルドステロン症，クッシング症候群
クロール（Cl）*	101〜108 mmol	高値 脱水，下痢，代謝性アシドーシス，呼吸性アルカローシス 低値 嘔吐，腎不全，代謝性アルカローシス，糖尿病性ケトアシドーシス
マグネシウム（Mg）	1.6〜2.1 mg/dl	高値 腎不全，アジソン病，甲状腺機能低下症，糖尿病昏睡 低値 慢性腎疾患，原発性アルドステロン症，肝硬変，骨腫瘍
カルシウム（Ca）*	8.8〜10.1 mg/dl	高値 副甲状腺機能亢進症，異所性PTH産生腫瘍，骨髄腫，骨腫瘍，バセドウ病，成人T細胞白血病，悪性腫瘍，ビタミンD過剰 低値 副甲状腺機能低下症，骨軟化症，低アルブミン血症，腎不全
無機リン（IP）*	2.7〜4.6 mg/dl	高値 腎不全，ビタミンD中毒，巨人症，副甲状腺機能低下症 低値 副甲状腺機能亢進症，くる病，骨軟化症，尿細管性アシドーシス
鉄（Fe）*	40〜188 μg/dl	高値 ヘモクロマトーシス，再生不良性貧血 低値 鉄欠乏性貧血，慢性炎症，慢性出血，悪性腫瘍，寄生虫症
不飽和鉄結合能（UIBC）	男 132〜340 μg/dl 女 133〜408 μg/dl	高値 鉄欠乏性貧血，多血症 低値 悪性腫瘍，ヘモクロマトーシス，慢性炎症
総ビリルビン（T-Bil）*	0.4〜1.5 mg/dl	高値 肝炎，肝硬変，肝癌，胆石症，溶血性貧血
直接ビリルビン（D-Bil）	0〜0.2 mg/dl	高値 肝炎，胆汁うっ滞，胆石症
血糖*	73〜109 mg/dl （空腹時）	高値 糖尿病，肝疾患，脳障害 低値 高インスリン血症，肝疾患，腸管吸収不良
HbA1c（ヘモグロビンA1c）*	4.9〜6.0％ （国際標準値）	高値 高血糖状態の持続 低値 赤血球寿命短縮
1,5-AG （1,5-アミノグルコシダーゼ）	男 10 μg/ml以上 女 8 μg/ml以上	低値 糖尿病コントロール不良

■ 内分泌検査

項　目	基 準 値	異常値をとる疾患・病態
ACTH（副腎皮質刺激ホルモン）	10〜100 pg/ml（早朝空腹時）	**高値** 下垂体性クッシング病，異所性ACTH産生腫瘍，アジソン病， **低値** コルチゾール産生腫瘍，ACTH単独欠損症
TSH（甲状腺刺激ホルモン）	0.618〜4.324 μIU/ml	**高値** 甲状腺機能低下症，TSH産生腫瘍，甲状腺ホルモン不応症 **低値** 甲状腺機能亢進症
GH（成長ホルモン）	5 ng/ml以下（早朝空腹時）	**高値** 下垂体腫瘍（巨人症，先端肥大症），異所性GH産生腫瘍 **低値** 下垂体前葉機能低下症（下垂体腫瘍，分娩後など），下垂体性小人症
ADH（抗利尿ホルモン）	1.0〜8.0 pg/ml	**高値** ADH不適切分泌症候群，腎性尿崩症 **低値** 尿崩症
FT₃（遊離トリヨードサイロニン）	2.44〜3.84 pg/ml	**高値** 甲状腺機能亢進症，亜急性甲状腺炎，橋本病の急性増悪 **低値** 甲状腺機能低下症，低T₃症候群，副腎皮質ステロイド服用
FT₄（遊離サイロキシン）	0.81〜1.35 ng/dl	**高値** 甲状腺機能亢進症，亜急性甲状腺炎，橋本病の急性増悪 **低値** 甲状腺機能低下症，副腎皮質ステロイド服用
PTH（副甲状腺ホルモン）	0.1〜0.4 ng/ml（C末端PTH）	**高値** 副甲状腺機能亢進症，腎不全，ビタミンD欠乏症，クッシング症候群 **低値** 副甲状腺機能低下症，高カルシウム血症，甲状腺機能亢進症
A（アドレナリン）	0.12 ng/ml以下	**高値** 褐色細胞腫，交感神経芽細胞腫，本態性高血圧症，うっ血性心不全 **低値** 甲状腺機能亢進症，起立性低血圧症
NA（ノルアドレナリン）	0.06〜0.50 ng/ml	
DA（ドパミン）	0.3 ng/ml以下	
尿中VMA（バニリルマンデル酸）	3.2±0.7 mg/日（16歳以上）	
血中コルチゾール	5〜15 μg/dl	**高値** クッシング症候群，異所性ACTH産生腫瘍，慢性腎不全，甲状腺機能亢進症 **低値** アジソン病，急性副腎不全，下垂体機能低下症
尿中コルチゾール	30〜150 μg/日	
アルドステロン	130 pg/ml以下	**高値** 原発性アルドステロン症，続発性アルドステロン症 **低値** アジソン病，選択的アルドステロン減少症
IRI（インスリン）	5〜15 μU/ml	**高値** 低血糖，クッシング症候群，肥満，GH過剰，インスリン自己免疫症候群 **低値** 糖尿病，褐色細胞腫，飢餓，下垂体機能不全症

■ 血液凝固検査

項　目	基 準 値	異常値をとる疾患・病態
プロトロンビン時間（PT） PT（%） PT-INR	8.1〜10.1秒 87.1〜117.9% 0.89〜1.11	**延長** Ⅱ・Ⅴ・Ⅶ・Ⅹ因子欠乏症，肝障害，DIC，ビタミンK欠乏症
活性化部分トロンボプラスチン時間（APTT）	28.6〜43.2秒	**延長** Ⅻ・Ⅺ・Ⅹ・Ⅸ・Ⅷ因子欠乏症，DIC，ビタミンK欠乏症，肝障害
トロンボテスト	70%以上	**低値** ワルファリン使用，ビタミンK欠乏症，肝障害
ヘパプラスチンテスト	70〜130%	**低値** ワルファリン使用，ビタミンK欠乏症，肝障害
フィブリノーゲン（Fbg）	185〜390 mg/dl	**高値** 感染症，悪性腫瘍，脳血栓症，心筋梗塞，膠原病，手術後 **低値** 無フィブリノーゲン血症，DIC，肝障害
アンチトロンビンⅢ（AT-Ⅲ）	87〜124%	**低値** 肝障害，DIC，血栓症，先天性AT-Ⅲ欠損症
TAT	3.5 ng/ml以下	**高値** DIC，動静脈血栓症，外傷，手術後，膠原病
PIC	0.9 μg/ml以下	**高値** DIC，血栓溶解療法後
FDP	5 μg/ml以下	**高値** DIC，血栓症，悪性腫瘍，手術後
D-ダイマー	1 μg/ml以下	**高値** DIC，血栓症，血栓溶解療法後

■ 免疫血清検査

項　目	基　準　値	異常値をとる疾患・病態
CRP	0.00〜0.14 mg/dl	高値　急性・慢性感染症，膠原病，悪性腫瘍，血栓症，梗塞性疾患
免疫グロブリン　IgG*	861〜1,747 mg/dl	高値　IgG型多発性骨髄腫，本態性Mたんぱく血症，慢性感染症，慢性肝炎，膠原病，悪性腫瘍 低値　免疫不全症，たんぱく漏出症候群，ネフローゼ症候群
IgM*	男 33〜183 mg/dl 女 50〜269 mg/dl	高値　原発性マクログロブリン血症，本態性M蛋たんぱく血症，慢性感染症，肝疾患，膠原病，悪性腫瘍，急性ウイルス感染症 低値　免疫不全症候群，たんぱく漏出性疾患
IgA	93〜393 mg/dl	高値　IgA型多発性骨髄腫，本態性M蛋たんぱく血症，慢性感染症，慢性肝炎，膠原病，悪性腫瘍，IgA腎症 低値　免疫不全症，たんぱく漏出症候群，ネフローゼ症候群
IgD	9 mg/dl以下	高値　IgD型多発性骨髄腫
IgE	400 U/ml以下	高値　アレルギー疾患，高IgE症候群，IgE型多発性骨髄腫，肝疾患 低値　免疫不全症
CH$_{50}$（補体活性価）	26〜49 U/ml	高値　ベーチェット病，関節リウマチ，皮膚筋炎，急性感染症，悪性腫瘍 低値　急性腎炎，重症肝障害，膠原病
補体 C3*	73〜138 mg/dl	C4正常　C3低値　急性糸球体腎炎，慢性増殖性腎炎，エンドトキシンショック C4低値　C3低値　SLE，自己免疫性溶血性貧血，関節リウマチ，肝疾患
C4*	11〜31 mg/dl	C4低値　C3正常　遺伝性血管神経性浮腫
ANA（抗核抗体）	40倍未満	高値　SLE，混合性結合組織病，多発性筋炎，全身性硬化症，自己免疫性肝炎
抗DNA抗体	40 IU以下	高値　SLE，混合性結合組織病，シェーグレン症候群
抗ENA抗体	陰性	陽性　混合性結合組織病，SLE，全身性硬化症
RF（リウマトイド因子）	20 IU/ml以下	高値　関節リウマチ，SLE，全身性硬化症，肝硬変，ウイルス感染症
抗サイログロブリン抗体	0.3 U/ml未満	高値　バセドウ病，橋本病，特発性粘液水腫
抗甲状腺ペルオキシダーゼ抗体	100倍未満	高値　バセドウ病，橋本病，特発性粘液水腫
抗TSHレセプター抗体	陰性	陽性　バセドウ病
抗ミトコンドリア抗体	20 U/ml以下	高値　原発性胆汁性肝硬変，自己免疫性肝炎，肝硬変，SLE
クームス試験	陰性	陽性　自己免疫性溶血性貧血，不適合輸血，不適合妊娠

■ 感染症関連検査

項　目	基　準　値	異常値をとる疾患・病態
ASO（抗ストレプトリジンO）	166倍未満	高値　溶連菌感染（扁桃炎，猩紅熱），リウマチ熱，急性糸球体腎炎
ASK（抗ストレプトキナーゼ）	2,560倍未満	ASOと同じ意義
梅毒血清反応（ガラス板法，RPR法）	陰性（定性） 1倍未満（定量）	陽性　梅毒，生物学的偽陽性反応（妊娠，SLE，結核，異型肺炎，ハンセン病，ウイルス肝炎など）
TPHA	陰性（定性） 80倍未満（定量）	陽性　梅毒
HA抗体（A型肝炎ウイルス抗体）	陰性	陽性　A型肝炎
HBs抗原（B型肝炎ウイルスs抗原）	陰性	陽性　B型肝炎，キャリア
HBs抗体（B型肝炎ウイルスs抗体）	陰性	陽性　B型肝炎の既往，B型肝炎ウイルスワクチン接種
HCV抗体（C型肝炎ウイルス抗体）	陰性	陽性　C型肝炎
HIV抗体（エイズウイルス抗体）	陰性	陽性　エイズ
HTLV-I抗体（成人T細胞白血病ウイルス抗体）	陰性	陽性　成人T細胞白血病

■ 腫瘍マーカー

項　　目	カットオフ値	異常値をとる疾患・病態
AFP（αフェトプロテイン）	10 ng/ml	肝細胞癌，転移性肝癌，急性肝炎，慢性肝炎，肝硬変，腎不全，妊娠
BCA225	160 U/ml	乳癌
BFP	35 ng/ml	肝癌，胆道癌，子宮癌，膵癌，腎癌，卵巣癌，肺癌，肝硬変
CA15-3	30 U/ml	乳癌，卵巣癌，肺癌
CA19-9	37 U/ml	膵癌，胆嚢癌，胆道癌，胃癌，大腸癌
CA72-4	4 U/ml	卵巣癌，膵癌
CA125	35 U/ml	卵巣癌，子宮内膜症，子宮頸癌，妊娠，膵癌，胆管癌，肝癌，胃癌，肺癌
CA130	35 U/ml	卵巣癌，子宮内膜症，妊娠，膵癌，胆管癌，肝癌，胃癌，肺癌
CA602	63 U/ml	卵巣癌，子宮内膜症，妊娠，膵癌，胆管癌，肝癌，胃癌，肺癌
CEA（癌胎児性抗原）	5 ng/ml	大腸癌，胃癌，膵癌，肺癌，乳癌，胆道癌，子宮内膜癌，卵巣癌，肺炎，気管支炎，結核，潰瘍性大腸炎，肝炎，肝硬変，喫煙者
CYFRA21	3.5 ng/ml	肺扁平上皮癌，肺腺癌，間質性肺炎，気管支拡張症
γ-Sm	4 ng/ml	前立腺癌，前立腺肥大症，前立腺炎
NCC-ST-439	7 U/ml	膵癌，胃癌，大腸癌，胆嚢・胆管癌，肺癌，乳癌，肝癌，慢性肝疾患
NSE	10 ng/ml	肺小細胞癌，神経芽細胞腫，褐色細胞腫，網膜芽細胞腫，胃癌，大腸癌
PAP	3 ng/ml	前立腺癌，前立腺肥大症，前立腺炎
PIVKA-Ⅱ	0.1 AU/ml	肝癌，慢性肝炎，肝硬変，肝内胆汁うっ滞
Pro GRP	46 pg/ml	肺小細胞癌，腎不全
PSA	3 ng/ml	前立腺癌，前立腺肥大症，前立腺炎
SCC	1.5 ng/ml	肺扁平上皮癌，子宮頸癌，食道癌，皮膚癌，肺炎，肺結核，気管支喘息，腎不全
SLX	40 U/ml	肺腺癌，膵癌，卵巣癌，胃癌，大腸癌，肝硬変
Span-1	30 U/ml	膵癌，胆嚢・胆管癌，肝癌，胃癌，大腸癌，肺癌，乳癌，肝硬変，肝炎
STN	45 U/ml	卵巣癌，子宮内膜症，妊娠，膵癌，胆管癌，肝癌，胃癌，肺癌
TPA	70 U/l	乳癌，肺癌，胃癌，食道癌，子宮癌，膀胱癌

カットオフ値：その値を境界にして陽性か陰性かを判別する値で，病態判断値のこと．

■ 動脈血ガス分析

項　　目	基　準　値	異常値をとる疾患・病態
pH	7.35～7.45	高値 代謝性アルカローシス，呼吸性アルカローシス 低値 代謝性アシドーシス，呼吸性アシドーシス
二酸化炭素分圧（Paco₂）	35～45 mmHg	高値 呼吸不全（肺炎，重症喘息，肺癌など），心不全 低値 不安，過換気症候群，脳炎，薬物中毒
酸素分圧（Pao₂）	80～100 mmHg	高値 過換気症候群，脳炎 低値 肺炎，肺うっ血，心不全，気管支喘息
酸素飽和度（So₂）	94～100％	低値 慢性閉塞性肺疾患，動静脈瘻
重炭酸イオン（HCO₃⁻）	22～26 mEq/l	高値 代謝性アルカローシス，呼吸性アシドーシス 低値 代謝性アシドーシス，呼吸性アルカローシス
塩基過剰（BE）	－2～2 mEq/l	高値 代謝性アルカローシス，慢性呼吸性アシドーシス，急性呼吸性アルカローシス 低値 代謝性アシドーシス，慢性呼吸性アルカローシス，急性呼吸性アシドーシス

第10章　おもな症状の診察法

＜各症状の解説項目は以下のとおり＞
- (1) 定義・概念
- (2) 病態生理
- (3) 分類および原因疾患
- (4) 臨床症状
- (5) 検査と鑑別診断
- (6) 治療

1. 頭　痛　*182*
2. 顔面痛　*185*
3. 歯　痛　*186*
4. 眼精疲労　*187*
5. 鼻閉・鼻汁　*188*
6. めまい　*189*
7. 耳鳴り　*191*
8. 難　聴　*192*
9. 咳・痰　*193*
10. 息切れ（呼吸困難）　*195*
11. 動　悸　*198*
12. 胸　痛　*200*
13. 腹　痛　*203*
14. 便　秘　*206*
15. 下　痢　*209*
16. 月経異常　*212*
17. 不正性器出血　*213*
18. 排尿障害　*214*
19. 乏尿・無尿　*215*
20. 多　尿　*217*
21. 浮　腫　*219*
22. 肩こり　*223*
23. 頸肩腕痛　*224*
24. 肩関節痛　*226*
25. 上肢痛　*227*
26. 腰下肢痛　*228*
27. 関節痛　*229*
28. 運動麻痺　*231*
29. 食欲不振　*232*
30. 肥　満　*234*
31. やせ（るいそう）　*236*
32. 発　熱　*239*
33. のぼせ・冷え　*241*
34. 睡眠障害（不眠）　*242*
35. 疲労・倦怠　*243*
36. 発　疹　*244*
37. ショック　*246*
38. 出血傾向　*248*
39. 易感染性　*250*
40. 貧　血　*251*
41. 眼　振　*252*
42. 口　渇　*253*
43. 嗄　声　*254*
44. 嚥下困難　*255*
45. 血痰・喀血　*256*
46. 胸　水　*257*
47. 悪心・嘔吐　*259*
48. 吐血・下血　*262*
49. 意識障害　*264*

1. 頭 痛

(1) 定義・概念

頭頸部に限局する痛みの自覚症状である．

(2) 病態生理

頭痛は次のようなメカニズムで発症する．
① 血管由来の頭痛：片頭痛，群発頭痛
② 頭蓋外の原因による頭痛：緊張型頭痛，頸部・眼・耳・鼻疾患などによる頭痛
③ 牽引・炎症による頭痛：脳腫瘍・脳膿瘍・慢性硬膜下血腫など占拠性病変，くも膜下出血，髄膜炎など
④ 神経痛

このうち頻度の高い片頭痛（偏頭痛）は，頭蓋外で頭皮下の血管が拡張して，多くは片側に拍動性の頭痛を起こす．原因となった動脈を圧迫すると改善することがある（図10-1）．片頭痛は，コーヒー，紅茶，チョコレートなどが誘因となることがある．発作前に視野が「チカチカ」したり（閃輝暗点），ギザギザの線が見えたり，視野が暗くなったりする．後頭葉への血流低下が考えられる．発作的に頭痛が起き，数十分から数時間，ときには数日に及ぶ．反復しやすい．

緊張型頭痛も頻度が高く，疲労，ストレス，曇天，精神的緊張，抑うつ状態，頭部前屈などによって頭蓋の筋肉や首，肩の筋肉が収縮し，頭全体が締め付けられるように感じられたり，頭重感や眼窩痛として訴えられる（図10-2）．しばしば頭蓋表筋の張り

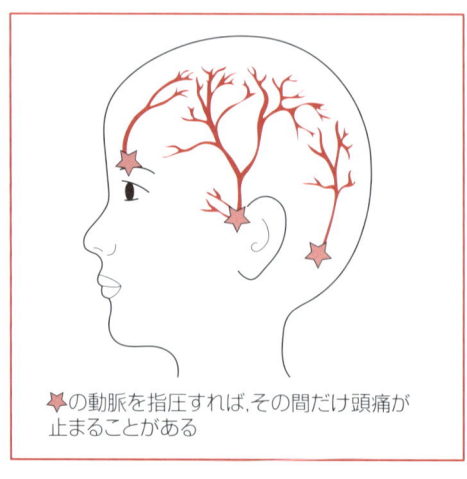

★の動脈を指圧すれば，その間だけ頭痛が止まることがある

図10-1 片頭痛を発生させる頭蓋外動脈 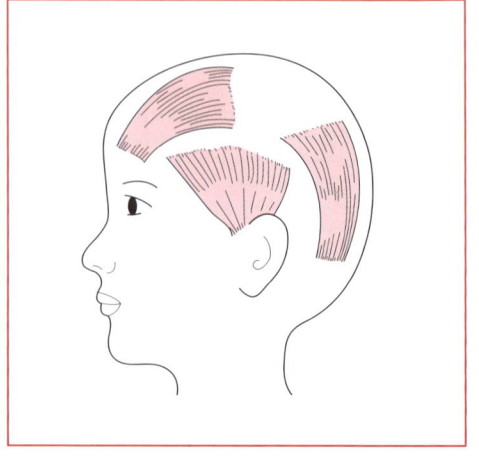　　図10-2 緊張型頭痛を発生させる筋肉

表 10-1　頭痛の分類（国際頭痛分類第 3 版 β 版，2013 年）

一次性頭痛	①片頭痛 ②緊張型頭痛 ③三叉神経・自律神経性頭痛 ④その他の一次性頭痛
二次性頭痛	⑤頭頸部外傷・傷害による頭痛 ⑥頭頸部血管障害による頭痛 ⑦非血管性頭蓋内疾患による頭痛 ⑧物質またはその離脱による頭痛 ⑨感染による頭痛 ⑩ホメオスターシス障害による頭痛 ⑪頭蓋骨，頸，眼，耳，鼻，副鼻腔，歯，口あるいはその他の顔面・頸部の構成組織の障害による頭痛あるいは顔面痛 ⑫精神疾患による頭痛
有痛性脳神経ニューロパチー，他の顔面痛およびその他の頭痛	⑬有痛性脳神経ニューロパチーおよび他の顔面痛 ⑭その他の頭痛性疾患

（日本頭痛学会・国際頭痛分類委員会 訳：国際頭痛分類第 3 版 beta 版，医学書院，2013 より）

や肩のこりを伴う．

　くも膜下出血は，突然にハンマーで頭を割られるような激痛で発症する．意識障害を起こすこともあり，緊急処置を受けなければならない．

(3) 分類および原因疾患

　頭痛の原因疾患は多彩であり，国際頭痛分類第 3 版によると，片頭痛などの一次性頭痛，頭頸部の外傷や血管障害などによる二次性頭痛，神経痛およびその他の頭痛に分類される（表 10-1）．

(4) 臨床症状

　原因疾患によって特徴的な頭痛が起きるほか，吐き気（悪心），嘔吐，発熱，視力障害，意識障害などの症状を伴うことがある．

(5) 検査と鑑別診断

　片頭痛や緊張型頭痛のように，特徴的な発症のしかた，頭痛の性質，改善法などで診断のつくこともある．器質的な疾患を鑑別するために，CT，MRI，脳血管造影検査などを行う（図 10-3）．

(6) 治療

　① 原因療法：頭痛の原因となった疾患を診断し，その治療を行う．くも膜下出血などには手術療法が必要となる．
　② 対症療法：安静にし，適宜鎮痛薬を使用する．

第10章 おもな症状の診察法

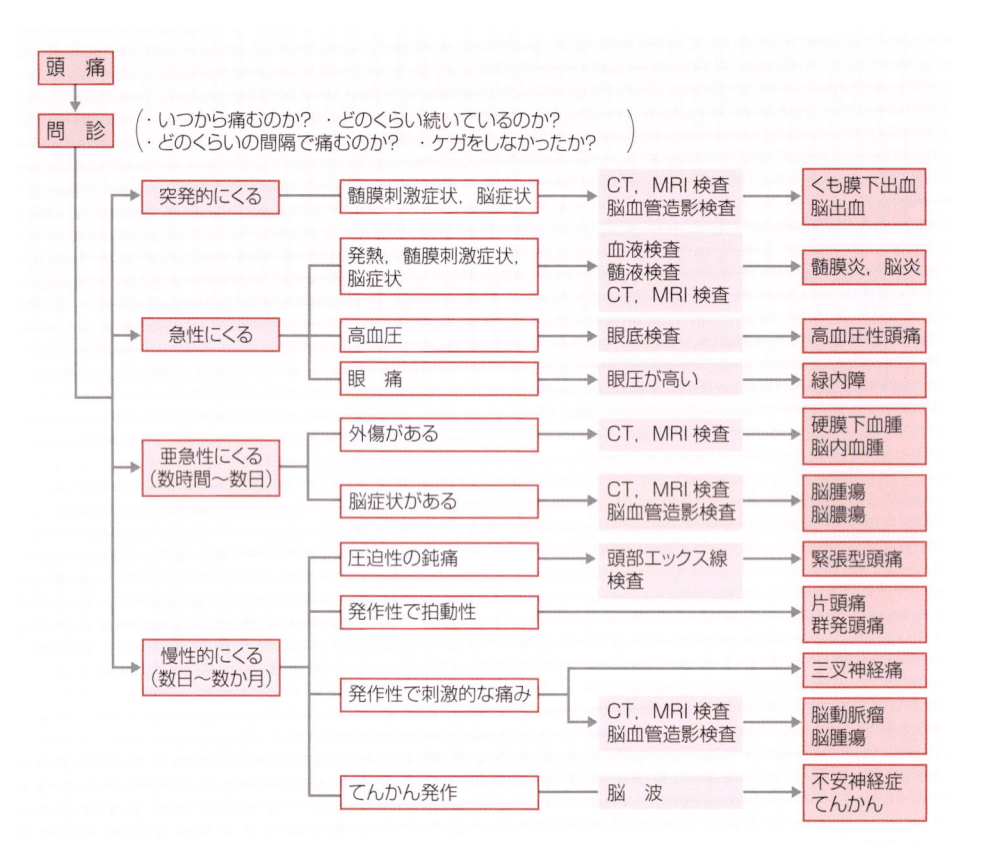

```
頭痛
 ↓
問診 （・いつから痛むのか？ ・どのくらい続いているのか？
      ・どのくらいの間隔で痛むのか？ ・ケガをしなかったか？）
```

経過	症状	検査	疾患
突発的にくる	髄膜刺激症状，脳症状	CT，MRI 検査 脳血管造影検査	くも膜下出血 脳出血
急性にくる	発熱，髄膜刺激症状，脳症状	血液検査 髄液検査 CT，MRI 検査	髄膜炎，脳炎
急性にくる	高血圧	眼底検査	高血圧性頭痛
急性にくる	眼痛	眼圧が高い	緑内障
亜急性にくる（数時間～数日）	外傷がある	CT，MRI 検査	硬膜下血腫 脳内血腫
亜急性にくる（数時間～数日）	脳症状がある	CT，MRI 検査 脳血管造影検査	脳腫瘍 脳膿瘍
慢性的にくる（数日～数か月）	圧迫性の鈍痛	頭部エックス線検査	緊張型頭痛
慢性的にくる（数日～数か月）	発作性で拍動性		片頭痛 群発頭痛
慢性的にくる（数日～数か月）	発作性で刺激的な痛み		三叉神経痛
慢性的にくる（数日～数か月）	発作性で刺激的な痛み	CT，MRI 検査 脳血管造影検査	脳動脈瘤 脳腫瘍
慢性的にくる（数日～数か月）	てんかん発作	脳波	不安神経症 てんかん

図10-3 頭痛の診察の進め方

2. 顔面痛

（1）定義・概念

顔面に起こる疼痛で，神経痛のような痛みが多い．

（2）病態生理

三叉神経痛や群発頭痛に伴う顔面痛のような機能的な痛みのほか，顔面，眼，耳，副鼻腔，口腔内などの炎症や腫瘍によっても顔面痛が起こる．

（3）分類および原因疾患

機能的な顔面痛には，特発性三叉神経痛や群発頭痛などがある．器質的な顔面痛は，顔面領域における炎症や腫瘍などで起こる．

機能的な顔面痛の原因で最も多いのは特発性三叉神経痛で，器質的な顔面痛としては帯状疱疹による顔面痛が多い．

（4）臨床症状

三叉神経痛では圧痛点があり，かつ痛みのある部分に感覚鈍麻がある．帯状疱疹では顔面に発疹が出てピリピリした痛みが起こり，神経の走行に沿って水疱が出てくる．炎症や腫瘍では，顔面が発赤し，腫脹したりする．

（5）検査と鑑別診断

痛みの性状や発疹の有無で原因がわかることが多いが，必要に応じて耳鼻科診察，歯科診察，血液検査，頭部 CT 検査，頭部 MRI 検査などを行う．

（6）治　療

原因疾患の治療を行うとともに，鎮痛薬を用いる．頑固な三叉神経痛に対して神経ブロックが行われることもある．

3. 歯 痛

(1) 定義・概念

歯に感じる痛みで，刺激が象牙質に及ぶと痛みが生じる．

(2) 病態生理

歯および歯周囲組織の疾患で歯痛が起こることが多いが，三叉神経痛や放散痛としての歯痛もある．

(3) 分類および原因疾患

歯および歯周囲組織の疾患としては，う歯（虫歯），歯肉炎，歯髄炎，智歯周囲炎，歯槽骨腫瘍などがある．

三叉神経痛は特発性のことと，下顎骨骨髄炎や下顎骨腫瘍などによって三叉神経が圧迫されて起こるものとがある．

(4) 臨床症状

歯の痛みは自発性にきたり，咬んだり冷水にふれたりすると誘発される．

(5) 検査と鑑別診断

歯に異常がないかどうかを確認する．う歯の状態，歯肉の発赤や腫脹などを観察する．体温にも注意する．炎症の場合には発熱がみられる．

(6) 治 療

痛みそのものには消炎鎮痛薬を使うが，う歯などの原因を歯科で治療することが重要である．

4. 眼精疲労

(1) 定義・概念

眼精疲労は，視作業によって起こる眼の疲労をいう．生理的な疲労（眼疲労）は休息すると回復するが，病的疲労（眼精疲労）は休息によっても回復できず，肩こり，めまい，眼痛，頭痛なども伴うようになる．

(2) 病態生理

眼の調節や眼球運動の障害など眼に原因があって眼精疲労を訴えるほか，慢性全身性疾患やストレスなど心理的要因で発生することもある．

(3) 分類および原因疾患

眼精疲労は，眼疾患のほか，全身性疾患やストレスなどの要因で起こりうる．

① 眼疾患：眼の調節，輻輳，屈折，眼球運動，両眼視機能などに異常があったり，緑内障などの眼疾患で眼精疲労の起こることがある．

② 全身疾患：脳腫瘍，低血圧，むち打ち症，更年期障害などで起こることがある．

③ 生活環境要因：職場や家庭などにおける人間関係のストレスや，照明などの環境にうまく適応できない場合に起こることがある．

(4) 臨床症状

眼の疲れ，眼痛，頭痛などの不定愁訴が訴えられる．

(5) 検査と鑑別診断

眼科で視力検査，視野検査，眼圧検査，中間透光体検査，眼底検査などの検査を行い，眼の疾患がないかどうかを調べる．眼に異常のない場合には，全身疾患やストレスなどの有無について確認する．

(6) 治療

原因としては長時間のVDT作業（パソコン，ディスプレーと書類をみながら行う作業など）などに伴うことが多く，作業の合間に適宜休息をとるように指導する．原疾患がある場合には，原疾患の治療が必要である．

5. 鼻閉・鼻汁

(1) 定義・概念

鼻腔および上咽頭で空気の通りがわるくなった状態が鼻閉である．鼻粘膜から分泌物が過剰に出ると鼻汁になる．

(2) 病態生理

鼻腔および上咽頭，すなわち外鼻孔から鼻咽腔に至る気道が狭くなったり，閉塞されていると鼻閉が生じる．鼻粘膜の炎症で分泌物がふえると鼻汁になる．

(3) 分類および原因疾患

鼻閉は，アレルギー性鼻炎，肥厚性鼻炎，慢性副鼻腔炎などの炎症によって鼻粘膜が腫れたり，鼻中隔彎曲症，鼻茸（はなたけ）（鼻ポリープ），鼻腔腫瘍などが鼻腔内をふさいだりして起こる．また，アデノイド，上咽頭腫瘍などの上咽頭疾患でも鼻閉が起こる．

鼻汁はアレルギー性鼻炎や感冒などで生じる．

(4) 臨床症状

鼻が詰まった感じがしたり，鼻水が出る．アレルギー性鼻炎などの際の鼻汁は漿液性（水様性）であるが，感冒や上気道炎などの感染症では粘性ないし膿性になり，嫌気性菌などの感染症では悪臭になる．さらに外傷や鼻腔腫瘍など悪性疾患の場合には血性のことがあり，注意が必要になる．

(5) 検査と鑑別診断

耳鼻科で鼻腔を検査する．

(6) 治療

原因疾患の治療を行う．鼻茸や鼻腔腫瘍などには手術が必要になる．対症的には消炎鎮痛薬や消炎酵素薬などが使われる．

6. めまい

(1) 定義・概念

めまいは，平衡機能の反射系が障害され，姿勢の統御が困難になった状態をいう．

体が回る感じがするとか，天井や床が傾いていく感じとか，周囲のものがぐるぐる回る感じなど，運動性の感覚を伴うものを，真性眩暈または，めまいという．

一方，ふらふらするとか，眼の前が暗くなるなど，体が不安定な感覚は低血圧症や貧血などでみられ，これは仮性眩暈，またはめまい感という．

(2) 病態生理

身体の平衡感覚は，身体の回転や移動を内耳にある前庭器が感じ，脳幹や小脳に情報が伝えられて，姿勢を保持しようとする感覚である（図10-4）．また，視覚や体の傾きなどを感ずる深部感覚は大脳へ伝達され，姿勢の保持に関与する．こうした平衡機能を調整するいずれかの部位に障害が起きるとめまいを感ずる．末梢前庭障害，中枢障害によってめまいが生じる．このほか，心因性に生じることもある．

末梢前庭性めまいは，内耳の障害で起こり，周囲や自身がグルグル回るとか揺れたり傾くなど，回転性めまいであることが多い．耳鳴りや悪心・嘔吐を伴うことも多い．めまいの程度は強いが，持続時間は長くても数日である．眼球が「ピクピク」と左右に動く眼球振盪（眼振）が一方向性にみられる．良性発作性頭位めまい，メニエール病，突発性難聴，内耳炎，前庭神経炎などでみられる．

中枢性めまいは，脳血管障害による小脳脳幹梗塞，小脳脳幹出血や，小脳脳幹腫瘍，聴神経腫瘍，髄膜炎などが原因で起きる．めまいは，回転性のことは少なく，程度も軽いが，数日以上続く．めまい以外の中枢神経症状を伴う．

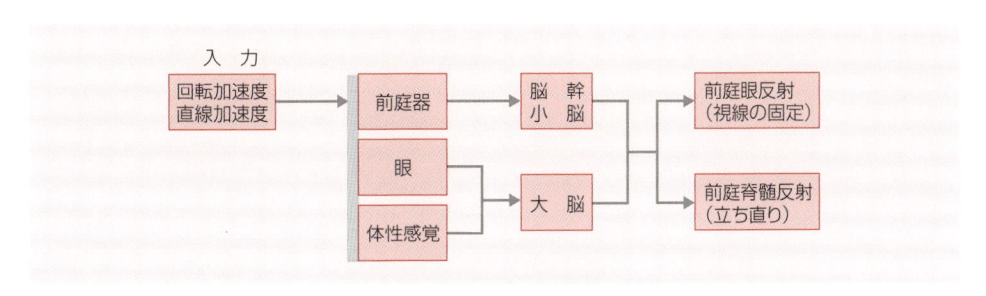

図10-4 体平衡の維持

(3) 分類および原因疾患

めまいは，内耳（前庭迷路）や前庭神経に原因のある末梢前庭性めまいと，小脳・脳幹に原因のある中枢性めまいに大きく分けることができる．

末梢性めまいにはメニエール病，良性発作性頭位めまい，前庭神経炎などがあり，中枢性めまいには小脳脳幹出血，小脳脳幹梗塞，小脳腫瘍などが原因になる．

(4) 臨床症状

末梢性めまいは，回転感を特徴とし，頭位による影響が大きい．メニエール病は，発作性にめまい，難聴，耳鳴りが起こる．良性発作性頭位めまいは，棚の上の物を取ろうとしたり，靴のひもを結ぶなど，頭の位置を変化させることによってめまいが起こる．

脳幹や小脳病変による中枢性めまいは回転感がなく，方向の定まらない不安定感や宙に浮いたような感じが特徴である．

(5) 検査と鑑別診断

聴力検査，前庭機能検査，眼科診察，脳 CT，脳 MRI 検査などを行い，平衡器，眼，中枢神経系などに異常がないかどうかを調べる．

(6) 治　療

めまいの発作時には，静かな部屋で安静を保つ．鎮静薬を使用して，不安感を取り除く．

器質的疾患が診断された場合には，それぞれに対応した治療を行う．薬物療法としては，自律神経安定薬，利尿薬，血管拡張薬，ビタミン薬，副腎皮質ホルモン薬などが対症的に用いられる．

7. 耳鳴り

(1) 定義・概念

音源となるものが身体外部にあるわけではないのに，音が聞こえると感じる異常な聴感覚をいう．

(2) 病態生理

原因が不明のことが多いが，筋肉の収縮や血管雑音が耳鳴りとして聞こえることもある．

(3) 分類および原因疾患

患者にしか聞こえない自覚的耳鳴りと，他者でも音が聞こえる他覚的耳鳴りとがある．

耳鳴りの多くは自覚的耳鳴りで，原因を明らかにできないことが多いが，内耳や蝸牛神経などに病変があると考えられている．

他覚的耳鳴りは身体内部に音源がある場合で，患者の耳もとで耳鳴り音を聞くことができることもある．原因には，軟口蓋筋，耳管周囲筋，中耳筋などの筋肉の収縮する音が聞こえたり，中耳や中耳付近の血管における血流音が聞こえたりする．そのほか，上咽頭の雑音や，顎関節の雑音を耳鳴りとして訴えることもある．

(4) 臨床症状

「キーン」，「ジー」，「ザーザー」などの擬声語として表現される音が聞こえる．

(5) 検査と鑑別診断

耳鳴りは難聴に伴うことも多く，聴力検査，耳科的検査などを行う．

(6) 治療

根本的な治療はむずかしく，抗不安薬，循環改善薬，代謝賦活薬などが処方されたり，心理的要因が強い場合には心理療法を行ったりする．

8. 難聴

(1) 定義・概念

音を聴く能力が低下した病態である．

(2) 病態生理

音覚は，外耳，中耳で入力された音刺激が，内耳，聴神経を経て大脳皮質聴覚領に伝えられて感覚される．この経路に異常があると聴力が低下する．先天的に起こるものと，後天性に起こるものとがある．

(3) 分類および原因疾患

気導および骨導聴力検査を行い，伝音難聴，感音難聴，混合性難聴に分類される．

伝音難聴は，外耳・中耳の伝音器が障害されて発生する難聴で，気導聴力が低下しているが骨導聴力は正常である．耳垢栓塞，外耳道閉鎖，耳管狭窄，急性中耳炎，慢性中耳炎などが原因になる．

感音難聴は，内耳から大脳皮質聴覚領までの神経聴覚路が障害されて起こり，気導聴力と骨導聴力がともに低下している．突発性難聴，メニエール病，ムンプス難聴，老人性難聴，騒音性難聴，耳中毒性薬物による難聴，聴神経腫瘍，小脳橋角部腫瘍などが原因になる．

混合性難聴は伝音難聴と感音難聴が合併したり，伝音難聴から二次的に感音難聴が発生して起こる．慢性中耳炎と老人性難聴が合併したり，耳硬化症が進行して内耳障害をきたすような場合である．

(4) 臨床症状

聴力の低下が進行すると，日常会話や電話での通話などに支障が出る．

(5) 検査と鑑別診断

聴力検査（気導・骨導聴力検査）をまず行い，聴力異常が確認されれば原因となる疾患がないか，神経学的診察，精密聴力検査，脳CT検査，脳MRI検査，平衡機能検査などを行って鑑別診断を進める．

(6) 治療

中耳炎や聴神経腫瘍などの原因疾患が明らかな場合には，原因疾患の治療を行う．老人性難聴などでは治療は困難なことが多く，補聴器を使用したりする．

9. 咳・痰

(1) 定義・概念

咳は気道内の分泌物や異物を体外に排出するために起こる突発的な防御反応である．気道分泌物が体外に排出されたものが痰である．

(2) 病態生理

咳は，気道を通して肺胞内へ吸入された空気が，咳反射によって急激に胸腔内圧が高められて爆発的に吐出されるもので，特徴的な音声を伴う．

咳の受容体は主として喉頭，気管，気管支に分布し，化学的刺激や機械的刺激を受けると迷走神経を介して延髄の咳中枢に情報が伝えられる（図10-5）．刺激が伝えられた咳中枢からは反射経路を経て呼吸筋に情報が伝達され，まず呼気，ついで有声呼出をする．このおり160〜220 m/秒もの強い流速に達する．

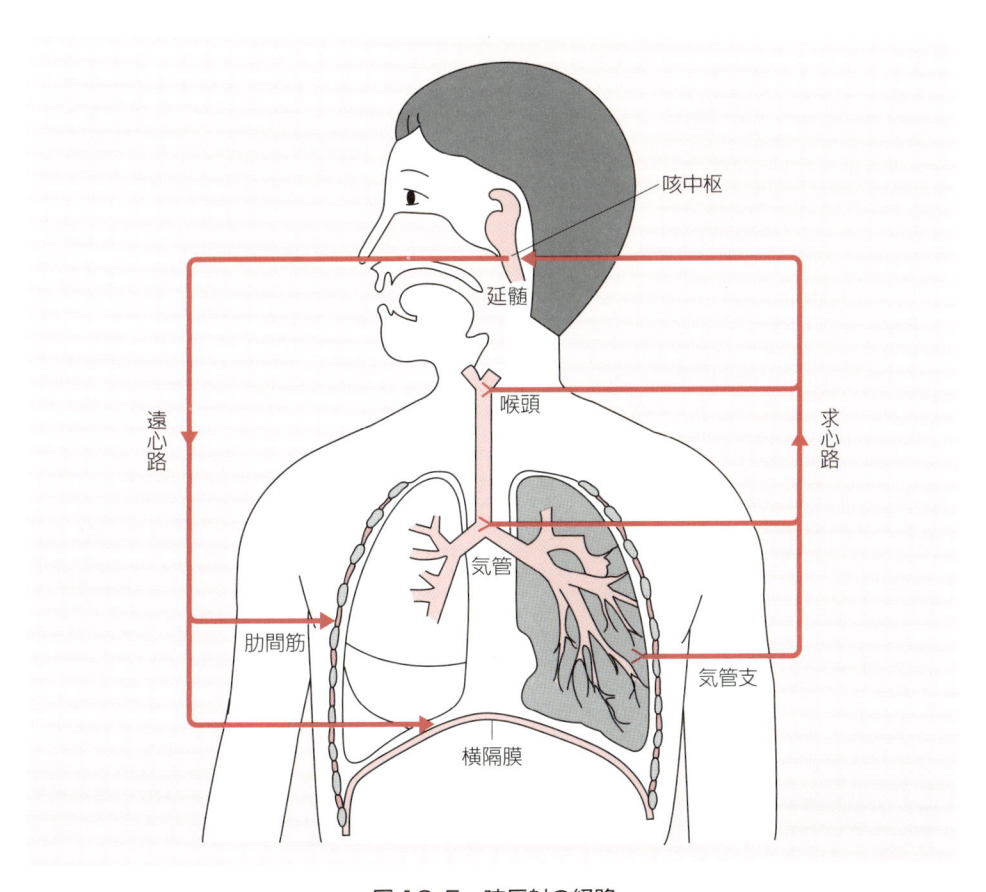

図10-5 咳反射の経路

表 10-2　咳の原因

外因性の刺激	タバコの煙，亜硫酸ガス，スモッグなど
機械的刺激	気道内異物，気道内分泌物貯留，後鼻漏，声帯ポリープ，口蓋垂下垂
呼吸器感染症	急性喉頭炎，急性気管支炎，肺炎，胸膜炎，心膜炎
アレルギー性	気管支喘息，気道過敏，肺好酸球症
閉塞性気道変病	慢性気管支炎，慢性肺気腫，気管支拡張症
拘束性肺病変	肺線維症：膠原病肺，うっ血性心不全，肉芽腫性肺疾患，塵肺
肺血管病変	肺塞栓症，肺高血圧症
悪性新生物	肺癌，喉頭癌，腫瘍による気道圧迫

　痰は気管支腺や杯細胞から分泌される分泌物が主体で，粘膜上皮，異物，血液成分などが混じる．気管支喘息の発作時などのように感染がない場合には，白色泡状で粘性の低い痰が出る．肺炎などの感染症では，膿性で粘性の高い痰になる．

(3) 分類および原因疾患

　煙など化学的刺激や，異物などの機械的刺激を受ければ健常者でも咳が出る．病的には，呼吸器感染症，アレルギー性肺疾患，肺癌などで咳が出る（表 10-2）．同時に痰を排出する咳を湿性咳嗽といい，痰を排出しない咳を乾性咳嗽という．

(4) 臨床症状

　咳・痰のほか，原因疾患によって発熱，胸痛，呼吸困難などの症状を伴う．

(5) 検査と鑑別診断

　咳・痰の原因は呼吸器疾患が多いので，まずは胸部エックス線検査を行い，呼吸器疾患を鑑別する．痰の細菌培養検査，細胞診，血液検査，胸部 CT 検査なども行って原因疾患を鑑別する（図 10-6）．

(6) 治　療

　肺炎や気管支炎などの感染症には，起炎菌に応じた抗菌薬を投与する．肺癌には外科手術，抗癌薬，放射線治療などが行われる．
　咳も痰も元来は防御反応であるが，咳が長く続くと体力が消耗するため，鎮咳薬や去痰薬を適宜使用する．

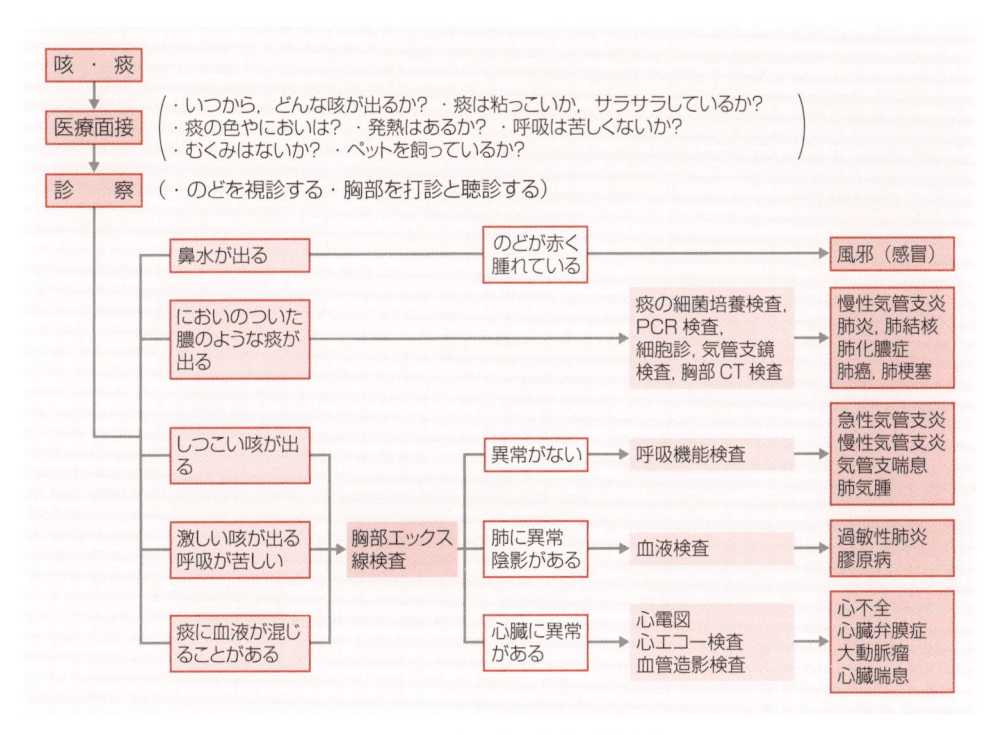

図10-6 咳・痰の診察の進め方

10. 息切れ（呼吸困難）

（1）定義・概念

息切れ（呼吸困難）は，患者が「息が苦しい」といった，呼吸に伴う不快感や努力感を感じる自覚症状をいう．換気に対する要求が換気応答能力を超えた場合に生じることが多い．

（2）病態生理

呼吸は，延髄にある吸気中枢およびその背側にある呼気中枢の支配を受け，それぞれの興奮によって吸気ならびに呼気運動が行われる（図10-7）．

一方，肺の迷走神経反射により，呼吸運動は規則正しいリズムに調節されている．肺が膨張すれば吸気は抑制され，肺が収縮すると吸気を促進するように働く．さらに，動脈血酸素濃度低下，二酸化炭素濃度上昇，ｐＨ低下などの化学的成分の変化が呼吸を促進させる．

これらの呼吸調節機構に障害が起きると呼吸困難を感じることになる．呼吸困難の程

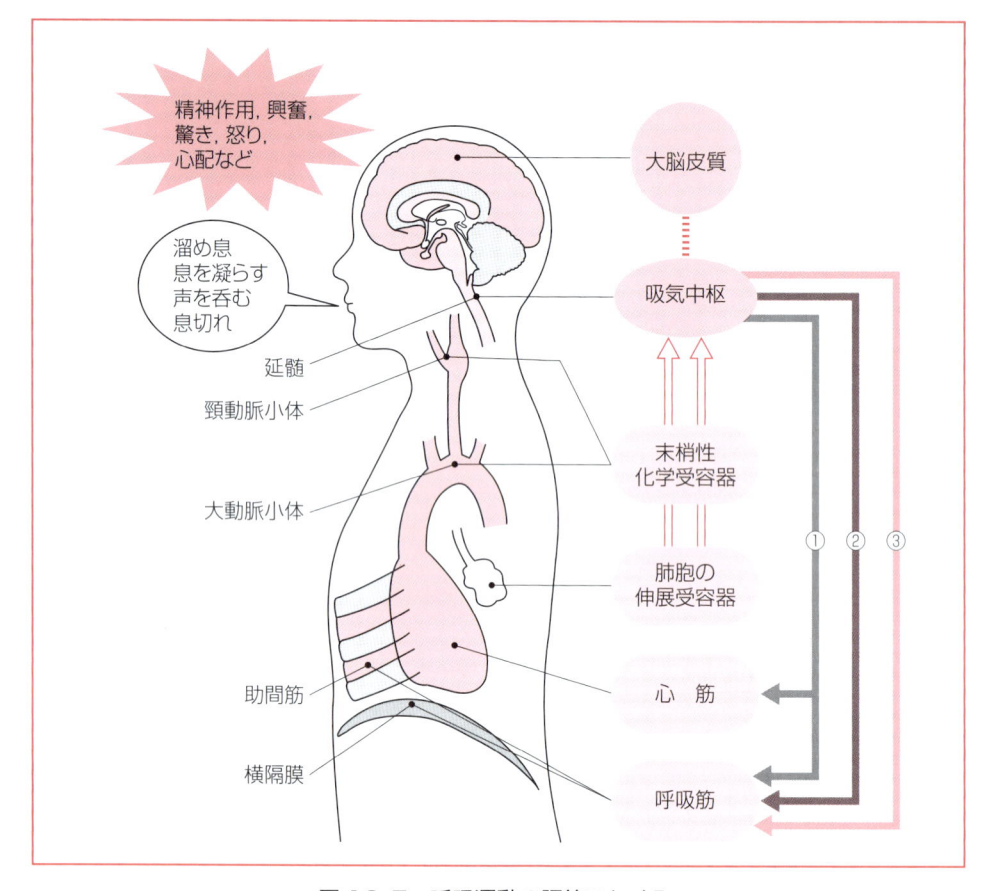

図 10-7　呼吸運動の調節のしくみ
①は運動時など，心臓と呼吸が連動するときの経路，②は無意識時の安定した呼吸での経路（肺迷走神経呼吸反射），③は意識的に呼吸を調節するときの経路を示している

表 10-3　ヒュー・ジョーンズの呼吸困難重症度の分類

Ⅰ度	同年齢の健常者と同様の労作ができ，歩行，階段昇降も健常者なみにできる
Ⅱ度	同年齢の健常者と同様に歩行はできるが，坂，階段の昇降は健常者なみにはできない
Ⅲ度	平地でさえ健常者なみには歩けないが，自分のペースでなら1マイル（1.6 km）以上歩ける
Ⅳ度	休みながらでなければ50ヤード（約46 m）も歩けない
Ⅴ度	会話，着物の着脱にも息切れを自覚する．息切れのため外出できない

度は，表10-3に示すように表現される．

(3) 分類および原因疾患

呼吸困難をきたす原因疾患は，呼吸器疾患，心臓疾患，血液疾患，代謝性疾患，神経筋疾患，心因性疾患などがある（表10-4）．呼吸器疾患と心臓疾患が原因として多い．

表 10-4　呼吸困難の原因疾患

呼吸器疾患	**上気道疾患**：異物吸引，気道閉塞（炎症，水腫，気腫，腫瘍） **肺疾患**：気管支喘息，肺気腫，びまん性汎細気管支炎，肺実質疾患（肺炎，間質性肺炎，肺線維症，肺癌，塵肺症），胸膜疾患（胸膜炎，気胸），胸郭疾患（脊椎変形，高度肥満，横隔膜麻痺），肺循環障害（肺血栓塞栓症，肺水腫，肺高血圧症）
心疾患	**うっ血性心不全**：弁膜症，高血圧，冠動脈疾患（心筋梗塞，狭心症），心筋症，心膜炎 **左・右短絡疾患（先天性疾患）**：心室・心房中隔欠損，動脈管開存など
血液疾患	貧血，異常蛋白症，異常ヘモグロビン血症，多血症，播種性血管内凝固症候群（DIC）
代謝性疾患	甲状腺機能亢進症，糖尿病性アシドーシス，尿毒症
神経筋疾患	**呼吸中枢の制御**：中枢性肺胞低換気症候群，脳血管障害，脳腫瘍，脳圧亢進，モルヒネなどの呼吸抑制薬 **呼吸筋麻痺**：ポリオ（急性灰白髄炎），ギランバレー症候群，重症筋無力症
心因性疾患	過換気症候群，神経症
O_2 不足，ガス中毒	高山病，CO中毒，毒ガス中毒

(4) 臨床症状

　息をするのが苦しいといった不快感を訴える．そのほか，呼吸器疾患では咳嗽，喀痰，胸痛などを，心臓疾患では動悸，胸痛などの症状を伴う．

(5) 検査と鑑別診断

　呼吸器疾患と心臓疾患を鑑別するために，胸部エックス線検査，心電図検査，心エコー検査，胸部CT検査などを行う．血液検査や呼吸機能検査も必要になる（図10-8）．

(6) 治　療

　呼吸困難が強く，動脈血酸素飽和度が低下している場合には，酸素吸入，気管挿管による人工呼吸などが必要になる．

　また，原因疾患に応じた治療が重要で，たとえば肺炎や肺結核が原因の場合には，抗菌薬，抗結核薬を投与する．心疾患による心不全が原因ならば，利尿薬，強心薬を投与する．

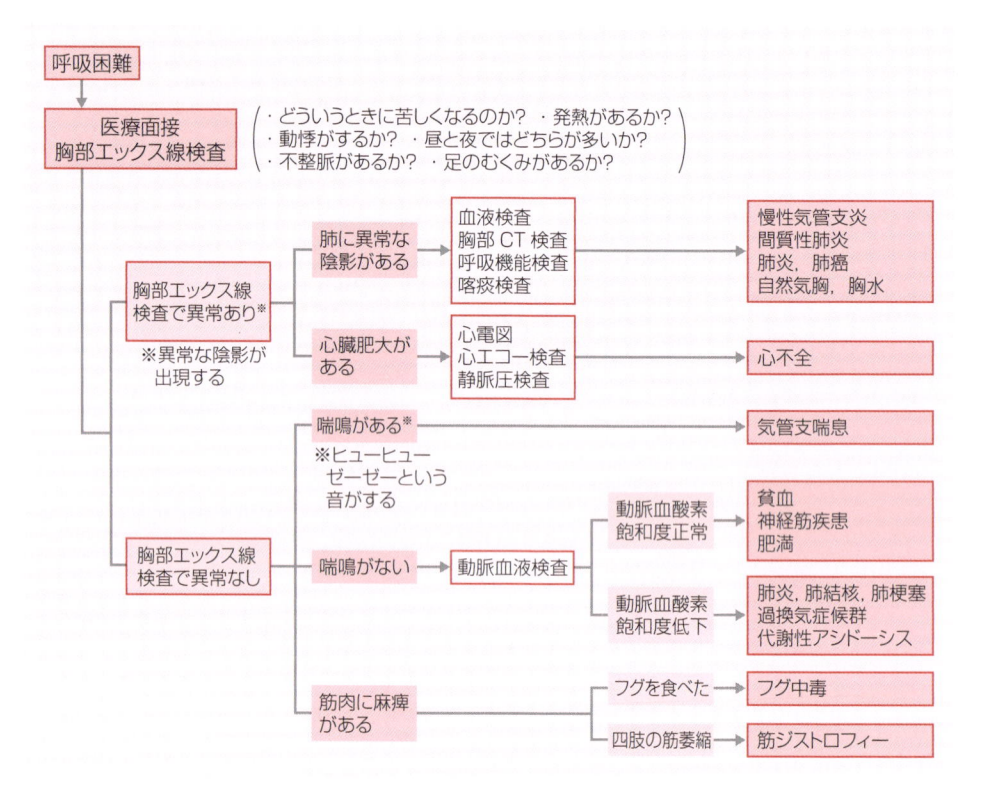

図10-8 呼吸困難の診察の進め方

11. 動　悸

(1) 定義・概念

　健康状態では心臓の拍動をいちいち意識したりしない．動悸は，心臓の拍動を意識する状態で，心拍異常によって起こることが多い．心拍数の増加，乱れ，拍動の増強，心室壁運動の異常などを動悸として感じる．

(2) 病態生理

　心臓は，洞結節で発生した電気的刺激が房室結節，ヒス束，プルキンエ線維を経て心室壁の筋肉に伝わり，心筋が収縮して拍動する（図10-9）．心拍動のリズムは自律神経によって調節され，交感神経が興奮すると心拍数は亢進し，副交感神経が興奮すると抑制される．心拍動の調節に異常があれば，動悸を感じる．種々の心疾患，甲状腺機能亢進症，電解質異常，薬物中毒などで心拍動に変化が起きる．

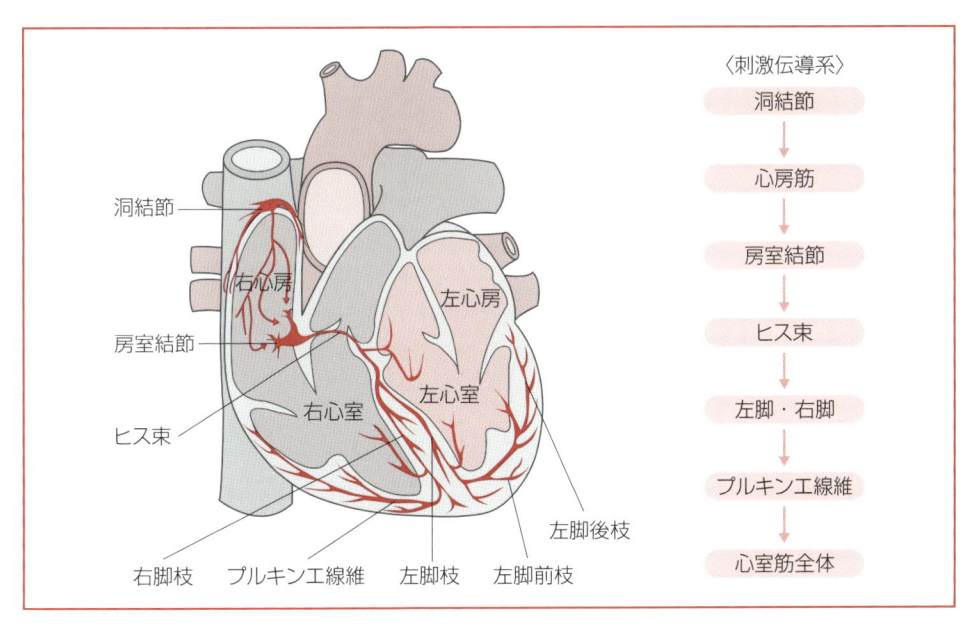

図10-9 心臓の拍動のメカニズム

表10-5 動悸の原因疾患

非心疾患性	心因性	心臓神経症, 不安神経症, 過換気症候群
	二次性	貧血, 発熱, 甲状腺機能亢進症, 低血糖, ダンピング症候群, 肺血栓塞栓症
心疾患性	非不整脈性	虚血性心疾患, 心筋炎, 心嚢炎, 高血圧性心疾患, 先天性心疾患, 心不全
	不整脈性	洞性頻脈, 徐脈性不整脈, 期外収縮, 発作性上室性頻拍, 発作性心房細動

(3) 分類および原因疾患

動悸の原因は心臓疾患によるものが多いが, 貧血や甲状腺機能亢進症などの全身性疾患でも起きる (表10-5). いわゆる心臓神経症などの心因性でみられることもある.

(4) 臨床症状

患者は,「脈がとぶ」,「胸がドキドキする」,「脈が速くなる」,「胸が詰まる」,「心臓が躍る」などと表現する. 胸痛や呼吸困難を伴うこともある.

(5) 検査と鑑別診断

薬物を服用しているかどうかをまず確認する. 薬物を服用していなければ, 心電図検査, 血液検査, 胸部エックス線検査を行い, 原因疾患を鑑別する (図10-10).

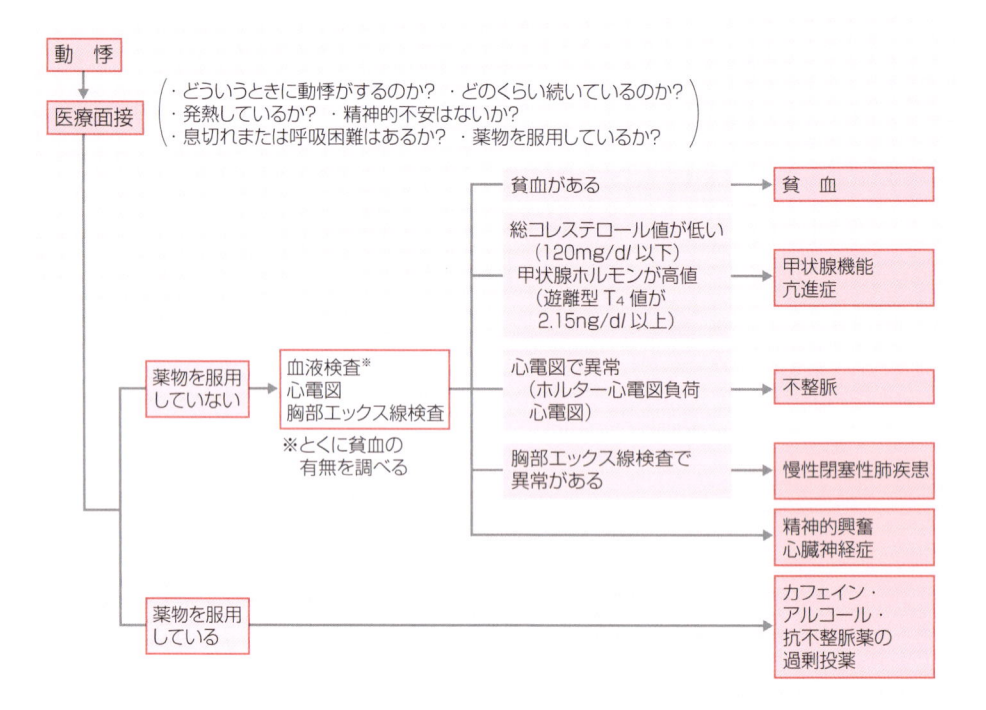

図10-10 動悸の診察の進め方

(6) 治 療

原因疾患に応じた治療を行う．心臓疾患による不整脈が多いが，この場合は適宜抗不整脈薬を使用する．

動悸に伴って不安に感じることが多いので，鎮静薬を適宜使用する．

12. 胸 痛

(1) 定義・概念

胸部に感じる痛みの総称．

(2) 病態生理

胸部の皮膚表面から胸腔内臓器に至るまでの炎症，循環障害，腫瘍などがあると胸痛を生じる．

胸部の皮膚では神経の走行に沿った帯状疱疹（帯状ヘルペス）で痛みを感じる．

表 10-6 胸痛の原因疾患

胸郭（骨，筋肉，皮膚）病変	外傷，肋間神経痛，帯状疱疹，肋軟骨炎，肋間神経炎，膿瘍，胸壁静脈炎，腫瘍，椎間板ヘルニア，脊髄腫瘍，脊椎症，乳腺症，乳腺腫瘍
胸郭内臓器病変	**胸膜・肺病変**：胸膜炎，気胸，中皮腫，気管支炎，気管支喘息，異物，腫瘍，肺炎，肺癌
	心血管系病変：肺血栓塞栓症，肺高血圧症，心筋病変/弁病変（狭心症，心筋梗塞，大動脈弁疾患，僧帽弁疾患，心筋症），心膜病変（心内膜炎，心外膜炎），血管疾患（解離性大動脈瘤，心タンポナーデ）
	縦隔病変：縦隔腫瘍，縦隔炎，縦隔気腫，食道炎，食道痙攣，食道潰瘍，食道腫瘍
胸郭外他臓器病変	胃・十二指腸潰瘍，胃炎，胃穿孔，胃腫瘍，膵炎，胆嚢炎，胆石症，膵腫瘍，肝腫瘍
その他	心臓神経症，過換気症候群

肺末梢部には感覚神経線維はなく，小気管支や肺に限局した病変では胸痛を生じることはない．病変が横隔膜，縦隔，壁側胸膜に波及すれば胸痛が生じる．

狭心症や心筋梗塞など，心筋に虚血性変化が起こると胸痛として感じる．

解離性大動脈瘤などの動脈疾患でも胸痛を訴える．

（3）分類および原因疾患

胸痛を訴える疾患は，胸郭病変，胸膜病変，肺病変，心血管系病変，縦隔病変，胸郭外他臓器病変などがある（表 10-6）．このうち，急性心筋梗塞，解離性大動脈瘤，肺血栓塞栓症，気胸，心膜炎，心タンポナーデは痛みが強く，かつ生命に危険な場合もあり，緊急に診断をして適切な治療を行うことが重要になる．

（4）臨床症状

胸痛のほか，肺疾患では咳・呼吸困難などの呼吸器症状がある．急性心筋梗塞や解離性大動脈瘤では激烈な痛みがあり，低血圧や脈拍微弱など，ショック状態になることもある．

（5）検査と鑑別診断

臨床症状，身体診察に加え，血液検査，胸部エックス線検査，心電図，心エコー検査，CT 検査，MRI 検査，血管造影検査，心シンチグラフィなどを行って診断する（図 10-11）．

（6）治療

原因疾患に応じた治療を行う．急性心筋梗塞や急性大動脈解離などでは緊急処置や緊急手術が必要になる．

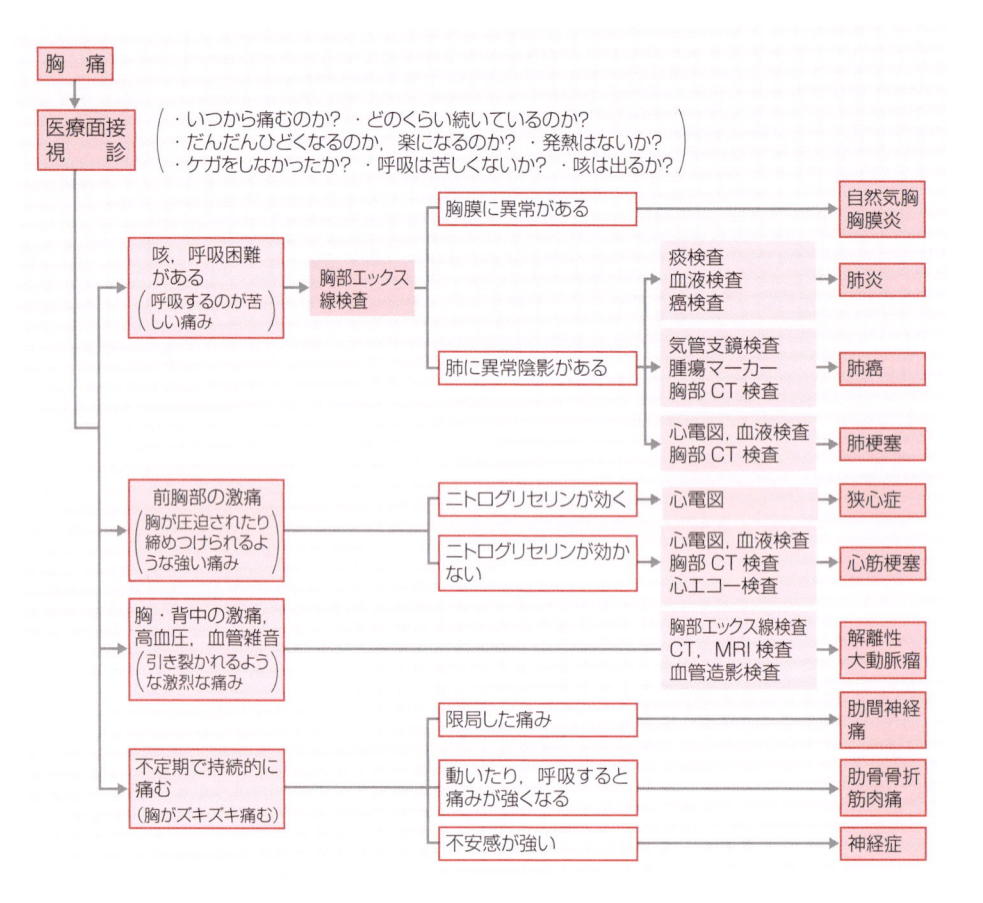

図 10-11　胸痛の診察の進め方

　原因が明らかでない胸痛や，原因がわかっていてもとりあえず胸痛を除くことが必要な場合には，鎮痛薬，鎮静薬を適宜使用する．

13. 腹　痛

（1）定義・概念

腹部に感じる痛みの総称で，激烈な痛みから軽度の不快感程度のものまである．

（2）病態生理

腹痛は，内臓痛，体性痛，関連痛が複雑に絡み合って生じる（図10-12）．

内臓痛は，胃炎や胆石症などにみられるように，胃腸や胆管などの管腔臓器が伸展，拡張，収縮されて発生する．腹部正中線上に疼痛を感じ，局在性には乏しい．痛みは鈍痛のことが多いが，比較的強い痛みが周期的に反復する疝痛のこともある．

体性痛は，疾患を起こした臓器の近くの腹膜が刺激されて起きるもので，鋭い痛みが持続する．痛みを感じる部位と，病変部位はほぼ一致する．

関連痛は，激しい内臓痛が脊髄内で隣接する神経線維に波及し，その神経支配の皮膚

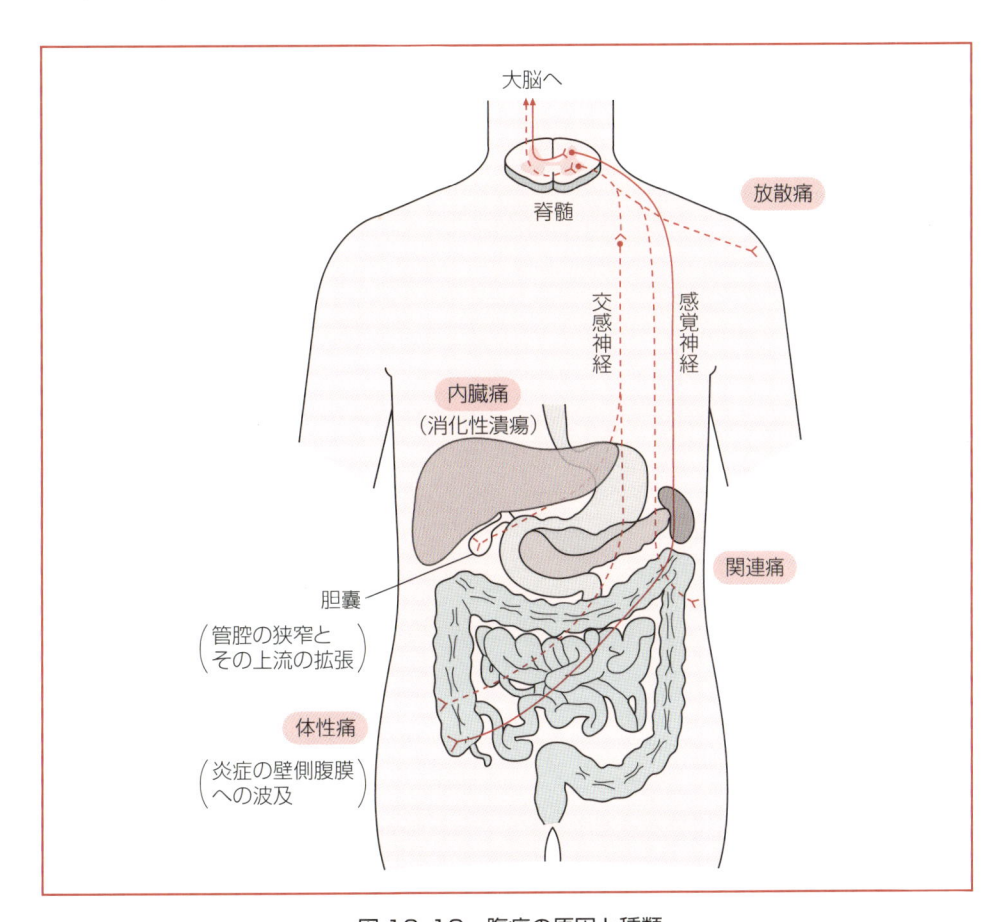

図10-12　腹痛の原因と種類

①腹部上部

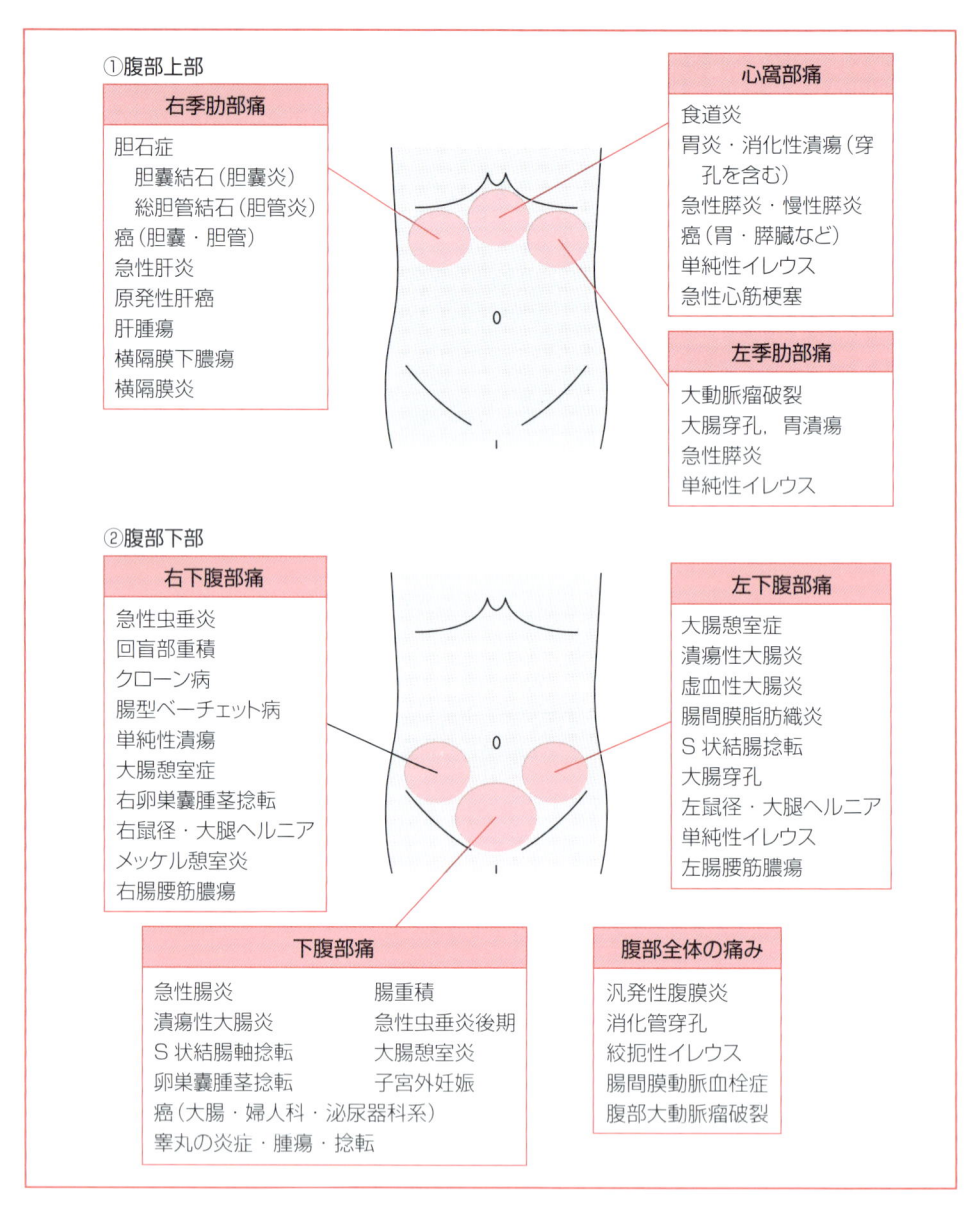

右季肋部痛
- 胆石症
  - 胆嚢結石（胆嚢炎）
  - 総胆管結石（胆管炎）
- 癌（胆嚢・胆管）
- 急性肝炎
- 原発性肝癌
- 肝腫瘍
- 横隔膜下膿瘍
- 横隔膜炎

心窩部痛
- 食道炎
- 胃炎・消化性潰瘍（穿孔を含む）
- 急性膵炎・慢性膵炎
- 癌（胃・膵臓など）
- 単純性イレウス
- 急性心筋梗塞

左季肋部痛
- 大動脈瘤破裂
- 大腸穿孔，胃潰瘍
- 急性膵炎
- 単純性イレウス

②腹部下部

右下腹部痛
- 急性虫垂炎
- 回盲部重積
- クローン病
- 腸型ベーチェット病
- 単純性潰瘍
- 大腸憩室症
- 右卵巣嚢腫茎捻転
- 右鼠径・大腿ヘルニア
- メッケル憩室炎
- 右腸腰筋膿瘍

左下腹部痛
- 大腸憩室症
- 潰瘍性大腸炎
- 虚血性大腸炎
- 腸間膜脂肪織炎
- S状結腸捻転
- 大腸穿孔
- 左鼠径・大腿ヘルニア
- 単純性イレウス
- 左腸腰筋膿瘍

下腹部痛
- 急性腸炎
- 潰瘍性大腸炎
- S状結腸軸捻転
- 卵巣嚢腫茎捻転
- 癌（大腸・婦人科・泌尿器科系）
- 睾丸の炎症・腫瘍・捻転
- 腸重積
- 急性虫垂炎後期
- 大腸憩室炎
- 子宮外妊娠

腹部全体の痛み
- 汎発性腹膜炎
- 消化管穿孔
- 絞扼性イレウス
- 腸間膜動脈血栓症
- 腹部大動脈瘤破裂

図 10-13　腹痛の部位別にみた原因疾患

分節に疼痛を感じるものである．このうち，腹部以外の皮膚に感じられる関連痛を放散痛という．たとえば，胆嚢炎では右肩に痛みが放散する．

(3) 分類および原因疾患

　腹痛を起こす疾患は多いが，腹痛の部位別にある程度疾患が限られる（図 10-13）．消化器の疾患が原因になることが多いが，消化器以外にも，血管，腎・泌尿器，女性生殖器の疾患や，全身性疾患，さらに心因性のこともある．

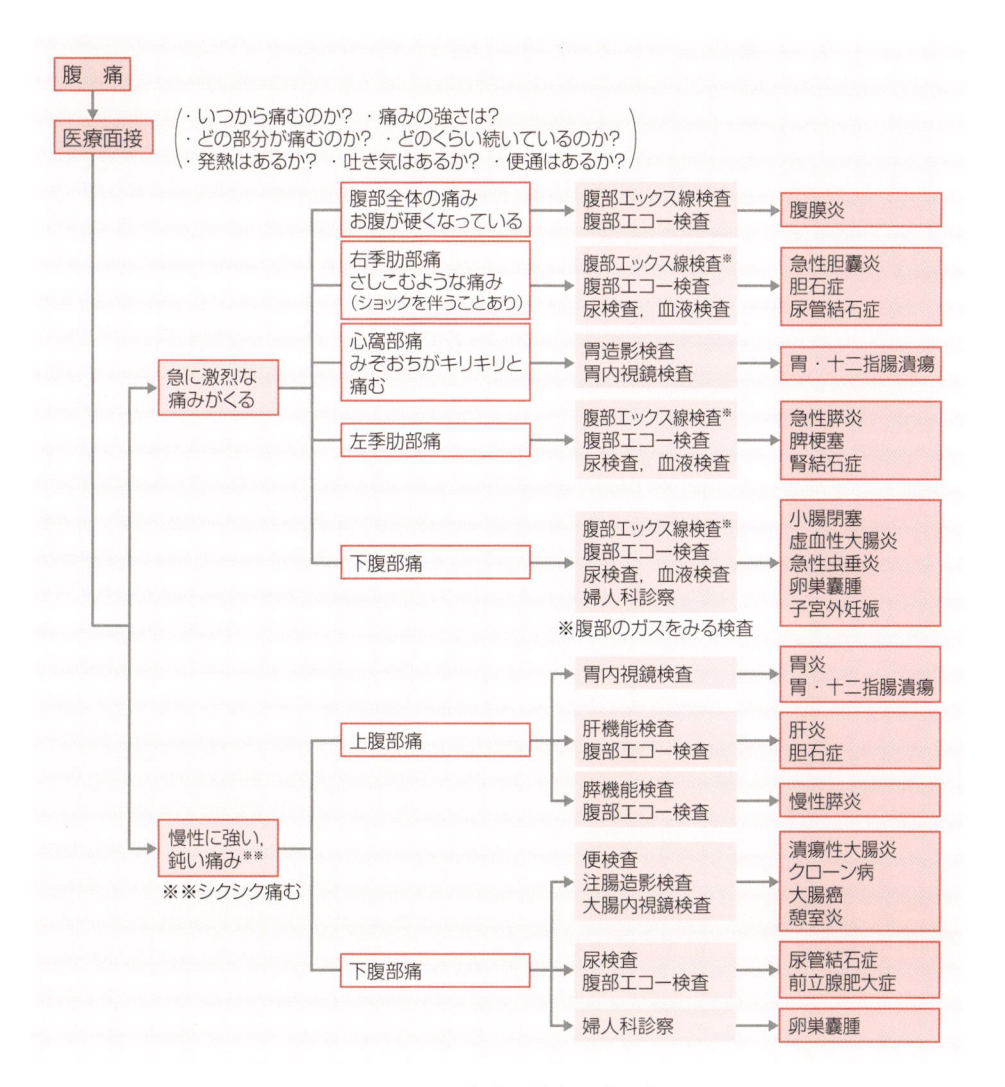

図 10-14 腹痛の診察の進め方

（4）臨床症状

　腹部の痛みに加え，原因疾患によっては悪心・嘔吐，下痢，吐血，下血，発熱などの症状を伴うこともある．

（5）検査と鑑別診断

　痛みの性状，部位，誘因（食事など）などからある程度は診断が可能である．正確な診断を下すには，身体診察に加え，血液検査，腹部エックス線検査，エコー検査，内視鏡検査，CT検査，MRI検査などを行う（図10-14）．

(6) 治療

原因疾患に応じた原因療法を行う．たとえば胃潰瘍には，抗潰瘍薬を使用する．腹膜炎や腸閉塞など，外科手術が必要になることもある．

軽微な痛みの場合には鎮痛薬などで対症的に治療する．

14. 便　秘

(1) 定義・概念

便秘は，糞便が腸管内に異常に長く停滞したり，通過時間が異常に延長して，排便回数や排便量が減少した状態をいう．糞便が腸管内に長く停滞する結果，水分量が減少して糞便は硬くなる．排便回数や排便量は個人差が大きく，また食事の内容や量によっても変動するので便秘の定義はむずかしいが，一般には排便回数の減少（3〜4日以上にわたり排便がない），便量の減少（35 g/日以下），硬い便の排出のいずれかによって排便に困難を感じた状態と定義する．

(2) 病態生理

胃および小腸で消化・吸収された食物の残渣は，水分の吸収を受けながら，結腸の運動によって直腸へ送られる（第4章図4-17参照）．この結腸の運動は食後とくに朝食後に強く起こり，直腸内の便量が増加して直腸内圧が高まり，直腸壁を伸展させる．この直腸壁伸展刺激は直腸壁に分布する末梢神経から骨盤神経を介して仙髄の排便中枢および大脳に伝わる．この結果，便意を催し，さらに排便中枢は直腸の強い収縮を起こし，大脳の刺激による腹筋の収縮および肛門括約筋の弛緩を起こし，排便を起こす（図10-15）．こうした一連の排便反射のいずれかに障害が起きると便秘になる．

(3) 分類および原因疾患

便秘は，急性もしくは慢性に起きる．器質的便秘と機能的便秘に分けられ，成因は多岐にわたる（表10-7）．

急性便秘では，便意の意図的な抑制や，生活習慣の変化，精神的ストレスによる機能性の便秘が原因としては最も多い．腸管腫瘍，腸管癒着などによる腸管の狭窄，腸管外腫瘍による腸管の圧迫などは腸管内容物の通過障害を起こし，器質的便秘になる．

慢性便秘には，高齢者，甲状腺機能低下症，糖尿病，脊髄腫瘍，抗コリン薬使用など

表 10-7 慢性便秘の分類

原因分類		症状分類	専門的検査による病態分類	原因となる病態・疾患
器質性	狭窄性			大腸癌，Crohn 病，虚血性大腸炎など
	非狭窄性	排便回数減少型		巨大結腸など
		排便困難型	器質性便排出障害	直腸瘤，直腸重積，巨大直腸，小腸瘤，S 状結腸瘤など
機能性		排便回数減少型	大腸通過遅延型	特発性 症候性：代謝・内分泌疾患，神経・筋疾患，膠原病，便秘型過敏性腸症候群など 薬剤性：向精神薬，抗コリン薬，オピオイド系薬など
			大腸通過正常型	経口摂取不足（食物繊維摂取不足を含む） 大腸通過時間検査での偽陰性　など
		排便困難型		硬便による排便困難・残便感 （便秘型過敏性腸症候群など）
			機能性便排出障害	骨盤底筋協調運動障害 腹圧（努責力）低下 直腸感覚低下 直腸収縮力低下 など

（「日本消化器病学会関連研究会慢性便秘の診断・治療研究会編：慢性便秘症診療ガイドライン 2017，p.3，2017，南江堂」より許諾を得て改変し転載.）

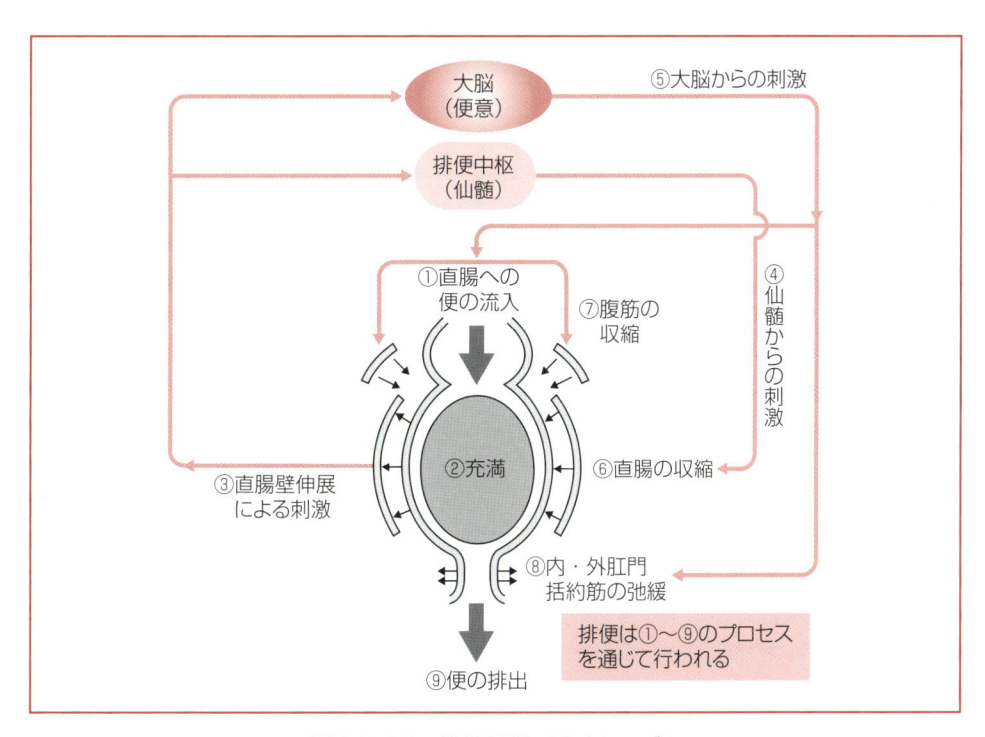

図 10-15 排便が起こるメカニズム

による腸管蠕動運動低下による機能的便秘がある．腸管狭窄や腸管外腫瘍による腸管圧迫は器質的便秘を起こす．

(4) 臨床症状

排便回数，排便量の減少があり，硬い便が排出される．

(5) 検査と鑑別診断

臨床症状を確認し，腹部ならびに直腸の診察を行う．原因となる疾患を診断するためには，尿・血液検査，腹部エックス線検査，大腸内視鏡検査，注腸造影検査などを行う．

(6) 治　療

① 原因疾患の治療：器質的便秘の原因となった疾患の治療を疾患別に行う．
② 生活習慣の改善：水分の摂取，排便習慣の改善を指導する．
③ 下剤の使用：適宜下剤を使用して排便を促す．

15. 下痢

(1) 定義・概念

　下痢は，水分含量の多い液状の糞便を頻回に排出する状態をさす．排便は個人差，あるいは同じ人でも食事内容や環境によって変化するので，一般には，排便回数の明らかな増加，便の液状化，1日の便重量が平均250gを超すときに下痢と定義する．

　下痢にも急性と慢性がある．急性下痢は急激に発症し，しばしば腹痛を伴って1日4回以上の排便がある．持続期間は通常1～2週間である．一方，慢性下痢は必ずしも排便回数とは関係なく，糞便中の水分が200ml以上の軟便を2週間以上にわたって排出している状態をいう．小児や成人では3週間以上，乳児では4週間持続した場合を慢性下痢とする．

(2) 病態生理

　健常者は食事や飲料によって1日に通常約2lの水分を経口で摂取する．これが上部消化管を通過する間に唾液や胃液などが約7l加わり，合計約9lが小腸に流入する．このうち約70％の水分は小腸で吸収され，残り約20％は結腸で吸収される．そして，便に排出される水分は1日わずか0.1～0.2lにすぎない（図10-16）．

　水分の吸収過程に異常が起きると糞便中の水分が増量し，下痢になる．下痢になるメカニズムは，次のようなものがある（図10-17）．

① 浸透圧性下痢：食物が十分に消化されなかったり，本来吸収のわるいマグネシウムやソルビトールを摂取したような場合に，浸透圧の高い溶質が多量に腸管内に存在し，水分の腸管からの吸収を阻害して下痢になる．

② 滲出性下痢：細菌やウイルスなどの感染で消化管が炎症を起こし，腸管壁の透過

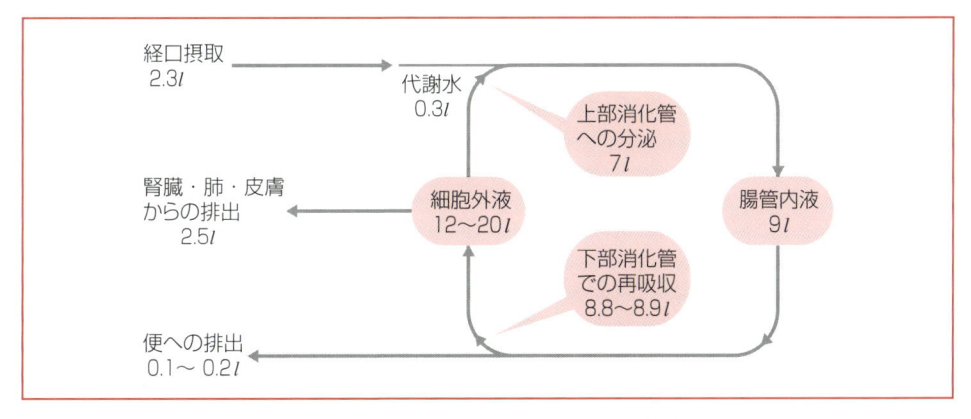

図10-16　体内での水分の循環と排出

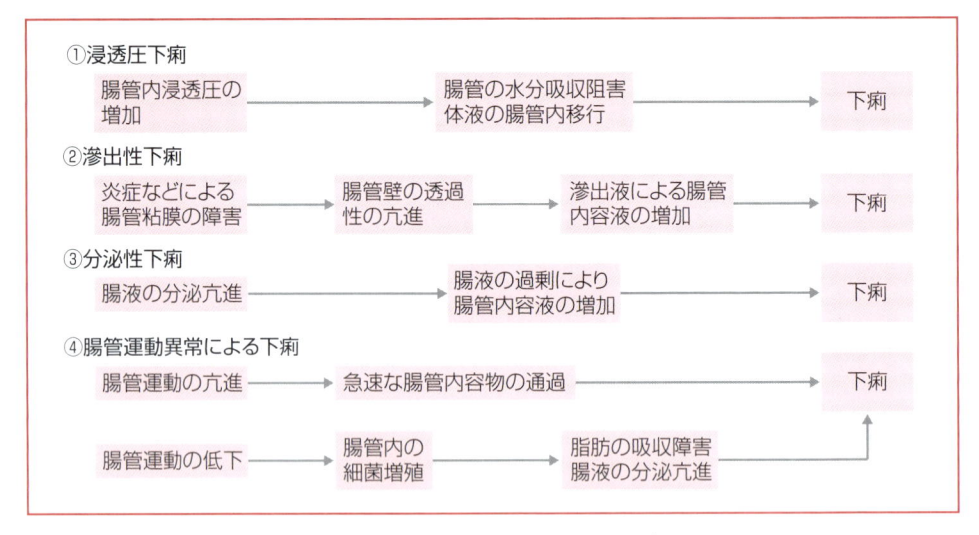

図10-17 下痢の分類とメカニズム

① 浸透圧下痢
腸管内浸透圧の増加 → 腸管の水分吸収阻害 体液の腸管内移行 → 下痢

② 滲出性下痢
炎症などによる腸管粘膜の障害 → 腸管壁の透過性の亢進 → 滲出液による腸管内容液の増加 → 下痢

③ 分泌性下痢
腸液の分泌亢進 → 腸液の過剰により腸管内容液の増加 → 下痢

④ 腸管運動異常による下痢
腸管運動の亢進 → 急速な腸管内容物の通過 → 下痢
腸管運動の低下 → 腸管内の細菌増殖 → 脂肪の吸収障害 腸液の分泌亢進 → 下痢

性が亢進して多量の滲出液が腸管内に排出されて下痢になる．

③ **分泌性下痢**：ホルモンや細菌の毒素の影響で腸管から過剰の分泌が起きて下痢になる．

④ **腸管運動異常による下痢**：過敏性腸症候群や甲状腺機能亢進症などでは腸管運動が過剰に亢進し，腸管内容物が早く通過するために吸収が十分に行われず，下痢になる．逆に，糖尿病や全身性硬化症（強皮症）などで腸管運動が低下すると，腸管内容物の通過が遅延して細菌が増殖し，下痢になる．

（3）分類および原因疾患

下痢を起こす原因疾患は多彩で，腸管蠕動亢進，腸液分泌亢進，吸収障害などを起こして下痢になる（表10-8）．

（4）臨床症状

水分含量の多い排便が頻回に起きる．腹痛，発熱，脱水などを伴うこともある．急性下痢では，とくに発熱や腹痛を伴う場合には食中毒のおそれもあり，注意が必要である（表10-9）．

（5）検査と鑑別診断

臨床症状を確認し，糞便検査を行う．原因を明らかにするために，血液検査や消化管内視鏡検査などを行う．

表 10-8　下痢の原因疾患

感染症	細菌性：赤痢菌，チフス菌，サルモネラ菌，コレラ菌，腸炎ビブリオ，カンピロバクター，腸管病原性大腸菌，Y.enterocolitica，ウェルシュ菌，C.difficile，黄色ブドウ球菌，セレウス菌 原虫：アメーバ，ランブル鞭毛虫 ウイルス：ロタウイルス，ノロウイルス
薬　剤	下剤，抗菌薬，胆石溶解薬，コルヒチンなど
食　事	過食・過飲，食事アレルギー
術　後	胃切除後，幽門形成術後，小腸切除後
炎症性腸疾患	潰瘍性大腸炎，クローン病
過敏性腸症候群	
消化吸収不良疾患	スプルー，乳糖不耐症，蛋白漏出性胃腸症，慢性膵炎
ホルモン産生腫瘍	カルチノイド，水様性下痢低カリウム血症無胃酸（WDHA）症候群，ゾリンジャー・エリソン症候群
全身性疾患	甲状腺機能亢進症，アミロイドーシス，糖尿病，アジソン病，心不全，尿毒症，全身性硬化症

表 10-9　食中毒を引き起こす細菌の特徴

細　菌	潜伏期間	原因食品
コレラ菌	24～72 時間	患者や保菌者により汚染された飲食物
赤 痢 菌	24～72 時間	患者や保菌者により汚染された飲食物
サルモネラ菌	12～36 時間	肉類・卵類（生卵）・乳類とその加工品
大 腸 菌	24～72 時間	患者や保菌者，ペットにより汚染された飲食物
ブドウ球菌	4～8 時間	調理従事者の化膿巣により汚染された食品（弁当・寿司など）

(6) 治　療

　原因疾患に応じた治療を行う．下痢が続くと脱水になるので，水分と電解質を補給する．また，必要により，止痢薬を使用する．

16. 月経異常

(1) 定義・概念

　　健康な女性にみられる周期的な月経の開始や停止に異常があったり，月経量が多かったり，月経に伴って腰痛などが強い状態を月経異常という．

(2) 病態生理

　　月経は排卵に伴う現象で，排卵を調節する卵巣機能に異常があると月経異常になる．また，子宮内膜症や子宮筋腫などの卵巣，子宮疾患があれば月経異常が起こる．

(3) 分類および原因疾患

　　月経異常には，月経の開始と終止の異常，過多月経，月経困難症がある．
　　月経の開始と停止の異常には，思春期早発症，原発性無月経，早発閉経などがあるが，内分泌疾患や精神的ストレスが原因になる続発性無月経も多くみられる．
　　過多月経は月経量が多い状態で，子宮筋腫が原因として最も多い．子宮筋腫は40歳代に発症しやすく，鉄欠乏性貧血を起こす．
　　月経困難症は，月経の周期と連動して下腹部痛や腰痛などを訴えるもので，子宮筋腫，子宮内膜症，機能性月経困難症などが原因になる．

(4) 臨床症状

　　適齢期になっても月経がない，月経が予想よりも早く終わるなど，月経の開始や終始に異常のある場合や，月経量の多寡，月経に伴う腰痛などの症状がみられる．

(5) 検査と鑑別診断

　　婦人科診察が基本となり，内分泌ホルモン検査，超音波検査，CT検査，MRI検査，腫瘍マーカー検査（CA125など）により，原因となる疾患を鑑別する．ターナー症候群などの先天性疾患による原発性無月経の診断には，染色体検査も必要になる．

(6) 治　療

　　卵巣機能不全や月経困難症に対しては，ホルモン療法が行われる．子宮筋腫で自覚症状や貧血が強い場合には，手術の適応になる．

17. 不正性器出血

(1) 定義・概念

生理的な出血（月経，分娩，産褥）以外に女性性器から病的に出血する場合をいう．

(2) 病態生理

子宮筋腫，子宮癌など子宮の疾患や，異常妊娠などに伴って器質的に起こる不正出血と，卵巣機能不全によって起こる機能性不正性器出血がある．特発性血小板減少性紫斑病や白血病などによる出血傾向が原因になることもある．

(3) 分類および原因疾患

婦人科疾患による場合と，妊娠・分娩出産に関連するものがある（表 10-10）．

(4) 臨床症状

本来の月経とは関係なく女性性器から出血する．月経困難症では下腹部痛や腰痛を伴う．

(5) 検査と鑑別診断

子宮癌などの器質的疾患を診断するために，婦人科診察，超音波検査，CT 検査，MRI 検査，腫瘍マーカー検査が行われる．機能的疾患を診断するには，内分泌ホルモン検査が行われる．

(6) 治療

器質的疾患に対しては，手術療法の適応になることがある．ホルモン療法も行われる．

表 10-10 不正性器出血のおもな原因

1 婦人科疾患	2 産科疾患	
① 月経困難症	① 子宮外妊娠	⑦ 癒着胎盤
② 性器外傷	② 流産	⑧ 子宮穿孔
③ 子宮頸癌	③ 前置胎盤	⑨ 子宮頸管裂傷
④ 子宮体癌	④ 常位胎盤早期剥離	
⑤ 子宮筋腫	⑤ 早産	
⑥ 機能性子宮出血	⑥ 弛緩出血	

18. 排尿障害

（1）定義・概念

排尿障害は，膀胱に尿を貯留し，尿を排泄するという機能が障害されている状態をいう．

（2）病態生理

排尿障害には，尿排出障害と蓄尿障害とがある．

尿排出障害は，下部尿路が閉塞されたり，排尿筋の機能が障害されて起こる．尿をスムーズに出すことができず，排尿しようとしても時間がかかったりする．この状態を排尿困難という．また，完全に膀胱内にたまった尿を排出できなかったり（残尿），膀胱に尿が充満しても排出できないこともある（尿閉）．

蓄尿障害は，下部尿路の炎症や排尿にかかわる神経の障害で起こる．蓄尿障害では，膀胱に尿を適切にためておくことができず，不適当な場所や時間に不随意に尿が出てしまう．神経障害のない患者では，笑ったりしたときに失禁する腹圧性尿失禁がみられる．

（3）分類および原因疾患

下部尿路閉塞による尿排出障害は，男性は前立腺肥大や前立腺癌などの前立腺疾患が最も多く，尿道狭窄がそれに続く．女性では，外尿道口狭窄，子宮脱や膀胱瘤などでみられる．排尿筋機能低下は，糖尿病，骨盤内手術後，神経因性膀胱などで発生する．

蓄尿障害は，下部尿路の炎症，中枢神経障害，神経因性膀胱などが原因になる．

（4）臨床症状

排出障害の程度によって，排尿困難，残尿，尿閉などが起こる．蓄尿障害では尿失禁が起こる．

（5）検査と鑑別診断

尿検査，腹部エックス線検査，超音波検査，CT 検査などを行い，排尿困難をきたす疾患がないか確認する．蓄尿障害が疑われる場合には，残尿測定や尿流量測定を行う．

（6）治　療

排出障害には排尿筋収縮か尿道括約筋弛緩を起こす薬物を使い，蓄尿障害には排尿筋弛緩か尿道括約筋収縮を起こす薬物を使用する．効果が十分でないときには手術も考慮される．

19. 乏尿・無尿

（1）定義・概念

健康成人では1日尿量はおよそ800～1,600 mlである．1日の溶質排泄量を維持して水電解質平衡を保つには，最低500 mlの排尿が必須である．1日尿量が400 ml以下あるいは時間尿量にして20 ml以下を乏尿，100 ml以下を無尿とする．

（2）病態生理

尿量が減少し，乏尿・無尿になるのは，腎臓を中心にして病態を考察する（図10-18，70頁 第4章図4-19）．

第1に腎前性のメカニズムである．出血や脱水で体液循環量が減少したり，低血圧や循環障害では腎臓への血流量が減少する．この結果，腎糸球体での濾過量が減少し，尿量が減少する．

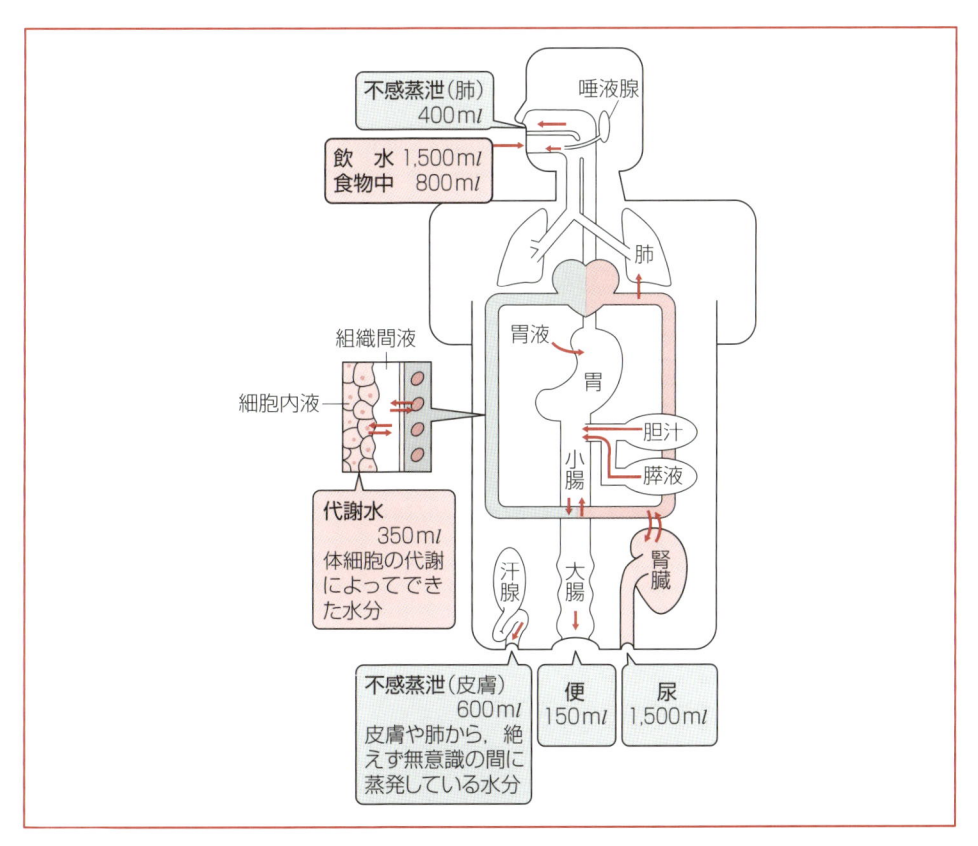

図10-18　1日当たりの水の出納（概数）
　は水の摂取量・代謝水で合計2,650ml，　は水の排出量で合計2,650mlで等しい値となる．

表 10-11　乏尿・無尿の原因疾患

乏尿・無尿	腎前性	体液量の減少：出血，脱水，下痢，嘔吐 血圧の低下：ショック 循環障害：心不全，心筋梗塞，腎血管攣縮あるいは閉塞
	腎性	急性尿細管壊死，急性間質性腎炎，急性腎盂腎炎，急性糸球体腎炎，急速進行性糸球体腎炎，慢性腎不全（急性増悪，末期）
	腎後性	尿道閉塞 膀胱頸部狭窄：前立腺肥大，前立腺癌 両側尿管閉塞

　第2は腎性メカニズムである．腎臓の糸球体機能が障害され，尿の生成が十分に行われず，尿量が減少する．

　第3は，腎後性メカニズムである．腎臓で尿は通常量に生成されるものの，腎盂，尿管，膀胱にいたる過程で尿路の障害があって尿が流れず，尿量が減少する．尿路の結石，腫瘍，炎症，外傷などが原因となる．

　なお，膀胱まで尿が達しているのに膀胱頸部や尿道が腫瘍，結石，炎症などによって閉塞されて排尿できない病態を尿閉という．尿道カテーテルを挿入すると排尿される．

(3) 分類および原因疾患

　腎前性，腎性，腎後性の尿量減少をきたす原因疾患としておもなものを表10-11に示す．

(4) 臨床症状

　排尿量の減少がある．このほか原因疾患によって臨床症状がでる．たとえば腎前性の原因となる低血圧では，ショック症状がある．腎不全の場合には，全身倦怠感，食欲不振などの症状がある．

(5) 検査と鑑別診断

　尿検査，血液検査，血液生化学検査（とくに尿素窒素，クレアチニン，アルブミン，β_2ミクログロブリン，電解質），胸部エックス線検査，腹部エックス線検査，腹部エコー検査，腹部CT検査などを行って原因疾患を診断する．

(6) 治　療

　腎前性尿量減少には，病態に応じて水分と電解質を補充する．腎性尿量減少には，利尿薬投与，食事療法（蛋白制限，塩分制限）を行い，必要に応じて副腎皮質ホルモン薬治療，透析療法などを行う．腎後性尿量減少の場合，結石症や腫瘍に対しては外科的処置が必要になることもある．

20. 多尿

(1) 定義・概念

尿量が増加し，1日 2,000〜2,500 ml 以上の場合を多尿という．

(2) 病態生理

生体内の水分量は，循環血漿量，血漿浸透圧によって維持され，これらは水・ナトリウム代謝や血管の収縮・拡張が調節している（図 10-19）．

水分が多量に喪失して血漿浸透圧が上昇すると，下垂体後葉からバソプレシン（抗利尿ホルモン：ADH）が放出され，腎遠位尿細管や集合管から水分の再吸収が促進し，飲水量も増加して血漿浸透圧を低下するように作用する．また循環血漿量も減少し，その結果，レニン・アンジオテンシン系が活性化され，細小動脈が収縮して血圧が上がる（図 10-20）．副腎皮質からはアルドステロンが分泌され，腎臓でのナトリウムと水の再吸収が亢進して循環血漿量を増大するように作用する．

逆に，水分が過剰で循環血漿量が増加した場合には，バソプレシンやアルドステロンの分泌が減り，過剰の体液を排出し，心房性および脳性ナトリウム利尿ペプチドによってナトリウムが尿中に排泄され，循環血漿量を減少させる．

これらの水分調節機構に障害が起きれば多尿になる．

(3) 分類および原因疾患

多尿は，尿浸透圧から低張性利尿（水利尿）か非低張性利尿（浸透圧利尿）に分類され，そのうえで原因疾患を考える（図 10-20）．

低張性利尿は，バソプレシンの濃度が低い場合（中枢性尿崩症）と，バソプレシンに

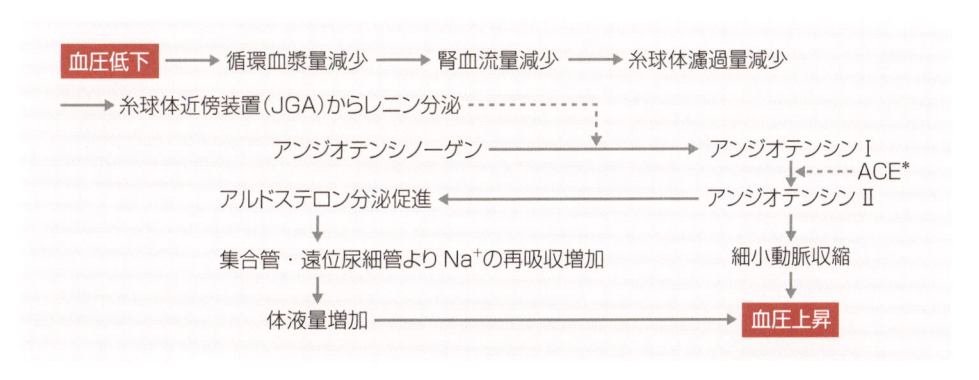

図 10-19 レニン・アンジオテンシン・アルドステロン系による水分量の調節
*ACE：アンジオテンシン変換酵素

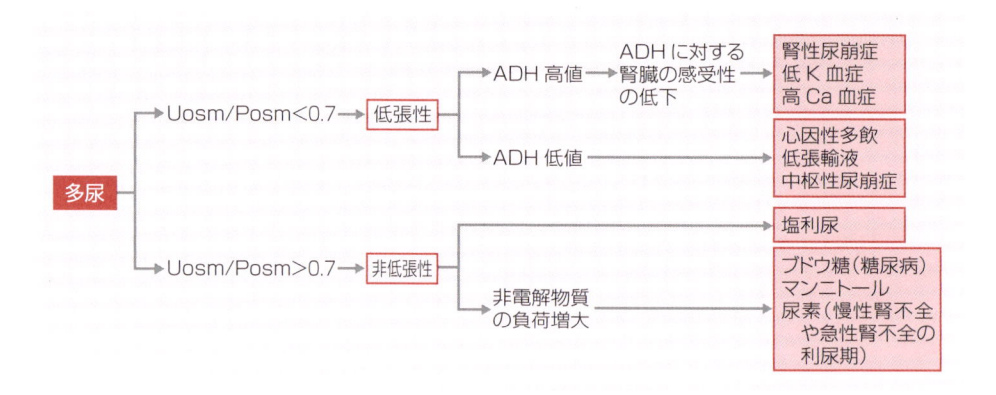

図 10-20 多尿の鑑別方法
Uosm は尿浸透圧，Posm は血漿浸透圧，ADH はバソプレシンを示す．

表 10-12 多尿の原因疾患

腎における水保持の異常	尿崩症	中枢性尿崩症，腎性尿崩症
	腎障害	腎盂腎炎，骨髄腫腎，アミロイドーシス，水腎症，慢性腎炎，尿細管性アシドーシス，ファンコニー症候群，高 Ca 血症，低 K 血症，腎血管性高血圧，急性腎不全利尿期，囊胞腎，痛風腎
	浸透圧利尿	糖尿病，慢性腎不全，その他（マンニトール投与，生理食塩液大量投与）
心因性多飲		

対する腎臓の感受性が低下している場合（腎性尿崩症）とがある．また，水を飲み過ぎて起きる心因性多飲症もある（表 10-12）．

等張性利尿は，ブドウ糖（糖尿病），マンニトール（マニトール輸液），尿素（慢性腎不全，急性腎不全の利尿期など）などの非電解質や，電解質（輸液過剰など）が尿細管に溶質負荷過剰となり，尿の濃縮力が低下して浸透圧利尿となる．

(4) 臨床症状

尿量が多く，心因性多飲症や浸透圧利尿では水分摂取が多くなっている．

(5) 検査と鑑別診断

尿量と尿・血漿浸透圧を測定する．水利尿では水制限試験を行い，心因性多尿を鑑別する．

(6) 治療

脱水にならないよう，水分と電解質を適宜補う．さらに，原因疾患に応じて適切な治療を行う．

21. 浮腫

(1) 定義・概念

浮腫は，細胞外液とくに組織間液量（間質液量）が増加して起こる．下腿に生じることが多く，脛骨前面を指で押すと圧痕が残る（63頁図4-13）．

(2) 病態生理

体重の約60％は水，すなわち体液で，このうちの約2/3は細胞内に，約1/3は細胞外にある（図10-21）．細胞外液のおよそ1/4は血管内にあり，残りは組織間質にある．血管内の血漿と組織間液の間は，動脈圧，毛細血管圧，静脈圧，膠質浸透圧によって水分の移動が調節されている（図10-22）．このバランスが乱れて組織間液が過剰に増えると浮腫になる．

浮腫は，局所循環の変化や，水・ナトリウム代謝の変化による水分貯留などの全身性因子が関与して起きる（図10-23）．局所循環の変化は，毛細血管圧の上昇（心不全や腎不全による静脈系容量の増加，局所での静脈閉塞），血漿浸透圧の低下（ネフローゼ症候群，肝硬変，低栄養などによる血漿アルブミンの低下），毛細血管透過性の亢進（熱傷，外傷，炎症，アレルギー反応など），リンパ管の閉塞（癌のリンパ節転移など）などで

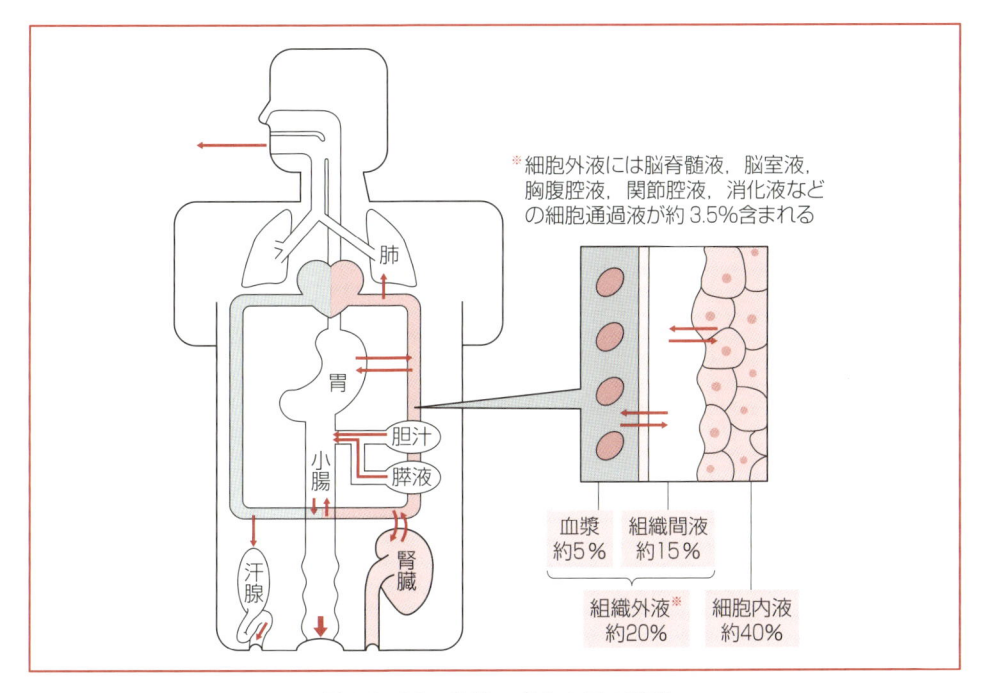

図10-21 体液の分布とその移動

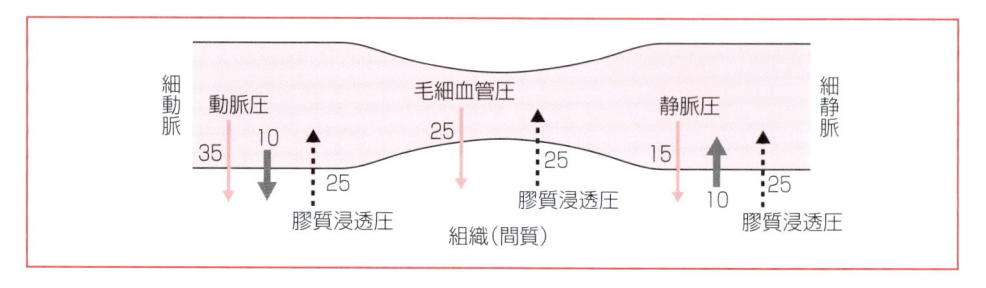

図 10-22 血漿-細胞間の限外濾過の法則（単位：mmHg）
膠質浸透圧と動脈圧・静脈圧の２つの因子が均衡を保つことによって，見かけ上の水の移動はなく，安定している

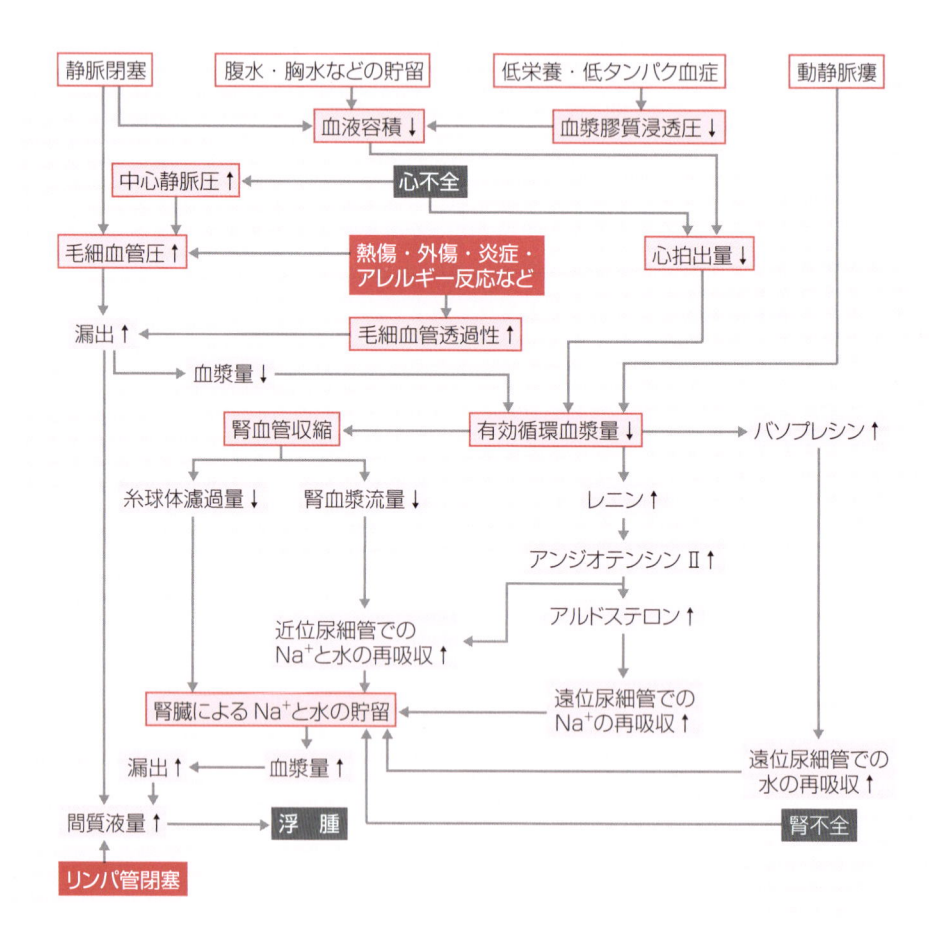

図 10-23 浮腫が起こるメカニズム

起きる．

（3）分類および原因疾患

浮腫には，全身性と，局所性とがある（表 10-13）．局所性浮腫は局所因子がおもに原因となり，全身性浮腫は全身性因子と局所性因子が組み合わさって発生する．

表 10-13　浮腫の原因疾患

全身性浮腫	
心原性浮腫	うっ血性心不全
肝性浮腫	肝硬変
腎性浮腫	糸球体腎炎，ネフローゼ症候群，腎不全
内分泌性浮腫	甲状腺機能低下症，月経前浮腫，インスリン浮腫
薬物性浮腫	女性ホルモン（経口避妊薬），血管拡張薬，抗炎症薬
低栄養性浮腫	飢餓，蛋白漏出性胃腸症，脚気
妊　娠	正常妊娠，妊娠高血圧症候群
特発性浮腫	
局所性浮腫	
リンパ性浮腫	象皮病，悪性腫瘍リンパ節転移
静脈性浮腫	静脈瘤，上大静脈症候群，静脈血栓症
動静脈瘻	
血管神経性浮腫	遺伝性（クインケ浮腫），非遺伝性
炎症アレルギー	

（4）臨床症状

浮腫の部分は腫れぼったくなる．浮腫が進行すると，腹腔内や胸腔内にも水分が貯留し，それぞれ腹水，胸水と呼ばれる．

（5）検査と鑑別診断

尿検査，血液検査，血液生化学検査を行い，さらに心電図検査，胸部エックス線検査，心臓エコー検査などで浮腫の原因疾患を鑑別する（図 10-24）．

（6）治　療

安静にして，適宜利尿薬を使用する．必要に応じて塩分および水分の摂取を制限する．原因疾患を確定してそれぞれに応じた治療を行う．

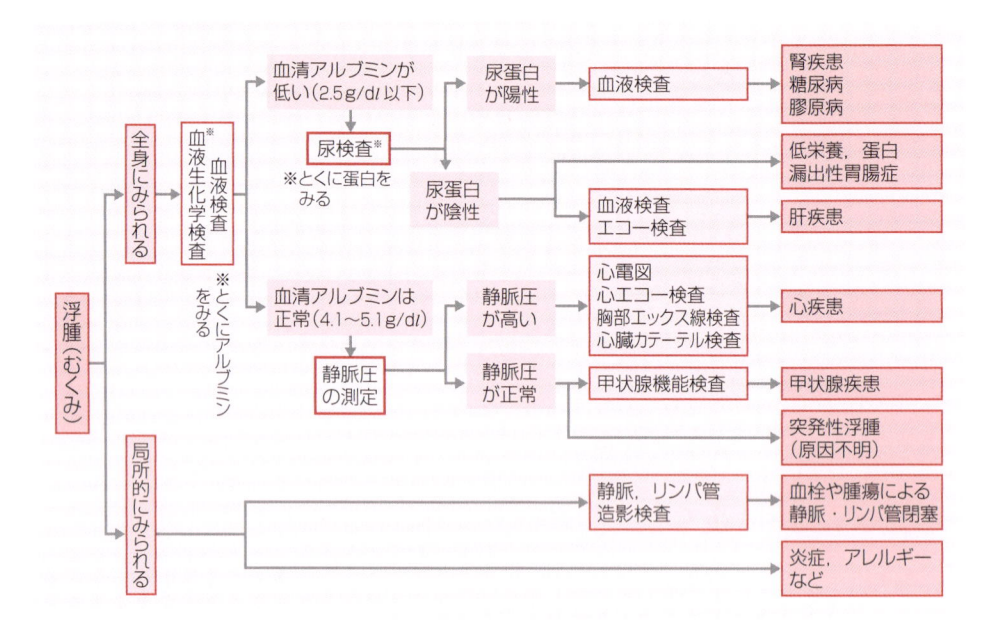

図10-24 浮腫の診察の進め方

22. 肩こり

(1) 定義・概念

肩にこり，張り，こわばり，重圧感，痛みなどを訴えるものである．

(2) 病態生理

僧帽筋を中心とした肩甲帯筋群に持続的な筋緊張，うっ血や浮腫によって起こると考えられる（図 10-25）．

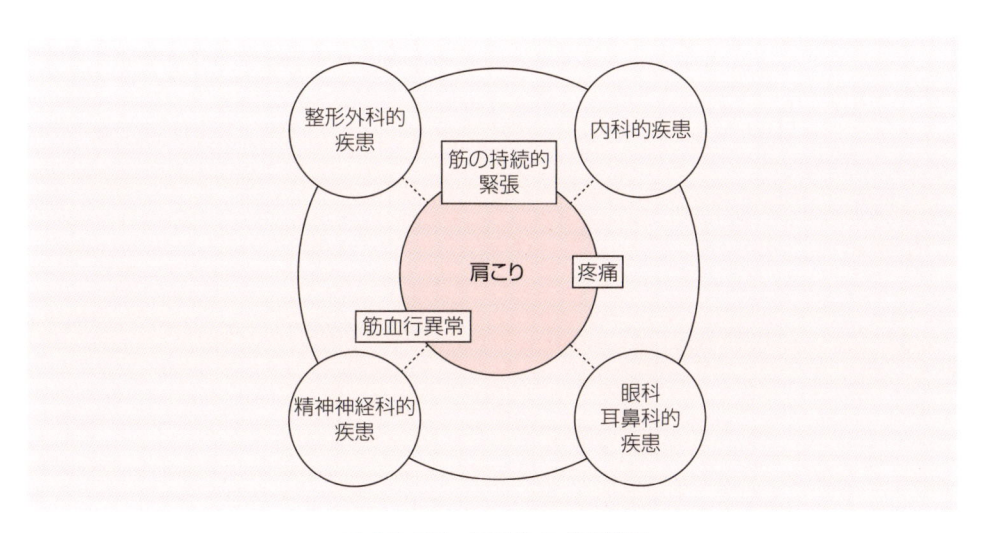

図 10-25 肩こりの成立機序
(和合健二：腰痛・背痛・肩こり．南江堂，上田英雄ほか編)

表 10-14 肩こりの原因疾患

1. 頸椎の疾患
   変形性頸椎症，椎間板ヘルニア，後縦靱帯骨化症，頸椎管狭窄症など
2. いわゆる五十肩（肩関節周囲炎）
3. 頸肩腕症候群
4. 頸髄腫瘍，後頭蓋窩腫瘍
5. 姿勢異常
6. 過労
7. 頭痛（緊張性頭痛，高血圧など）
8. 心身症，とくに抑うつ状態
9. 循環器系疾患
10. 消化器系疾患
11. 眼科・耳鼻科的疾患

(3) 分類および原因疾患

高血圧，更年期障害，頸椎疾患，胸郭出口症候群，動揺肩，なで肩などが原因となる（表 10-14）．

(4) 臨床症状

肩のこり，張り，痛みなどが続く．

(5) 検査と鑑別診断

頸椎疾患や胸郭出口症候群などを鑑別するために頸椎エックス線検査や CT 検査などが行われる．

(6) 治療

頸椎疾患などが原因となっている場合には，手術治療を含め，原因疾患の治療を優先する．肩こりそのものの症状を軽減するには，湿布薬や消炎鎮痛薬で対症的に治療する．指圧，マッサージ，運動療法などの理学療法が行われることもある．

23. 頸肩腕痛

(1) 定義・概念

頸部の疾患が原因となって頸部，項部，肩部，胸部などに痛みがある病態を総称して，頸肩腕痛，頸腕症候群，頸症候群，頸椎症などと呼ぶ．

(2) 病態生理

頸椎は，頭部と胸郭にはさまれ，生理的な前彎を呈して大きな運動性を有する特徴がある．ここを神経や血管が走行しており，頸椎や筋肉によって圧迫され，障害を受けて疼痛を生じることがある（図 10-26）．

(3) 分類および原因疾患

頸肩腕痛を生ずる原因には，頸椎や筋肉の異常などがある（表 10-15）．

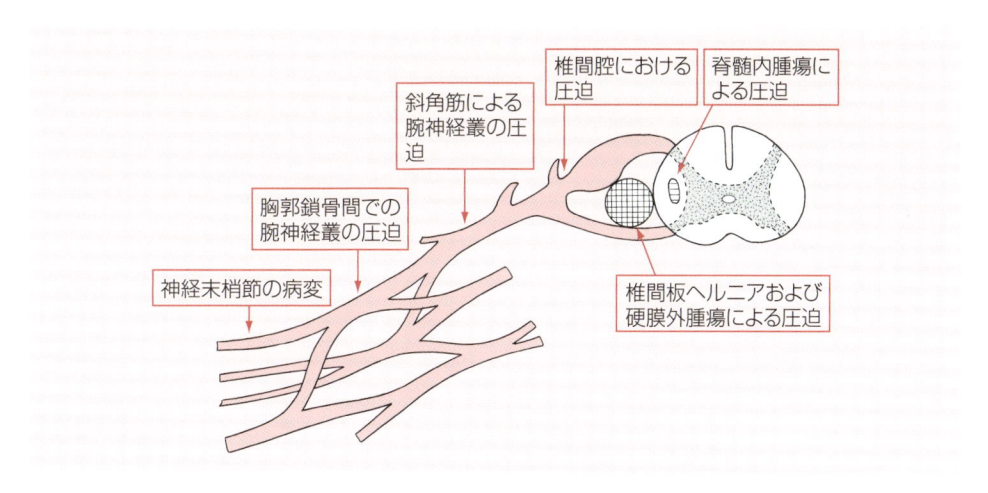

図 10-26　肩の痛みと上肢の放散痛を起こす原因

表 10-15　頸肩腕痛の原因疾患

先天異常	先天性頸椎癒合，半椎，頸肋，斜頸など
頸椎・頸髄疾患	頸椎損傷，頸部椎間板ヘルニア，鞭打ち症候群，変形性脊椎症，頸髄腫瘍，後縦靱帯骨化症など
その他	斜角筋症候群，肋鎖症候群，肩手症候群，肩関節周囲炎，筋・筋膜炎など

表 10-16　病変部位による自覚症状

椎間板の病変	頸痛
神経根の病変	上肢神経痛
脊髄の病変	四肢麻痺
自律神経の病変	眼，耳，鼻症状
神経・血管圧迫症状	疼痛，感覚異常，運動障害，筋力減退，血行障害

（4）臨床症状

病変の部位によって，表 10-16 のような症状がある．

（5）検査と鑑別診断

頸椎や筋肉の疾患を鑑別診断するために頸部エックス線検査，CT 検査，MRI 検査などを行う．

（6）治　療

原因が判明すれば，それに対応した治療を行う．また疼痛を除く目的で，湿布薬や消炎鎮痛薬で対症的に治療したり，指圧，マッサージ，運動療法などの理学療法を行うこ

ともある.

24. 肩関節痛

(1) 定義・概念

急性または慢性的に肩の痛みを訴えるものをいう.

(2) 病態生理

肩関節痛は外傷などで急性に起こったり，肩関節周囲炎などの炎症で慢性的に起こることがある.

(3) 分類および原因疾患

肩関節痛をきたす疾患には表 10-17 に示すようなものがある.

(4) 臨床症状

肩関節に疼痛，運動障害がある.

(5) 検査と鑑別診断

疼痛のある肩関節のエックス線検査，CT 検査，MRI 検査などが行われる.

(6) 治療

脱臼や急性関節炎のある場合には原因疾患を治療する．慢性的な肩関節痛には，消炎鎮痛薬，湿布薬，理学療法などで対症療法を行う.

表 10-17 肩関節痛をきたす疾患

急性肩関節痛	外傷に伴う	肩関節脱臼，肩鎖関節脱臼など
	外傷または疲労による	腱板炎，肩峰下滑液包炎，動揺性肩関節症など
	外傷に無関係	急性関節炎
慢性肩関節痛	肩関節周囲炎，腱板炎，肩峰下滑液包炎，関節リウマチ，結核性肩関節炎など	

25. 上肢痛

(1) 定義・概念

上肢に疼痛を訴える状態である．

(2) 病態生理

上肢痛には，脊椎や骨関節由来，神経性，筋靱帯性，血管性のものなどがある．

(3) 分類および原因疾患

上肢痛の原因になるおもな疾患は表10-18のようなものがある．

(4) 臨床症状

痛みの性質は一過性であったり，徐々に強くなったり弱まるなどさまざまである．また，鋭い疼痛やしびれ感，こり感など，程度も種々である．

(5) 検査と鑑別診断

上肢エックス線検査，CT検査，MRI検査などで原因疾患を鑑別する．

(6) 治療

原因疾患が確定できる場合には原因疾患の治療を行う．対症的には，消炎鎮痛薬，湿布，理学療法などが行われる．

表10-18 上肢痛のおもな原因疾患

脊椎原性疼痛	椎間板ヘルニア，脊椎症，後縦靱帯骨化症
外傷性疼痛	寝違え，脱臼，骨折
筋靱帯性疼痛	寝違え，頸肩腕症候群，筋・筋膜疼痛症，多発性筋炎
血管性疼痛	血行障害，胸郭出口症候群
腫瘍	上肢の骨軟部悪性腫瘍

26. 腰下肢痛

(1) 定義・概念

腰から下肢にかけて痛みがある状態である．

(2) 病態生理

　　脊柱の障害で脊柱と脊柱起立筋のアンバランスがあると，脊柱の抗重力機能の低下を補うために起立筋が過度に作用して筋肉は疲労状態となり，循環障害，酸素欠乏，疲労物質蓄積を起こして筋肉痛が発生する．変形性脊椎症，骨粗鬆症などの脊椎の異常に伴う腰痛ではこのような機序で起こる．また，消化器疾患，腎尿路系疾患，婦人科疾患などでも腰痛が起こりうる．

　　下肢痛は神経根性の障害によって起きたり，骨や関節疾患，筋靱帯疾患，血管障害などが原因になる．

(3) 分類および原因疾患

腰痛の原因になるおもな疾患には表10-19に示すようなものがある．

(4) 臨床症状

　　疼痛のほか，歩行障害（間欠性跛行など），筋力低下，感覚障害，腱反射異常などが起こりうる．

表 10-19　腰痛の原因になるおもな疾患

さまざまな原因	腰部脊柱管狭窄症
椎間板疾患	椎間板変性，椎間板ヘルニア
腰椎構築異常	脊椎分離・すべり症，側彎症，腰仙部奇形
脊椎の老化	変形性脊椎症，骨粗鬆症
筋・筋膜性疾患	腰部筋筋膜症，腸腰筋炎など．
外　傷	腰部挫傷・捻挫，圧迫骨折，横突起骨折
炎　症	脊椎カリエス，化膿性脊椎炎，強直性脊椎炎
腫　瘍	脊椎腫瘍，脊髄腫瘍，癌脊椎転移
内臓疾患	消化管癌，尿路結石，子宮筋腫，付属器炎
心因性	自律神経失調症，神経症，うつ病

(5) 検査と鑑別診断

神経学的診察をていねいに行う．検査では腰椎エックス線検査，CT検査，MRI検査などを行う．

(6) 治　療

骨折，腫瘍，炎症など，原因が明らかな疾患の場合には，手術療法を含め，原因を除去する治療を行う．原因が不明の腰痛症や慢性腰痛に対しては，安静，消炎鎮痛薬，筋弛緩薬，循環改善薬などによる薬物療法，牽引療法，硬膜外ブロック療法，理学療法，コルセット療法などで対症療法を行ったり，体操療法で筋の強化を図ったりする．日常生活では，むりな姿勢で棚の上の物を取ったりしないように注意する．

27. 関節痛

(1) 定義・概念

肘関節，膝関節などの関節に感じる自発痛，圧痛，運動痛をいう．

(2) 病態生理

関節軟骨と骨皮質には神経がなく痛覚はないが，関節包，滑膜，靱帯，関節付近の骨膜には感覚神経終末枝が分布する．これらの部位に，炎症，外傷，関節面不適合，関節腔内の微小結晶沈着，腫瘍などの病変が及んだり，関節付近の筋肉攣縮，関節内貯留液増加や出血などで関節痛が生じる．

変形性膝関節症では，内側の膝関節軟骨がすり減り，関節を包んでいる関節包に炎症が起きて関節包が腫脹し，痛みが生じる．関節のなかに関節液が過剰に貯留すると炎症はさらに悪化し，さらに関節軟骨の摩耗が進んで大腿骨と脛骨が直接にぶつかるようになると痛みが増強する（図10-27）．

(3) 分類および原因疾患

関節に炎症を及ぼす膠原病，感染症，腫瘍，代謝性疾患，変形性疾患などで関節痛が起きる（表10-20）．

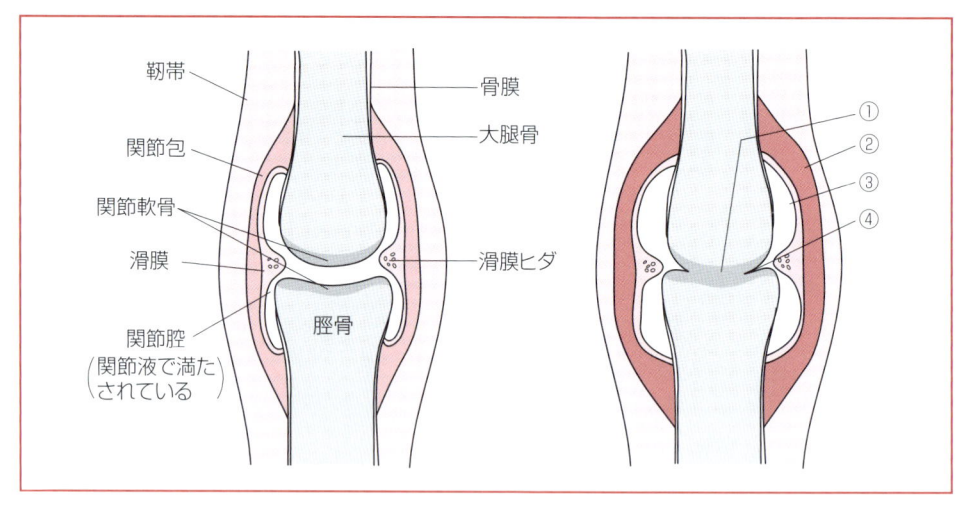

図10-27 変形性膝関節症が起こるメカニズム（左：健常，右：変形性膝関節症）

変形性膝関節症では，①関節軟骨が磨耗し，②関節包に炎症が起こり，③関節液が過剰に貯留している．症状が悪化すると，④大腿骨と脛骨が直接ぶつかる

表10-20 関節痛の原因疾患

膠原病とその類縁疾患	関節リウマチ，多発筋炎／皮膚筋炎，リウマチ性多発筋痛症，好酸球性筋膜炎，再発性多発軟骨炎，全身性エリテマトーデス，大動脈炎症候群，全身性硬化症（強皮症），リウマチ熱，ベーチェット病
感染症	結核症，敗血症，梅毒，ウイルス性肝炎，感染性心内膜炎，伝染性単核症，風疹
腫瘍	関節周辺の骨腫瘍，悪性腫瘍の関節周辺骨転移，悪性リンパ腫，骨髄腫，骨肉腫，軟骨肉腫
代謝性疾患	ポルフィリン症，痛風，偽痛風
変形性疾患	変形性関節症
その他	骨組織球症，外傷，結節性紅斑，肩関節周囲炎，血友病，アミロイドーシス，薬物アレルギー

（4）臨床症状

急性炎症では関節に刺激を加えなくても自発痛があり，さらに関節を圧迫すると圧痛がある．また，急性炎症，慢性炎症，血行障害，変形などでは関節運動を行うと痛くなり，運動痛として訴えられる．

（5）検査と鑑別診断

血液検査，関節エックス線検査，関節造影検査，エコー検査，CT検査，MRI検査，シンチグラフィ，関節液検査などを行って原因疾患を鑑別する．

(6) 治療

原因疾患が特定できれば，それぞれに応じた治療を行う．痛みの強い時は安静にして，湿布薬や消炎鎮痛薬を適宜使用し，対症療法を行う．

28. 運動麻痺

(1) 定義・概念

筋肉に脱力はないのに，随意的に運動ができない状態を運動麻痺という．

(2) 病態生理

運動をつかさどる運動中枢から末梢神経，筋線維までのどこかの部位に出血や腫瘍などによって障害が生じて，運動麻痺が起こる．

(3) 分類および原因疾患

運動麻痺は種々の観点から表10-21のように分類できる．

(4) 臨床症状

末梢神経の障害による末梢性運動麻痺では，深部腱反射は消失し，病的反射はみられない．筋障害では筋萎縮がある．中枢性運動麻痺では原則として病初期には筋萎縮はなく，腱反射の亢進と病的反射の出現がみられる．

(5) 検査と鑑別診断

運動麻痺は神経学的診察で確認する．原因を明らかにするために，血液生化学検査，

表10-21 運動麻痺の分類

麻痺の強さによる分類	・完全麻痺 ・不全麻痺
麻痺の分布による分類	・一側上肢や下肢の麻痺――単麻痺 ・両下肢の麻痺――対麻痺 ・両側上下肢の麻痺――四肢麻痺 ・片側の上下肢の麻痺――片麻痺
障害部位による分類	・上位運動ニューロン障害――中枢性運動麻痺 ・下位運動ニューロン，神経筋接合部，筋障害――末梢性運動麻痺

脊椎エックス線検査，髄液検査，脳CT検査，脳MRI検査などを行う．

（6）治　療

原因疾患に対して治療法のある場合には原因に対して治療する．治療法が確立していない疾患にはリハビリテーション（理学療法など）で対応する．

29. 食欲不振

（1）定義・概念

食物を食べたいという生理的な欲求である食欲が低下もしくは消失した状態をいう．

（2）病態生理

食欲は，視床下部外側核にある空腹中枢と，視床下部腹内側核にある満腹中枢によってコントロールされている（図10-28）．空腹中枢が刺激されると食欲を感じ，満腹中枢が刺激されると食欲が抑制される．これらの中枢は，血糖値，インスリン・グルカゴン・甲状腺ホルモン・副腎皮質ホルモンなどのホルモン刺激，胃壁をはじめとする消化管粘膜の緊張状態などの影響を受ける．さらに食欲は，視覚，嗅覚，味覚への刺激にも影響され，精神，心理，記憶などの大脳皮質の働きの作用も受ける（図10-29）．

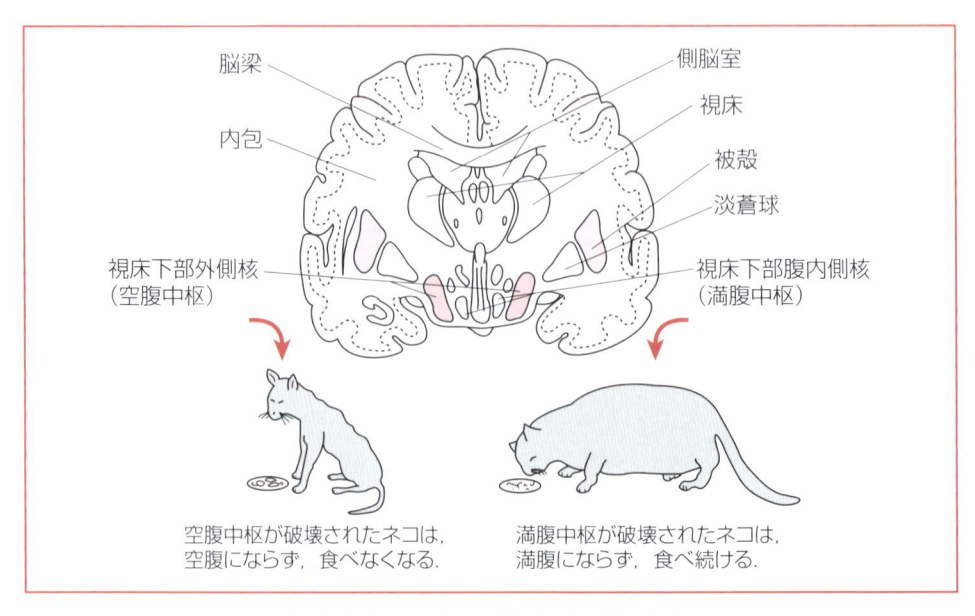

図10-28　空腹・満腹中枢と摂食行動

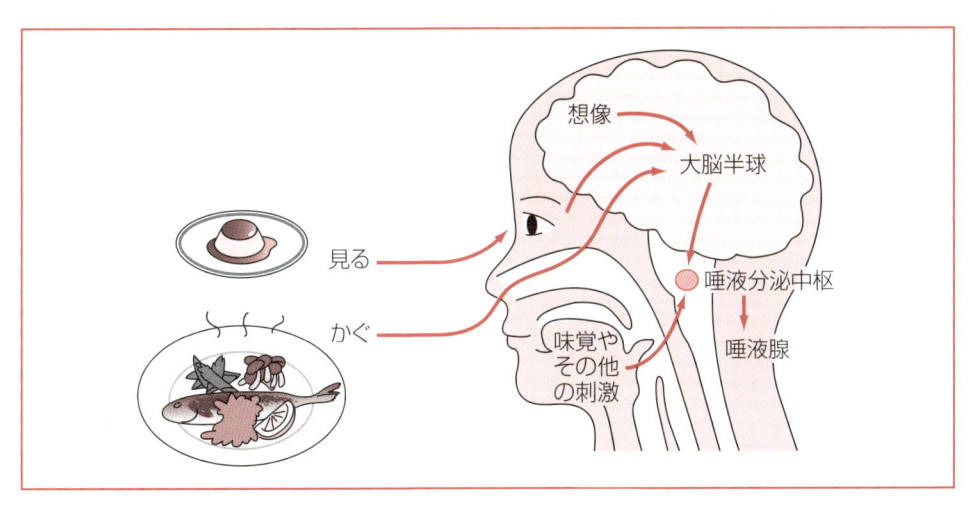

図 10-29　視覚，嗅覚，味覚によっても食欲をかきたてる
好きなデザートを見たり，肉の焼けたにおいをかいだりすると，唾液分泌中枢が刺激され，唾液腺から唾液が分泌される．また，胃腸運動が活発になる

表 10-22　食欲不振の原因

生理的要因	ストレス，過労・睡眠不足，二日酔い，妊娠悪阻（つわり），運動不足
環境要因	高温・多湿（夏バテ），食事がまずい，口に合わない
病的要因	消化器疾患：胃・十二指腸潰瘍，急性胃炎，慢性胃炎，胃癌，胆石症，急性肝炎，慢性肝炎，肝硬変，肝臓癌，膵臓癌，過敏性腸症候群，急性腸炎，大腸癌
	感染症：上気道炎，気管支炎，肺炎，尿路感染症，敗血症，ウイルス感染症
	内分泌疾患：甲状腺機能低下症
	脳血管障害：脳梗塞，脳出血
	血液疾患：鉄欠乏性貧血，白血病，悪性リンパ腫
	腎疾患：腎炎，腎不全
	精神神経疾患：うつ病，不安障害
悪性腫瘍	腫瘍による食欲低下物質の産生，抑うつ状態，癌性疼痛
薬剤による副作用	抗菌薬，非ステロイド性消炎鎮痛薬，降圧薬，抗癌薬など

　食欲不振は，食欲をコントロールする中枢性，末梢性の調節が障害されて起きる．病的な要因だけでなく，生理的要因や環境要因も加わることがある（表10-22）．

（3）分類および原因疾患

　食欲不振は，消化器疾患をはじめ多くの疾患で発生しうる（表10-23）．急性肝炎，慢性肝炎の急性増悪，高齢者の胃潰瘍，うつ病などが原因になったりする．

表 10-23 食欲不振を来すおもな疾患

消化器疾患	胃・十二指腸潰瘍，急性胃炎，慢性胃炎，胃癌，胆石症，急性肝炎，慢性肝炎，肝硬変，肝臓癌，膵臓癌，過敏性腸症候群，急性腸炎，大腸癌
感染症	上気道炎，気管支炎，肺炎，尿路感染症，敗血症，ウイルス感染症
内分泌疾患	甲状腺機能低下症
脳血管障害	脳梗塞，脳出血
血液疾患	鉄欠乏性貧血，白血病，悪性リンパ腫
腎疾患	腎炎，腎不全
薬剤による副作用	抗菌薬，非ステロイド性消炎鎮痛薬，降圧薬，抗癌薬など
精神神経疾患	うつ病，不安障害
妊娠	

(4) 臨床症状

食事がまったく食べられなかったり，固形物が食べられなかったりする．体重減少を伴うことも多い．原因疾患により，全身倦怠感，黄疸，悪心，嘔吐，腹痛，浮腫，発熱，めまいなどの症状を伴う．

(5) 検査と鑑別診断

食欲不振をきたす原因を診断するために，心理的影響を確認したり，尿検査，血液検査，エックス線検査などを行う．

(6) 治療

必要に応じて入院させ，飢餓状態や脱水に応じて補液や中心静脈栄養を行って栄養管理を行う．原因疾患を診断し，その治療を行う．

30. 肥満

(1) 定義・概念

体内の脂肪が増加した状態を肥満という．肥満症とは，肥満度 |(実測体重－標準体重)÷標準体重| が 20% 以上，あるいは body mass index（BMI；体格指数）が 25 以上で，肥満による健康障害があったり，肥満が原因となって健康障害を起こす危険性が高いと考えられる場合をさす（表 10-24）.

表 10-24　体重増加の判断基準

BMI	日本肥満学会判定基準 (2011)	WHO 基準 (1997)
< 18.5	低体重	低体重
18.5 ≦ ～ < 25	普通体重	正常
25 ≦ ～ < 30	肥満（1度）	前肥満
30 ≦ ～ < 35	肥満（2度）	肥満Ⅰ度
35 ≦ ～ < 40	肥満（3度）	肥満Ⅱ度
40 ≦	肥満（4度）	肥満Ⅲ度

BMI は体重(kg)÷身長(m)÷身長(m)により算出する．
標準体重（理想体重）は BMI 22 として決定する．

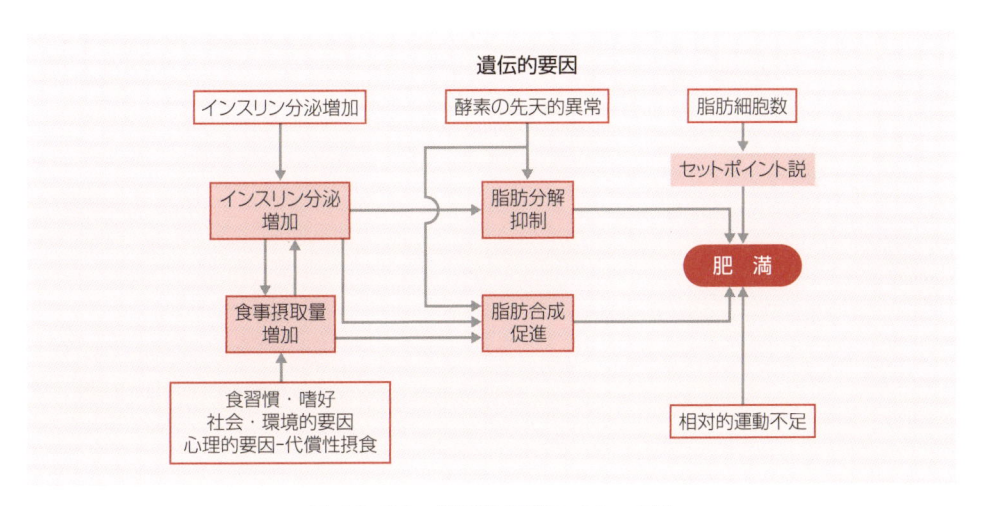

図 10-30　単純性肥満のメカニズム

（2）病態生理

　肥満は，エネルギーの供給と消費のバランスが正に傾くことによって脂肪組織が身体に過剰に蓄積して生じる．

（3）分類および原因疾患

　脂肪の体内分布から，肥満症は次のように分類できる．
　① 上半身肥満，下半身肥満
　② 中心性肥満，末梢性肥満
　③ 内臓蓄積型肥満，皮下型肥満
　内臓蓄積型肥満は，臍部での CT 横断面で内臓に分布する脂肪面積と皮下脂肪面積とを算出し，その比が 0.4 以上を内臓蓄積型肥満と判定する．

肥満の原因には，単純性肥満（本態性肥満，原発性肥満）と，内分泌疾患，視床下部障害，遺伝性疾患などの基礎疾患に付随する症候性肥満とがある．

単純性肥満はエネルギーの摂り過ぎや体質に基づくもので，肥満者の90〜95％を占める（図10-30）．

症候性肥満は内分泌疾患によるものが多く，副腎皮質機能亢進症（クッシング症候群），性腺機能不全，甲状腺機能低下症，視床下部障害（間脳腫瘍など），遺伝性疾患（ローレンス・ムーン・ビードル症候群）などがある．

(4) 臨床症状

脂質異常症，高血圧症，糖尿病，虚血性心疾患などを伴いやすく，ことに上半身肥満，中心性肥満，内臓蓄積型肥満に多く発生しやすい．

(5) 検査と鑑別診断

身長，体重，ウエスト／ヒップ比，皮脂カリパスを用いた皮下脂肪厚，インピーダンス法による体脂肪量などを測定して肥満を判定する．内臓蓄積型肥満の判定には，エコー検査やCT検査を行う．

(6) 治療

食事療法でエネルギーの過剰摂取を防ぎ，運動療法で体内に過剰に蓄積した脂肪を燃やす．重症例では胃縮小手術を行うこともある．

31. やせ（るいそう）

(1) 定義・概念

脂肪組織だけでなく，筋肉組織の蛋白量が減少した状態をいい，肥満度が－10〜－20％を体重減少，－20％未満をやせ（るいそう）とすることが多い（表10-24）．

(2) 病態生理

やせは，エネルギーの供給と消費のバランスが負に傾き，脂肪組織や除脂肪組織が減少して生じる．

表 10-25 体重減少の原因

食物摂取量の低下	食物不足：栄養失調 食欲不振，拒食：食欲中枢異常（脳腫瘍，脳血管障害），精神神経疾患（不安障害，うつ病），消化管疾患（胃炎，胃潰瘍，胃癌），全身性疾患（感染症，肝不全，腎不全，悪性腫瘍，高カルシウム血症），中毒（薬物中毒，アルコール中毒），その他（神経性食欲不振症） 食物通過障害：食道癌，球麻痺
消化・吸収の障害	消化管の異常：胃切除後，膵炎 吸収の異常：潰瘍性大腸炎，吸収不良症候群，慢性下痢，小腸手術後
栄養素の利用障害	先天性代謝異常：ガラクトース血症，リピドーシス ホルモン作用異常：糖尿病，アジソン病 その他：肝不全，鉛中毒，ヒ素中毒
代謝の亢進	ホルモン作用異常：甲状腺機能亢進症，褐色細胞腫 その他：悪性腫瘍，感染症（肺結核），覚醒剤中毒
摂取エネルギーの喪失	寄生虫症：条虫症，回虫症 尿細管異常：ファンコニー症候群，腎性糖尿病 体液の喪失：外傷，外科手術

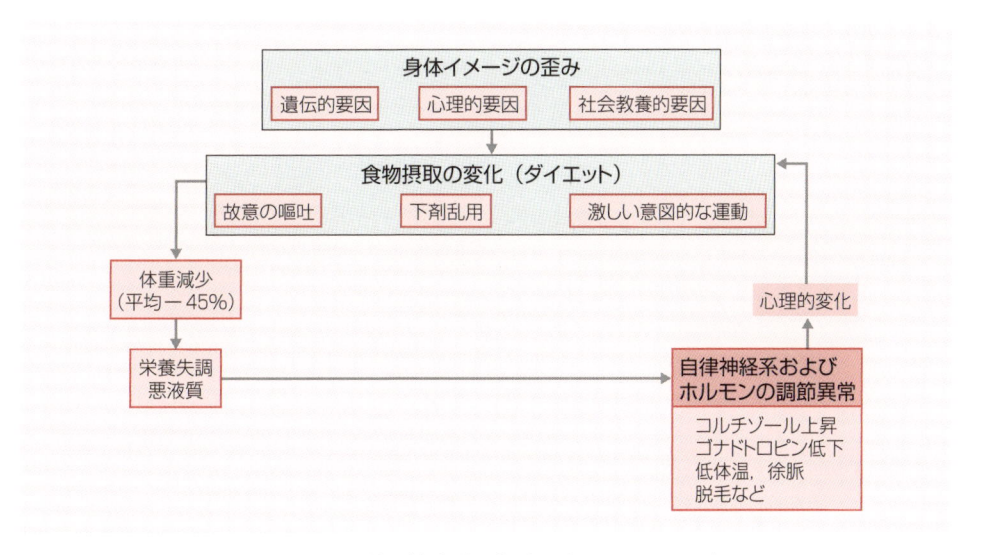

図 10-31 神経性食欲不振症の起こるメカニズム

（3）分類および原因疾患

やせには，単純性やせと症候性やせとがある（表 10-25）．

単純性やせは，生来やせていて身体の機能には異常のない体質性やせ，あるいは食物不足やダイエットが原因で起こる．

症候性やせは，摂食障害（神経性食欲不振症）にみられるような精神的影響や，消化器疾患のために食事の摂取が不十分であったり，吸収不良が原因で起きる（図 10-31）．また，代謝の亢進，内分泌疾患（甲状腺機能亢進症，下垂体機能低下症，アジソン病，

糖尿病など）などでもやせになる．悪性腫瘍や肺結核などの重症もしくは慢性消耗性疾患では，末期に高度のやせとなり，皮膚が乾燥して弛緩し，眼窩や両頬がくぼんで特徴的な顔貌になる（悪液質）．

(4) 臨床症状

やせそのものでは自覚症状はない．内分泌疾患や悪性腫瘍など，基礎疾患が原因となっている場合には，基礎疾患に基づく症状がみられる．

(5) 検査と鑑別診断

身長，体重などを計測して判定する．基礎疾患の有無を診断するために，尿検査，血液生化学検査，腫瘍マーカー検査，便潜血反応検査，胸部エックス線検査，腹部エコー検査，上部内視鏡検査，胸部・腹部ＣＴ検査などを行う．

(6) 治　療

症候性やせには，原因となった基礎疾患を治療することが欠かせない．栄養を補充するため，適切なエネルギーと栄養素のバランスがとれた食事を行う．必要に応じ，経鼻腔栄養，経中心静脈栄養による高カロリー輸液を行う．

32. 発熱

(1) 定義・概念

発熱とは体温が生理的変動の範囲を超えて上昇した病態で，一般には腋窩で体温が37.0℃以上になっている場合をいう．明確な定義はないが37.0～37.9℃を微熱，38.0～38.9℃を中等度熱，39.0℃以上を高熱，41.5℃以上を過高熱とすることが多い．

(2) 病態生理

生体には，外部の環境温度の変化に対して，視床下部にある体温調節中枢が自律神経系，内分泌系，体性神経系などを介して一定の体温に維持する機能が備わっている（図10-32）．たとえば外気温が低下すると，代謝活動を亢進させて熱を産生し，一方では皮膚の血管を収縮させて放熱を防ぎ，さらに筋肉を収縮させて熱を産生する．逆に外気温が高い場合には，発汗で熱を放出し，皮膚の血管も拡張して熱の放散を行う．

このような機能により，生体は体温を一定のレベルに維持している．このレベルをセットポイントと呼ぶが，何らかの原因でセットポイントが高いレベルにずれてしまい，体温が高くなる状態が発熱である．発熱を引き起こす原因物質を発熱物質といい，細菌・

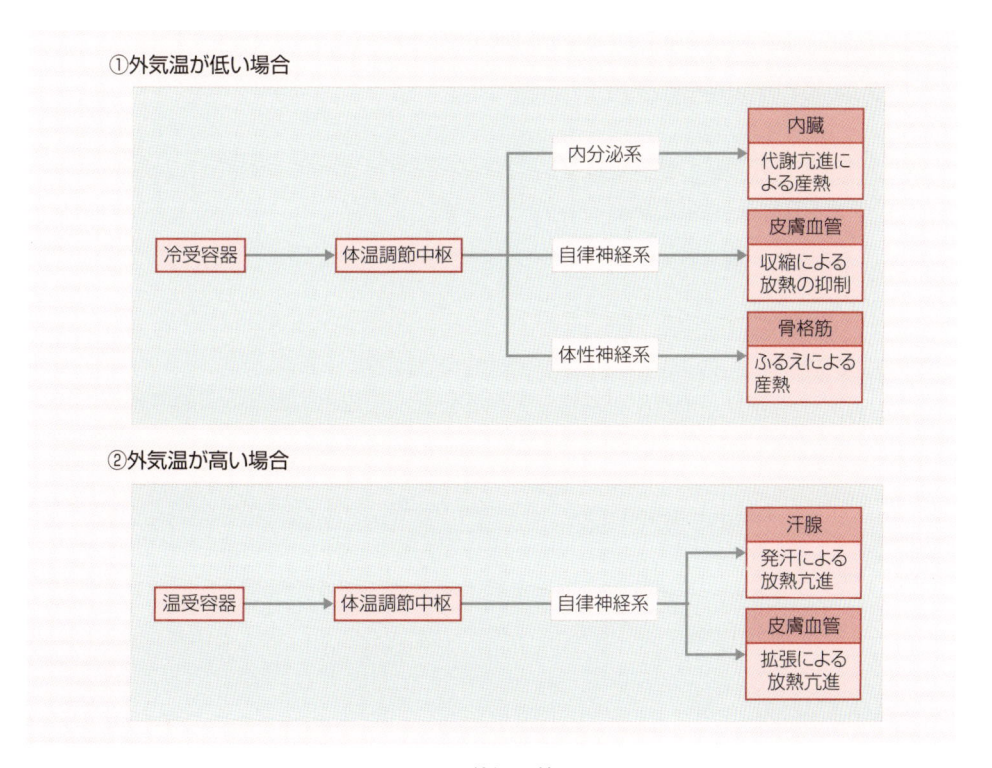

図10-32 体温調節のしくみ

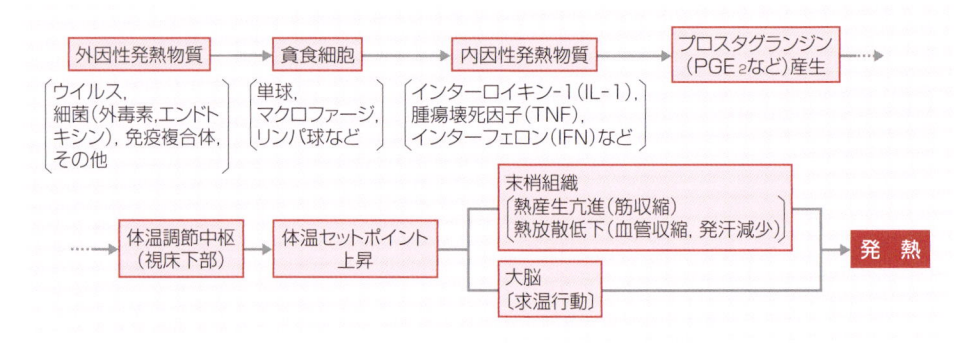

図 10-33　発熱が起きるメカニズム

表 10-26　発熱の原因疾患

感染症	細菌，ウイルス，真菌，リケッチア，原虫などによる感染症
炎症性疾患	自己免疫疾患（膠原病・血管炎），結晶起因性炎症（痛風）
組織障害	心筋梗塞，肺梗塞，外傷，熱傷，手術後など
腫瘍	悪性リンパ腫，白血病，肝細胞癌など
その他	薬剤アレルギー，慢性疲労症候群，溶血，肉芽腫性疾患（サルコイドーシス），クローン病，甲状腺機能亢進症，悪性症候群，中枢神経障害，熱射病など

ウイルスなどの外因性発熱物質と，インターロイキン 1（IL-1）や腫瘍壊死因子（TNF）などの内因性発熱物質がある（図 10-33）．

(3) 分類および原因疾患

発熱は，表 10-26 に示すような多くの疾患や病態によって発生する．外因性もしくは内因性発熱物質が体温セットポイントを高め，熱の産生と放出のバランスが乱れて発熱する．

(4) 臨床症状

体温を測定すると高くなっている．熱の産生を高めるためにふるえたり，寒気を感じる．また原因となった疾患による症状を伴う．

(5) 検査と鑑別診断

発熱の原因疾患を明らかにするためには，尿検査，血液検査，血液生化学検査，免疫血清学検査，細菌検査，エックス線検査，エコー検査，CT 検査などを行い，確定診断を行う．

(6) 治　療

原因となった疾患の治療を行うことが大切である．たとえば細菌感染が原因の場合に

は，適切な抗菌薬で治療する．患者の状態に応じて，安静，水分および栄養補給，解熱薬投与，クーリングを行う．

33. のぼせ・冷え

(1) 定義・概念

のぼせは，熱感によって顔面・頭部あるいは身体全体がほてり，ぼうっとする感じの症状である．冷えは，逆に四肢が冷たく感じるものである．

(2) 病態生理

のぼせ・冷えは，自律神経失調症の1つの症候として訴えられることが多い．

血管の収縮，拡張は，血管運動神経がつかさどる．血管運動神経は自律神経によって調節され，交感神経末梢刺激では皮膚毛細血管は収縮し，副交感神経末梢刺激では拡張する．自律神経が不安定状態になると，血管運動神経の調節に影響が出る．血管痙攣が起きると，皮膚は蒼白となって冷却し，冷えの状態になる．逆に血管麻痺の場合には，皮膚は紅色で温かく，のぼせの状態になる．

(3) 分類および原因疾患

自律神経失調症のほか，のぼせは多血症，カルチノイド症候群，上大静脈症候群などが原因となり，冷えは血管炎，貧血，レイノー症候群などでも起こる．

(4) 臨床症状

のぼせは身体がほてった感じで，冷えは冷たく感じる．

(5) 検査と鑑別診断

自律神経失調症に対しては，自律神経機能検査を行う．血管炎や貧血などの基礎疾患の有無を鑑別するには，血液検査，炎症マーカー検査，サーモグラフィ検査，血管撮影検査などを行う．

(6) 治療

自律神経失調症に対しては，自律神経の安定を目標とした治療を行う．精神療法や，自律神経調整薬，マイナートランキライザーなどを使用する．原因になる基礎疾患のあ

る場合には基礎疾患の治療を行う．

34. 睡眠障害（不眠）

(1) 定義・概念

　　睡眠障害（不眠）とは，健全な睡眠が障害された状態をいう．睡眠時間は，成人で平均7～8時間であるが，個人差があり，何時間以下が不眠というようには規定できない．

(2) 病態生理

　　不眠には，実際に覚醒していて眠れない場合（真の不眠）と，実際には睡眠をとっていながら不眠を訴える場合（偽の不眠）とがある．後者は自己の睡眠を異常に過少評価しているもので，精神障害に伴う不眠に多い．

(3) 分類および原因疾患

　　不眠には次のようなパターンがある．
- 早朝覚醒：寝つきはよいが，朝早く目覚めてしまう．うつ病や，老人性精神障害などでみられる．
- 入眠障害：寝つきがわるい状態で，不安障害やうつ病に多い．
- 熟眠障害（浅眠）：夢が多く，熟睡できなかったと訴える状態である．
- 途中覚醒：睡眠の途中で覚醒する状態である．

(4) 臨床症状

　　寝つきがわるかったり，途中で目覚めてしまい，健全な睡眠ができない．

(5) 検査と鑑別診断

　　不眠は，環境の変化，騒音，寒さ，暑さなどによる精神的緊張や，コーヒー，お茶の飲みすぎでも起きる．病的な不眠には，器質的な脳疾患や，精神疾患で起きる．
　　これらを鑑別するには，不眠の原因を確認し，必要により精神科医に相談する．

(6) 治　療

　　規則正しい生活を心がける．就床前には精神的緊張を和らげ，眠くなってから床につくような条件も整えさせる．これらにより，不眠の多くは改善されるが，不眠が解消さ

れない場合には催眠薬を使用する．うつ病の場合は抗うつ薬を使用する．

35. 疲労・倦怠

(1) 定義・概念

疲労は，身体がだるい，気力がない，気分がすぐれないといった状態で，健康感が喪失したことを意味する．長く疲労感が持続し，全身の活力が減退ないし喪失した状態を倦怠という．

(2) 病態生理

筋組織の機能的・化学的変化，疲労物質の蓄積，細胞外液の脱水状態，電解質異常（高カリウム血症，低カリウム血症，低カルシウム血症など），低血糖など代謝異常，内分泌異常などが疲労・倦怠の原因になる．

(3) 分類および原因疾患

疲労ないし倦怠を起こす原因には表10-27のようなものがある．

(4) 臨床症状

からだがだるくて身の置き所がないとか，休まないといられない状態などになる．

(5) 検査と鑑別診断

胸部エックス線検査，血液検査〔赤血球沈降速度（赤沈）など〕，血液生化学検査（CRP

表10-27 疲労・倦怠をきたすおもな疾患

生理的	長時間の労働や精神的緊張
精神神経疾患	不安障害，うつ病
感染症	結核，リウマチ熱，感染性心内膜炎など慢性感染症，急性感染症
肝疾患	急性肝炎，慢性肝炎，肝硬変
貧血	各種貧血
内分泌疾患	甲状腺機能低下症，甲状腺機能亢進症，アジソン病，クッシング症候群
代謝性疾患	糖尿病，脚気
神経筋疾患	多発性神経炎，重症筋無力症，周期性四肢麻痺
その他	慢性疲労症候群，尿毒症，寄生虫疾患，アルコール・鉛・麻薬などの中毒症

検査など)，内分泌検査などを行って基礎疾患を鑑別する．

(6) 治　療

基礎疾患を診断し，それぞれに応じた治療を行う．生理的な疲労では，十分な休息と睡眠をとるようにする．

36. 発　疹

(1) 定義・概念

皮膚にみられる肉眼的な変化を総称して発疹という．大きさ，硬さ，色調などの性状から斑，丘疹，結節，腫瘤，水疱，膿疱，びらん，潰瘍などに分類される（表10-28，図10-34）．

表10-28　発疹の種類と特徴

斑〔表面が平坦であるが，その部分に色の変化（限局性色調変化）がみられる〕	紅斑	炎症性の血管拡張，充血で起こる発赤斑．湿疹，皮膚筋炎，薬疹，感染症，炎症性角化症，膠原病などでみられる
	紫斑	皮下出血によりできる紫紅色の斑．小さいもの（1〜5 mm径）を点状出血斑，大きいもの（1〜5 cm径）を斑状出血斑という
	白斑	メラニン色素の減少による白色の斑
	色素斑	メラニン色素の沈着などによる黒色や青色などの斑の総称
丘疹・結節・腫瘤	丘疹	径1 cm以下の限局性隆起性病変
	結節	径1〜3 cmの限局性隆起性病変．皮下にできた炎症性のしこりは硬結という
	腫瘤	径3 cm以上の限局性隆起性病変
水疱・膿疱	水疱	透明な水様の内容を有する病変
	膿疱	表皮内水疱の内容が膿性になったもの
びらん・潰瘍・亀裂・瘻孔	びらん	表皮レベルの組織欠損
	潰瘍	真皮レベル以上の組織欠損をいう
	亀裂	角質増生部に線状に生じた皮膚の裂け目
	瘻孔	深部より続く皮膚の孔
鱗屑・落屑・痂皮	鱗屑	皮膚上に厚く貯留した角質
	落屑	鱗屑が脱落する状態
	痂皮	分泌物が乾燥して硬くなった状態
その他	萎縮	真皮の退行性変化で皮膚が菲薄化した状態
	硬化	真皮の膠原線維もしくは基質の増加によって皮膚が硬く触れる状態

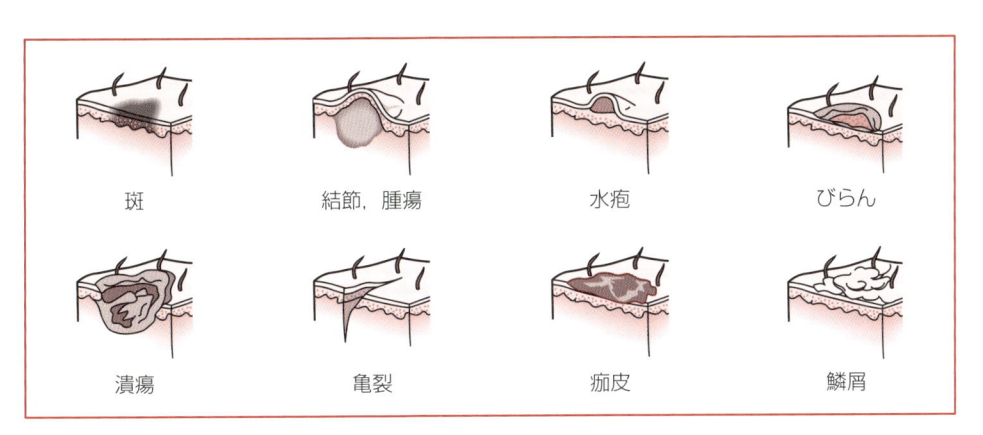

図 10-34　病変の種類

表 10-29　発疹の性状と皮膚疾患

頭部の脱毛	円形脱毛症，壮年性脱毛症，抜毛狂，脂腺母斑，剣創状強皮症，ケルスス禿瘡
丘疹	急性湿疹，接触皮膚炎，アトピー性皮膚炎，痒疹，新生児痤瘡，尋常性痤瘡，毛孔性苔癬，扁平苔癬，疥癬，青年性扁平疣贅
紅斑	脂漏性皮膚炎，アトピー性皮膚炎，接触皮膚炎，スイート病，酒皶，サーモン・パッチ，全身性エリテマトーデス（SLE），円板状エリテマトーデス，シェーグレン症候群，皮膚筋炎，多形滲出性紅斑，凍瘡，手掌紅斑，尋常性乾癬，伝染性紅斑，風疹，麻疹（はしか），梅毒，薬疹，紅皮症
毛細血管拡張	くも状血管腫
膨疹，浮腫	じん麻疹，リンパ浮腫
色素沈着，色素斑	肝斑，老人斑，太田母斑，扁平母斑，蒙古斑，青色母斑，色素性母斑，神経線維腫症，固定疹型薬疹，仮性黒色表皮腫，癜風，抗癌薬，アジソン病，慢性腎不全，ポイツ・ジェガース症候群
色素脱失，白斑	尋常性白斑，癜風，老人性白斑，脱色素性母斑，白皮症
水疱，膿疱，びらん，アフタ	単純ヘルペス，帯状疱疹，水痘，手足口病，尋常性天疱瘡，類天疱瘡，掌蹠膿疱症，汗疱，熱傷，ベーチェット病，伝染性膿痂疹，ブドウ球菌性熱傷様皮膚症候群，白癬症，カンジダ症
皮膚の硬化	全身性硬化症（強皮症）
爪の異常	爪白癬，陥入爪，爪甲剥離症
角質増生	尋常性疣贅，鶏眼，胼胝，魚鱗癬
腫瘍，結節	基底細胞癌，有棘細胞癌，悪性黒色腫，パ（ペー）ジェット病，菌状息肉症，ボーエン病，日光角化症，脂漏性角化症，脂肪腫，石灰化上皮腫，毛細血管拡張性肉芽腫，血管腫，皮膚線維腫，ケロイド，瘢痕，色素性母斑，眼瞼黄色腫，サルコイドーシス，伝染性軟属腫，尖圭コンジローム
嚢腫	粉瘤
潰瘍	褥瘡，皮膚悪性腫瘍，ベーチェット病
皮下硬結	結節性多発動脈炎，糖尿病性壊疽，静脈瘤症候群，結節性紅斑
下肢の紫斑	アナフィラクトイド紫斑，慢性色素性紫斑，老人性紫斑，血小板減少性紫斑

(2) 病態生理

発疹は皮膚や粘膜の局所性の変化のほか，全身性疾患の一部分症として表れることが少なくない（表10-29）．

(3) 分類および原因疾患

種々の疾患で発疹が出現しうる．原因によっては種々の発疹が組み合わさったり，経過とともに二次的に発疹が生じる（続発疹）こともある（58頁）．

(4) 臨床症状

皮膚の所見のほか，瘙痒感，痛み，発熱などの症状を伴うことがある．

(5) 検査と鑑別診断

皮膚の所見を丹念に観察して診断する．必要に応じて皮膚の一部を生検して診断する．

(6) 治　療

原因疾患が明らかになれば，それを治療する．対症的には，外用薬や内服薬を使用する．

37. ショック

(1) 定義・概念

ショックとは，心拍出量が低下したり，血管が虚脱して重要臓器に十分な血流が保たれず，組織が低酸素状態に陥って細胞代謝が障害された状態をいう．

(2) 病態生理

重要臓器の機能低下やアシドーシスによる諸症状が出現し，早期に適切な治療を施さないと悪循環を起こし，不可逆的な重要臓器不全が起こって死にいたる．

(3) 分類および原因疾患

ショックを起こす原因に基づいて，血液量減少性，心原性，血液分布異常，閉塞性に分類される（表10-30）．

表 10-30　ショックの分類とおもな原因

血液量減少性	血液・血漿の喪失：出血（外傷，消化管出血など），熱傷 体液・電解質の喪失：下痢
心原性	急性心筋梗塞，心筋炎，拡張型心筋症，不整脈，心タンポナーデ
血液分布異常	敗血症性ショック，アナフィラキシーショック，脊髄性ショック
閉塞性	肺塞栓，急性大動脈解離，大動脈閉塞

① 血液量減少性ショックは，出血，広範囲熱傷，高度の下痢や嘔吐などによる体液の喪失などが原因で起きる．循環血液量が減少し，全身への血液供給が低下する．
② 心原性ショックは急性心筋梗塞が原因として最も多く，左室ポンプ機能低下によって心拍出量が低下する．
③ 血液分布異常は，グラム陰性桿菌感染症などのさいのエンドトキシンショック，IgE を介した I 型アレルギー反応によるアナフィラキシーショックなどが原因で起きる．
④ 閉塞性ショックは広義の心原性ショックで，肺塞栓などが原因で起きる．

(4) 臨床症状

蒼白，虚脱，冷汗，脈拍の不触知，呼吸不全の 5 つが特徴である．ただし，敗血症性ショックなどの血液分布異常では，皮膚の表在性血管が拡張して，むしろ温かくなることがあり，ウォームショック（warm shock）とも呼ばれる．

(5) 検査と鑑別診断

尿検査，血液検査，血液生化学検査，動脈血ガス分析，胸部エックス線検査，心電図検査，中心静脈圧測定などを行う．

(6) 治　療

ショックは緊急・救急の対象となり，初期対応として，気道確保，酸素投与，血管確保，昇圧を行いつつ，原因を検索し，その原因に対する処置を早急に行う．

38. 出血傾向

(1) 定義・概念

止血機構になんらかの異常があり，止血しにくい状態をいう．

(2) 病態生理

血管が破綻して出血が起こると，まず血管が収縮して血流を減少させ，破綻した血管部位に血小板が粘着し，凝集して傷を塞ぐように血栓（一次止血栓）をつくる（一次止血）．次いで血液凝固因子が働いてフィブリンを形成し，強固な二次止血栓をつくる．これで傷が塞がり，完全に止血する（二次止血）．

止血が完了したあとは，線維素溶解現象（線溶）によって血栓が溶かされ，もとの状態に復する（図10-35, 36）．

以上の止血機構に異常があると出血傾向を生じる．

(3) 分類および原因疾患

止血に関わる血小板，血管，凝固系，線溶系のいずれかに異常があると出血傾向が起こる（表10-31）．出血傾向には先天的な疾患と後天的な疾患がある．

(4) 臨床症状

手術後や月経に伴う出血量が通常よりも多いとか，血尿や消化管出血など出血すべきではない部位に出血がみられたり，強い物理的刺激が加えられてないのに紫斑を生じたりする．

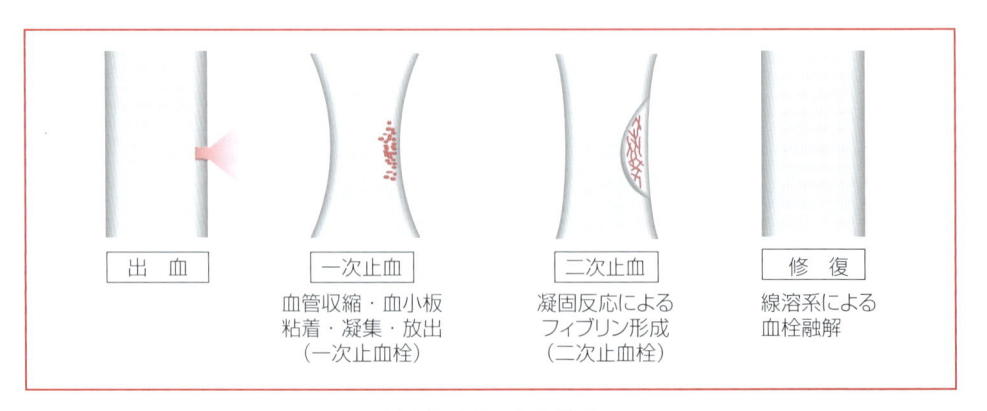

図10-35　止血機構

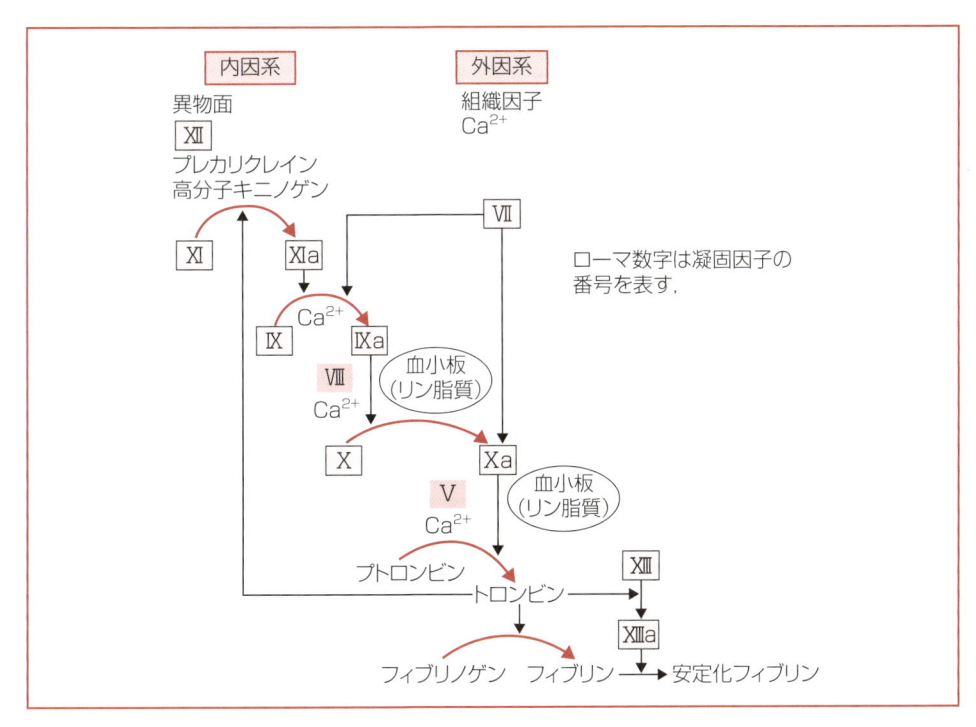

図 10-36　血液凝固反応

表 10-31　出血部位と徴候による出血傾向の鑑別

	血小板，血管壁の異常	凝固異常	線溶異常
出血部位	体表部（皮膚，粘膜）	深部（皮下，筋肉，関節）	深部組織に多い
出血徴候	点状出血，小斑状出血	大斑状出血，後出血	後出血，漏出性出血

（5）検査と鑑別診断

　　出血時間測定，血液検査，血液凝固線溶検査などを行い，出血傾向の原因疾患を鑑別する．

（6）治　療

　　原因疾患に応じて治療する．特発性血小板減少性紫斑病にはヘリコバクター・ピロリ除菌，副腎皮質ステロイド薬服用や脾臓摘出術などが行われる．血友病には欠乏している凝固因子を補充する．

39. 易感染性

(1) 定義・概念

頻回に感染したり，感染が遷延化ないし重症化しやすく，治療に難治性である，弱毒病原体によっても容易に感染を起こしやすい状態を易感染性という．

(2) 病態生理

生体には病原体の侵入を防いで感染を防御する機構があるが，これに欠陥があると易感染性の状態となる．免疫系〔Bリンパ球（液性免疫）系，Tリンパ球（細胞免疫）系，食細胞系（好中球・単核）系，補体（オプソニン）系〕，皮膚や粘膜のバリアの異常などが原因になる．

(3) 分類および原因疾患

易感染性を示す疾患および病態には表 10-32 に示すようなものがある．

(4) 臨床症状

先天性の免疫不全では幼小児期から感染を繰り返す．後天的な易感染性では，感染症にかかりやすく，しかも抗菌薬治療などでも治りにくい．真菌などの本来は弱毒菌にも容易に感染する．

(5) 検査と鑑別診断

尿検査，血液検査，免疫血清学検査，胸部エックス線検査，腹部エコー検査などを行う．

(6) 治療

原因となる基礎疾患に対して治療を行う．無顆粒球症などで易感染性が強い場合には無菌室に収容して感染を防ぐ．感染症にかかった場合は，病原体に感受性のある抗菌薬で治療する．

表 10-32　易感染性を示すおもな疾患および病態

1) 皮膚・粘膜の障害	熱傷，外傷，外科的手術，抗癌薬・抗菌薬の使用，放射線
2) 好中球の減少あるいは機能不全	白血病，再生不良性貧血などの血液疾患，低栄養，高齢，糖尿病，抗癌薬，放射線
3) 体液性免疫不全	骨髄腫，リンパ腫，低蛋白血症，副腎皮質ステロイド薬
4) 細胞性免疫不全	AIDS（エイズ），リンパ腫，全身性エリテマトーデス（SLE），悪性腫瘍，大酒家，肝硬変，高齢，低栄養，副腎皮質ステロイド薬，免疫抑制薬，抗癌薬

40. 貧 血

(1) 定義・概念

貧血は，末梢血液中の赤血球数，ヘモグロビン濃度，ヘマトクリット値が低下した状態をいう．WHOの定義によれば，ヘモグロビンが成人男性で 13 g/dl 未満，成人女性で 12 g/dl 未満，高齢者および妊婦では 11 g/dl 未満になった病態を貧血とする．

(2) 病態生理

全身の組織に酸素を運ぶヘモグロビンが低下するため，組織の低酸素に基づく症状と，それを補うための心悸亢進などの代償作用が現れる．高度の貧血が長期間続けば，心不全を起こす．

(3) 分類および原因疾患

貧血は成因から表 10-33 のように分類される．

(4) 臨床症状

組織低酸素の症状として，皮膚や粘膜の蒼白，息切れ，めまい，倦怠感などが現れる．代償作用による心悸亢進によって，動悸がする．長期の貧血で心不全になると，浮腫や呼吸困難がみられる．そのほか，鉄欠乏性貧血ではスプーン状爪（65頁図 4-15），ビタミン B_{12} 欠乏による巨赤芽球性貧血では舌乳頭萎縮（ハンター舌炎）や運動失調，溶血性貧血では黄疸など，それぞれの貧血に特徴的な症状が認められる．

(5) 検査と鑑別診断

貧血は末梢血液検査で判定され，その原因を明らかにするために血液生化学検査，免疫血清学検査，骨髄検査などが行われる．

表 10-33　貧血の成因と貧血の種類

貧血の成因	貧血の種類
赤血球の産生障害	再生不良性貧血，骨髄異形成症候群，白血病
赤血球の成熟障害	鉄欠乏性貧血，巨赤芽球性貧血
赤血球の破壊亢進	溶血性貧血
赤血球の喪失	大量出血
赤血球の体内分布異常	脾腫

(6) 治　療

貧血の原因に応じて治療する．鉄欠乏性貧血では鉄剤を服用し，ビタミン B_{12} 欠乏性貧血ではビタミン B_{12} を筋注する．重症の貧血では輸血が必要になることもある．

41. 眼　振

(1) 定義・概念

眼球が不随意に「ピクピク」と，規則的かつ律動的に往復運動する現象を眼振という．

(2) 病態生理

前庭，小脳，脳幹の異常などが原因で起こり，良性発作性頭位めまい，メニエール病，突発性難聴，聴神経腫瘍，脊髄小脳変性症などでみられる．

(3) 分類および原因疾患

ゆっくりと眼球が動いて素早く戻る異常眼球運動で，水平性，垂直性，回旋性に分類できる．

(4) 臨床症状

眼球が「ピクピク」と動き，患者はめまいを訴える．

(5) 検査と鑑別診断

注視眼振検査，フレンツェル眼鏡を用いた眼振検査，頭位変換眼振検査，温度眼振検査（カロリック試験）などで検査し，眼振の種類と原因を鑑別する．

(6) 治　療

原因疾患を確認し，それに対する治療を行う．

42. 口　渇

（1）定義・概念

　　水分を飲みたいと欲求する現象を口渇という．なお，口腔粘膜の乾燥や唾液分泌の低下によっても同様の訴えを生じることがある（口腔内乾燥感）．

（2）病態生理

　　血漿浸透圧が上昇したり，循環血液量が減少すると視床下部にある口渇中枢が刺激され，水を欲求する．

（3）分類および原因疾患

　　口渇の原因疾患としては糖尿病が最も多い．ついで，発熱，発汗，嘔吐，下痢などによって脱水が起きても口渇を訴える．そのほか，うっ血性心不全，ネフローゼ症候群，肝硬変などで循環血液量が減少しても口渇を訴える．

　　口腔内乾燥感は，口呼吸による口腔粘膜の乾燥や薬物の服用で唾液分泌が低下して起こる．さらに，膠原病のシェーグレン症候群が原因になる．

（4）臨床症状

　　ノドが渇いたり，口が渇く．

（5）検査と鑑別診断

　　尿検査，血液検査，血液生化学検査などを行い，原因疾患を鑑別する．

（6）治　療

　　必要に応じて水分を補給する．原因疾患が確定すれば，それに対する治療を行う．糖尿病に対しては，食事療法，運動療法を行い，必要に応じて経口糖尿病薬やインスリンで治療する．

43. 嗄声

（1）定義・概念

声がかすれる現象をいう．

（2）病態生理

声帯の炎症，腫瘍などで声帯に異常があったり，声帯の運動を調節する反回神経麻痺によって起きる．

（3）分類および原因疾患

感冒，急性・慢性喉頭炎，ジフテリアなどでしばしば起きる．また，喉頭異物，声帯ポリープ，喉頭癌でも嗄声になる．反回神経麻痺は，肺癌，食道癌，大動脈瘤などによって迷走神経の一分枝である反回神経が圧迫されて起きる．また，ヒステリーで嗄声になることもある．全身麻酔で手術を受けた後に一過性に嗄声になることもある．

（4）臨床症状

通常の発声と異なり，かすれ声になったり，ガラガラ声になる．

（5）検査と鑑別診断

喉頭鏡検査で声帯の形態異常，運動異常を確認する．そのほか，血液検査，血液生化学検査，胸部エックス線検査，食道内視鏡検査，胸部CT検査などを行って鑑別する．

（6）治療

喉頭炎に対しては，原因菌に有効な抗菌薬で治療する．声帯ポリープや喉頭癌には手術が行われる．

44. 嚥下困難

(1) 定義・概念

飲食物をうまく飲み込めない状態を嚥下困難という．

(2) 病態生理

嚥下とは，固形物や液状物が口から咽頭，食道を経て胃内まで送られる一連の運動をいう．嚥下運動には口腔・咽頭・食道の筋肉，およびそれらを支配する三叉・迷走・舌下・舌咽神経などがかかわる．これらの諸器官が機能的あるいは器質的に障害されると嚥下困難が起こる．

(3) 分類および原因疾患

嚥下障害をきたす疾患には，次のようなものがある．
① 口腔・咽頭・喉頭の障害：炎症性疾患（口内炎，舌炎，舌潰瘍，咽頭炎，喉頭炎など），腫瘍（舌癌，喉頭癌），神経・筋疾患（球麻痺，多発性硬化症，重症筋無力症，ジフテリア後麻痺など）
② 食道部の障害：器質的疾患（食道癌，食道炎，食道裂孔ヘルニア，先天性食道閉鎖，異物など），機能的異常（食道痙攣，アカラシア），食道周囲臓器の疾患（甲状腺腫瘍，縦隔炎，縦隔腫瘍など），全身性疾患の食道への波及（全身性硬化症，皮膚筋炎など）
③ 心因的な要素：ヒステリーなど

(4) 臨床症状

物を飲み込めないとか，胸がつかえたり，むせるようになる．

(5) 検査と鑑別診断

上部消化管造影検査，上部消化管内視鏡検査，食道内圧モニター，胸腹部CT検査などを行って鑑別診断する．

(6) 治療

原因疾患に対する治療が必要である．食道癌には手術が行われる．

45. 血痰・喀血

(1) 定義・概念

気道から出血する状態で，ほぼ血液そのものを喀出することを喀血といい，血液の色を帯びたり血線が混じった痰を血痰という．

(2) 病態生理

気管，気管支，肺胞の炎症，腫瘍，異物などが原因となって上・下気道に出血が起こると血痰ないし喀血を生じる．このほか，うっ血性心不全や，白血病や血小板減少などに伴う出血傾向も原因になる．

(3) 分類および原因疾患

上・下気道からの出血を起こす疾患としては，気管支拡張症，気管支炎，肺炎などの感染症が頻度として高い．このほか，肺結核，肺真菌症，肺化膿症，肺癌，気道異物などが原因となる．気道疾患以外には，うっ血性心不全，肺血栓塞栓症，僧帽弁狭窄症，白血病，血友病などでもみられる．

(4) 臨床症状

一般には咳とともに血液を喀出したり，血痰が出る．同じ口から血液が吐出される病態に，消化管から出血する吐血がある．これとの鑑別の要点を表10-34に示す．

(5) 検査と鑑別診断

血液検査，血液生化学検査，胸部エックス線検査，心電図検査，気管支鏡検査，胸部CT検査などを行って鑑別する．

表10-34 血痰・喀血と吐血との鑑別

	血痰・喀血	吐血
随伴する症状	咳	嘔吐
血液の色	鮮紅色	暗赤色
血液の性質	泡沫状，凝固しない	塊状，凝固する
量	比較的少ない	多い
食物残渣	ない	あり
既往歴	心・肺疾患	消化器疾患

(6) 治　療

　　気管支動脈からの出血などを除けば，生命に危険なほどの大量出血は少ないので，患者の気持ちを落ち着かせ，原因となった疾患を治療する．気管支炎，肺炎，肺結核などの感染症には原因菌に有効な抗菌薬を使用する．

46. 胸　水

(1) 定義・概念

　　肺は表面を臓側胸膜で覆われ，さらに胸壁を裏打ちする壁側胸膜で保護される．壁側胸膜と臓側胸膜の間は胸膜腔と呼ばれ，正常では少量の胸膜液がたまって肺の呼吸運動がスムーズに行えるようになっている．この量が病的に増え，肺の呼吸運動をも障害するような状態を胸水という．

(2) 病態生理

　　胸膜液の産生と排出のバランスがくずれると胸水が貯留する．胸水は，蛋白質成分が少ない漏出液と，蛋白質成分の多い滲出液とに大別できる．漏出液は心不全，肝硬変，ネフローゼ症候群などで浮腫を生じるのと同じような機序で胸水がたまる．滲出液は胸膜に炎症が起きて発生し，感染症，悪性腫瘍，膠原病などが原因となる．悪性腫瘍に合併した胸水は悪性胸水と呼ばれ，血性になっていることが多い．

(3) 分類および原因疾患

　　胸水貯留の原因としては，肺癌や乳癌などの悪性腫瘍が多く，ついで感染症，心不全などで生じる．感染症では，結核や胸膜炎，肺炎，肺化膿症などが胸水の原因となる．

(4) 臨床症状

　　胸膜炎では胸痛があり，大量に胸水がたまれば咳，呼吸困難，胸部圧迫感などが訴えられる．

(5) 検査と鑑別診断

　　胸部エックス線検査，CT検査などで胸水の有無と量を確認する（図10-37）．胸水の性状を調べるには，注射針で穿刺して胸水を採取し，細胞を調べたり，生化学検査，

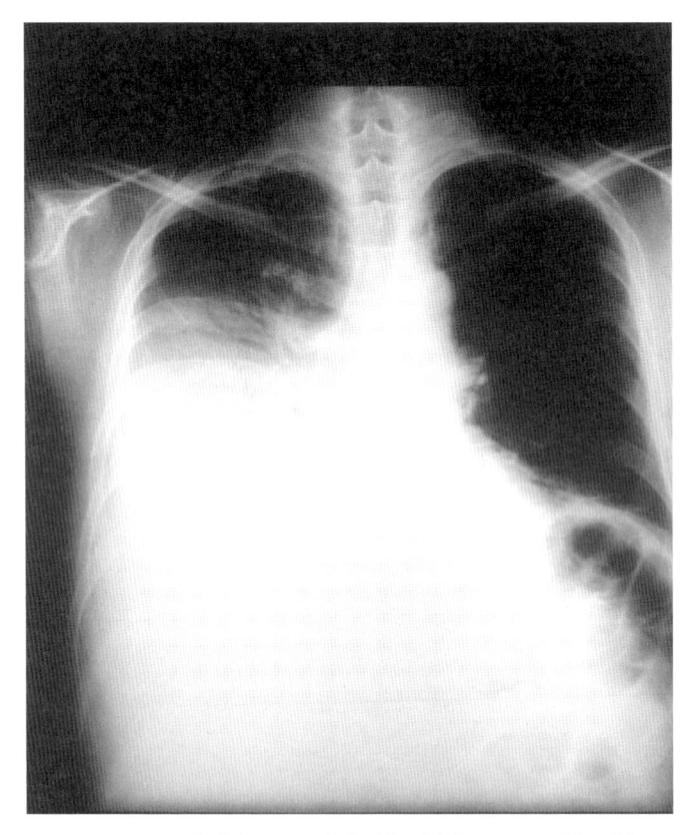

図 10-37　胸膜炎による胸水貯留（胸部エックス線写真）

細菌培養検査などを行う．

(6) 治　療

　原因となった疾患を鑑別し，原因に対する治療を行う．悪性胸水には，胸水を除去した後，壁側と臓側の胸膜を癒着させる方法もある．

47. 悪心・嘔吐

（1）定義・概念

悪心は，嘔吐したい，あるいは嘔吐しそうだといった差し迫った感覚や心理的体験で，嘔気とも呼ばれる．嘔吐は，胃の内容物が食道，口腔を通して体外に排出される現象である．

（2）病態生理

嘔吐に関係する中枢は，延髄網様体にある嘔吐中枢と，第四脳室底にある化学受容器引金帯（CTZ）である．これらの中枢へ，消化管や身体各部からの求心性迷走神経や交感神経を介する刺激，大脳皮質や小脳など高位中枢からの刺激，脳圧亢進や脳循環障害による直接刺激，代謝障害や中毒での催吐性物質による刺激が伝わり，嘔吐が起きる（図10-38）．

嘔吐では，胃内圧の上昇と胃噴門の弛緩によって胃内容物が食道へ逆流し，ついで横隔膜の収縮による胸腔内圧の上昇によって胃内容物が口腔内へ逆流して吐出する（図10-39）．

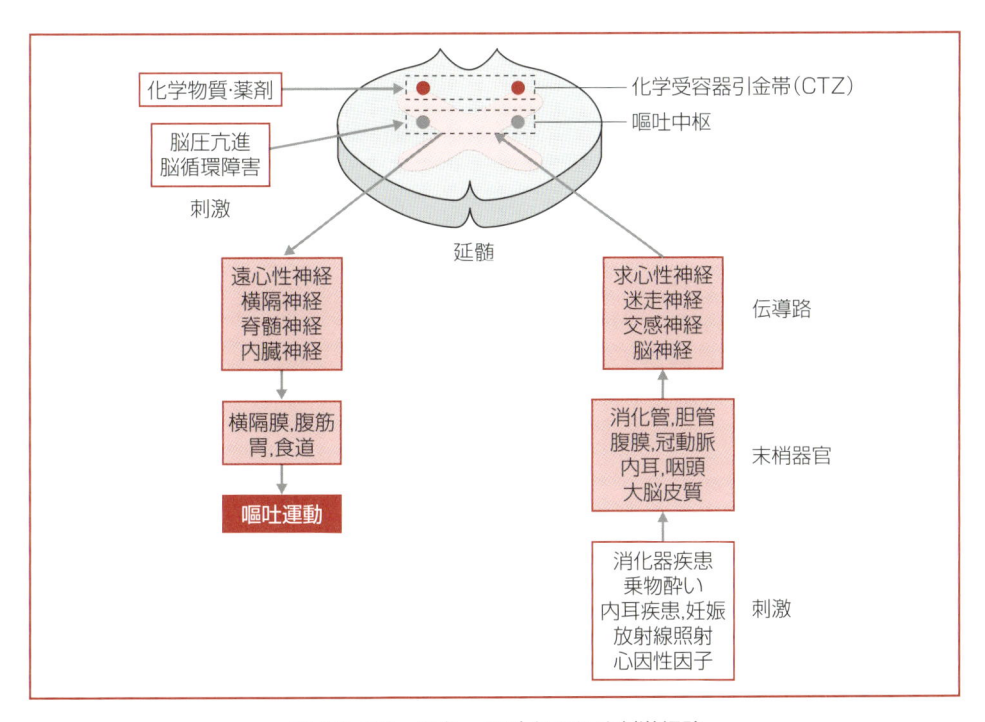

図10-38 悪心・嘔吐をきたす刺激経路

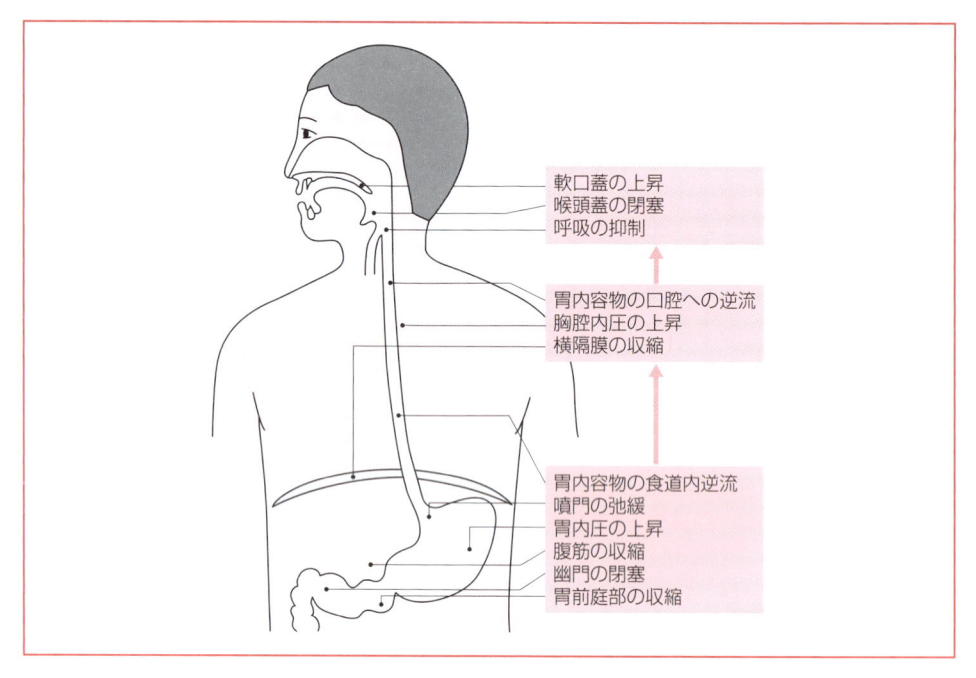

図 10-39　嘔吐が起きるときの消化管の動き

表 10-35　悪心・嘔吐の原因疾患

反射性嘔吐		
肝・消化管経由	咽頭刺激症状：指の挿入，異物，舌・咽頭炎 消化器疾患：胃・十二指腸疾患（胃炎，胃潰瘍，胃癌，幽門狭窄，十二指腸潰瘍），腸疾患（イレウス，腸炎，食中毒，虫垂炎，上腸間膜動脈症候群），肝・胆道疾患（急性肝炎，肝硬変，胆嚢炎，胆石症），膵疾患（急性膵炎，慢性膵炎），腹膜疾患（腹膜炎），尿路疾患（尿路結石），婦人科系疾患（子宮付属器炎）	
前庭器経由	メニエール病，中耳炎，動揺病（乗物酔い）	
その他	片頭痛，心不全，心筋梗塞	

中枢性嘔吐	
脳圧亢進，脳循環障害	脳腫瘍，脳出血，くも膜下出血，髄膜炎，緑内障
薬物	シスプラチン，ジギタリス製剤，モルヒネなど
代謝性・内分泌性・中毒性疾患	腎不全（尿毒症），糖尿病ケトアシドーシス，アジソン病，妊娠悪阻（つわり），周期性嘔吐症
精神性嘔吐	心因性・神経性食欲不振症，うつ状態，視覚・聴覚・味覚刺激

(3) 分類および原因疾患

　　悪心・嘔吐は，反射性嘔吐と中枢性嘔吐に分けることができる（表10-35）．消化器疾患をはじめとして，脳出血や内耳疾患，薬物中毒，心理的・感情的要因などが原因になる．

(4) 臨床症状

悪心・嘔吐現象のほか，基礎疾患によってさまざまな随伴症状がある．
① 神経性：頭痛，めまい，意識障害，麻痺など
② 心因性：不定愁訴
③ 代謝・内分泌性：各疾患に特徴的な症状がある．
④ 薬物・化学物質：各薬物・化学物質に応じた症状がある．
⑤ 消化器性：腹痛，便通異常，発熱，黄疸など

(5) 検査と鑑別診断

尿・血液検査，腹部エックス線検査，エコー検査，CT 検査，内視鏡検査，頭部 CT 検査，MRI 検査などを行って原因疾患を鑑別する．

(6) 治　療

① 嘔吐による合併症への対応
　・気道閉塞や誤嚥の予防：仰臥位ではなく側臥位にする．
　・頻回の嘔吐による脱水，電解質異常の補正：適宜輸液を行う．
② 対症療法
　・症状が強くて内服できない場合：制吐薬を筋注，静注，坐薬などで使用する．
　・経口摂取ができる場合：制吐薬を内服する．
③ 原因疾患の治療
　・基礎疾患に応じた治療を行う．

48. 吐血・下血

(1) 定義・概念

消化管からの出血が原因で，口もしくは肛門から血液が排出される病態を消化管出血という．口に近い上部消化管から大量に出血すると血を吐き，これを吐血という．それ以外の消化管出血は肛門から血液が排泄され，下血という．

(2) 病態生理

消化管粘膜の炎症や潰瘍によって消化管出血が起こる．

吐血は新鮮血あるいは暗赤色，黒褐色の血性の嘔吐で，一般にはトライツ靱帯より口側の消化管からの出血で起こる．血液は胃液によってヘモグロビンが変化し，時間の経過とともに赤色→暗赤色→黒褐色となる．黒褐色のものはコーヒー残渣様と表現される．

下血は，新鮮血または暗赤色便と，コールタールのようなタール便（メレナ）がある．肛門に近い部位からの出血ほど新鮮な赤色血が排出される．タール便は，食道，胃，上部小腸からの大量出血でみられる．新鮮血あるいは暗赤色の下血は，おもに左の大腸からの出血でみられる．右大腸や下部回腸からの出血は黒色の下血となる．

(3) 分類および原因疾患

消化管の炎症，潰瘍，腫瘍などが原因で吐血もしくは下血が起きる（図10-40，表10-36）．

(4) 臨床症状

血液を吐いたり，血液の混じった便を排出する．吐き気（悪心），嘔吐，腹痛，発熱などを伴うこともある．

(5) 検査と鑑別診断

消化管内視鏡検査，血管造影検査，出血シンチグラフィ検査，小腸造影検査，エコー検査，CT検査などを行って鑑別診断する（図10-41）．

(6) 治療

内視鏡的に止血できる消化性潰瘍などには，内視鏡下でエタノール，高張エピネフリンなどを注入したり，クリップで止血する．出血量が多く，止血が困難な場合には手術が行なわれる．

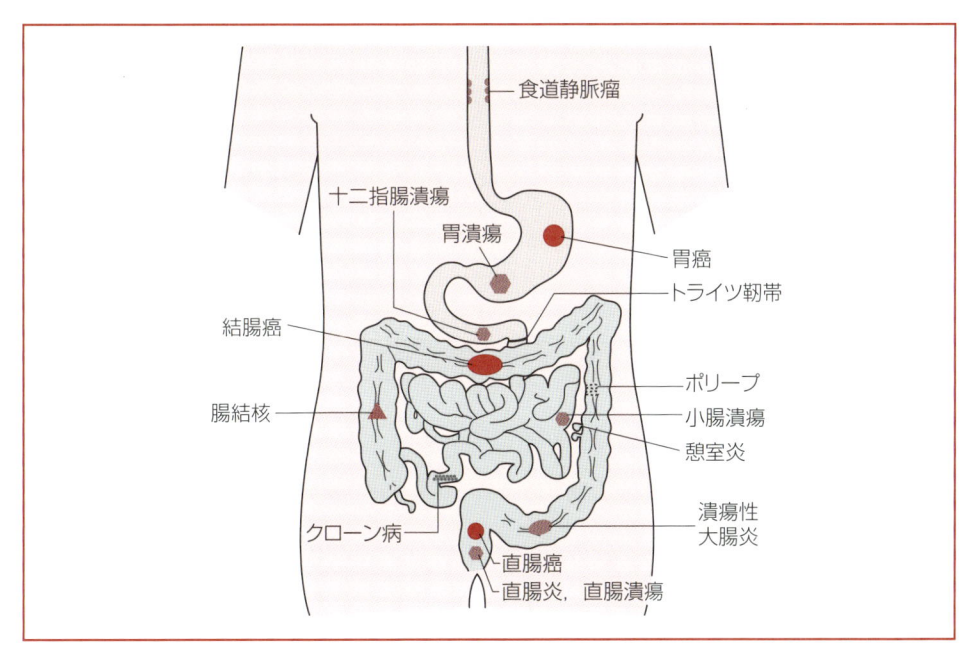

図 10-40　消化管出血のおもな原因
消化管の粘膜がただれたり，炎症，潰瘍，癌などの疾患があると消化管出血をきたす．白血病や特発性血小板減少性紫斑病，血友病など血液疾患による出血傾向が原因の場合もある．

表 10-36　吐血・下血の原因疾患

食道疾患	食道潰瘍，食道炎，食道癌，食道静脈瘤，マロリー・ワイス症候群ほか
胃・十二指腸疾患	出血性胃炎，胃潰瘍，胃癌，平滑筋（肉）腫，胃静脈瘤，十二指腸潰瘍，血管異常ほか
空腸・回腸・結腸疾患	**炎症，潰瘍**：クローン病，潰瘍性大腸炎，腸結核，アメーバ性腸炎，細菌性腸炎，薬剤性腸炎，虚血性腸炎，放射線性腸炎，急性出血性直腸潰瘍ほか
	腫瘍：癌腫，腺腫，脂肪（肉）腫，平滑筋（肉）腫，（悪性）リンパ腫，転移性腫瘍ほか
	血管性病変：動静脈奇形，血管腫，腸間膜動脈血栓症，大動脈腸管瘻ほか
	その他：大腸の憩室，メッケル憩室，腸重積，医原性（ポリペクトミー後など）
肛門疾患	痔核，裂肛ほか
肝臓・胆嚢・膵臓疾患	胆道出血（外傷，手術，胆石，炎症，腫瘍など）
全身性疾患	膠原病（多発動脈炎など），白血病，播種性血管内凝固症候群（DIC）ほか

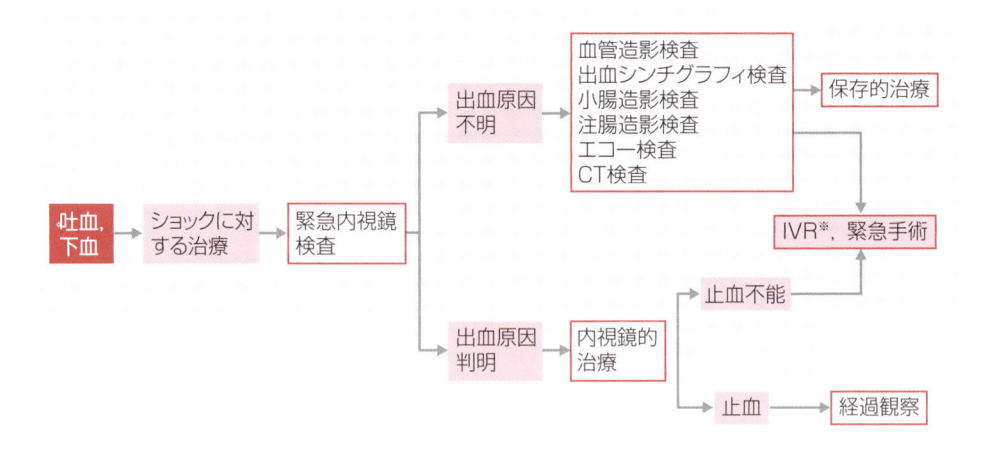

図 10-41　急性消化管出血に対する診断と治療方針

※ IVR：Interventional Radiology の略で，「放射線診断技術の治療的応用」と訳される．IVR は超音波像や CT を見ながら体内にカテーテルや針を入れて疾病を治す治療法で，疾病の場所だけを正確に治療できるため，身体に与える負担が少なくなるといった優れた特徴をもつ．

49. 意識障害

(1) 定義・概念

　意識の明るさ（覚醒度）の低下，もしくはその内容（思考，判断，記憶などの能力）が障害された状態をいう．意識障害の程度は昏睡，半昏睡，昏迷，傾眠と表現され（表10-37），さらに客観的な指標として3-3-9度方式〔日本昏睡尺度 Japan Coma Scale（JCS）〕（表10-38）やグラスゴー昏睡スケール（GCS）が利用される．意識内容の変容は，せん妄，もうろう，錯乱状態などがある．

(2) 病態生理

　意識は，脳幹網様体賦活系と視床下部調節系が適切に統合し，自己を正しく認識し，周囲に対しても適切に反応できる．この意識調節系に異常があると，意識の清明度や意

表 10-37　意識障害の程度を示す用語

昏睡 (coma)	覚醒状態の完全な消失．患者は目を閉じたまま，いかなる外的刺激にも反応しないで無動の状態を示す
半昏睡 (semicoma)	ときどき自動的な体動や開眼がみられる以外は，昏睡状態にあり，刺激に対する反応はない状態
昏迷 (stupor)	強い刺激でかろうじて開眼，払いのけなどの反応を示すが，十分には覚醒させることのできない状態
傾眠 (somnolence)	患者は放置すると眠ってばかりいるが，大声で呼びかけるなどの刺激で短時間は目覚めることができる状態

表10-38 JCS（3-3-9度方式）による意識レベルの評価法

Ⅰ 刺激しないでも覚醒している状態
1　意識清明とはいえない
2　見当識障害がある
3　自分の名前，生年月日が言えない
Ⅱ 刺激すると覚醒する状態（刺激をやめると眠り込む）
10　普通の呼びかけで容易に開眼する
20　大きな声または体を揺さぶることにより開眼する
30　痛み刺激を加えつつ呼びかけを繰り返すと，かろうじて開眼する
Ⅲ 刺激をしても覚醒しない状態
100　痛み刺激に対し，払いのけるような動作をする
200　痛み刺激で少し手足を動かしたり，顔をしかめる
300　痛み刺激に反応しない

不穏状態（restlessness）はR，尿失禁（incontinence）はI，慢性意識障害（akinetic mutismまたはapallic state）はAをつける．〔例〕30-R，200-I

表10-39 意識障害の原因疾患

一次性脳障害	脳血管障害：脳出血，脳梗塞，くも膜下出血，硬膜下血腫，硬膜外血腫
	脳腫瘍
	てんかん
	炎症：髄膜炎，脳炎
二次性脳障害（全身性障害）	循環障害による脳低酸素症：不整脈（アダムス・ストークス症候群），心筋梗塞，ショック，高血圧性脳症
	低酸素血症：慢性閉塞性肺疾患（COPD），肺炎，重症貧血
	内分泌疾患：低血糖性昏睡，糖尿病昏睡，甲状腺クリーゼ
	代謝障害：尿毒症，肝性昏睡

識内容が変化する．

　意識障害は，脳幹網様体の障害を起こす限局性の脳幹病変や，大脳皮質を広汎に障害する病変で起こる場合（一次性脳障害）と，脳以外の全身性障害が原因になって起きる場合（二次性脳障害）とがある．

（3）分類および原因疾患

　脳が一次性に障害される疾患には，脳出血・脳梗塞などの脳血管障害，脳腫瘍，てんかんなどがある（表10-39）．全身性障害には，循環障害による脳低酸素状態，内分泌疾患や代謝障害などがある．

(4) 臨床症状

意識の清明度の低下は，呼びかけに応答しなかったり，刺激を与えても覚醒しなくなる．意識内容の変容は，幻覚や困惑などの状態になる．

(5) 検査と鑑別診断

脳 CT，MRI 検査などの脳疾患を鑑別する．二次性障害は，尿検査，血液検査，血液生化学検査，心電図検査，胸部エックス線検査などを行って診断する．

(6) 治　療

原因疾患に応じて対応する．たとえば，くも膜下出血などの脳疾患では脳外科手術が必要になる．糖尿病などの全身性疾患がある場合には，原因疾患を是正する．

また，意識障害のある患者では循環や呼吸，さらに排泄障害などを伴いやすく，それらの管理も重要になる．長期化すると褥創もできやすいので注意が必要であり，嚥下性肺炎の合併などにも留意する．

第11章 治療学

1. 概　要　267
    1) 意義（治療の意義と分類）
        (1) 自然治癒
    2) 治療法の種類
        (1) 原因療法
        (2) 対症療法
        (3) 特殊療法
        (4) 保存療法
        (5) 生活指導
2. 薬物療法　270
    (1) 一般原則
    (2) 薬物の吸収と排泄
    (3) 解熱・鎮痛・抗炎症薬
    (4) 抗菌薬
    (5) 抗アレルギー薬
    (6) 精神科用薬
    (7) 循環器用薬
    (8) 呼吸器用薬
    (9) 消化器用薬
    (10) ホルモン薬
    (11) ビタミン薬
3. 栄養食事療法　273
    (1) 意　義
    (2) 応　用
4. 理学療法　274
5. その他の療法　274
    1) 手術療法の概要と適応疾患
    2) 放射線療法の概要
    3) 集中治療の概要
    4) 透析療法の概要
    5) 人工ペースメーカーの概要
    6) 輸液療法の概要
    7) 輸血療法の概要
    8) 体位ドレナージの概要
    9) ネブライザー療法の概要
    10) 全身麻酔，局所麻酔
    11) 神経ブロック
    12) ターミナルケア（緩和医療）
    13) 臓器移植

1. 概　要

　　治療とは，患者の肉体的・精神的苦痛や生体に不利な条件を取り除き，健康状態に復帰させる行為をいう．単に病巣を治癒させるだけでなく，リハビリテーションや生活指導を含め，患者が社会に復帰できることを目標にする．

　　治療を正しく行うためには，まず患者の病態を正しく認識し，正しい診断を行うことが前提となる．さらに，その疾患の自然経過・予後も十分に把握しなければならない．自然経過はすべての疾患について一様ではなく，疾患の種類・病態・合併症の有無などによって異なる．自然経過から，病型は大きく4型に分けられる．第1の型は，急性感

染症のように急速に発病し，急速に緩解ないし治癒するもので，急速進行・急速治癒型と呼ばれる．第2の型は，急激に発症し，急速に進行して死にいたる重症の疾患で，急速進行・増悪型と呼ばれる．急性白血病，広汎な心筋梗塞，劇症肝炎などが相当する．第3の型は，慢性の経過をとるもので，神経の変性疾患，慢性腎炎，肺気腫，肺結核など，慢性進行型あるいは漸次増悪型と呼ばれる．第4の型は，疾患は存在しても生命にはほとんど影響しないもので，漏斗胸などの胸郭異常，良性腫瘍などがあり，不変型と呼ばれる．治療を行う場合は，これらの経過を考慮し，それぞれに対応する．

また，生体には，病気を治癒する自然治癒力が備わっている．この自然治癒力を損なうことなく，むしろ自然治癒力を助長することによって，治癒の過程を円滑に進めることも重要である．

1）意義（治療の意義と分類）

治療は，生体のもつ自然治癒力を助長して，治癒を促進させることに意義がある．身体に起きた異常を正常に戻したり，健康を回復させるために，あらゆる知識・経験を動員し，あらゆる角度から検討した最良の方法を実施する．治療方法には種々あるが，エビデンスに基づき，それぞれの患者の病態や患者の全体像に最も適した方法をとるようにする．

（1）自然治癒

外傷や疾患に際し，生体がもつ自己制御的な復元力によって健康状態に回復させることを自然治癒という．自然治癒力には，①免疫機構，②炎症における白血球の動員と作用，③結合組織における線維形成と分解などがある．疾患は，生体の恒常性からの逸脱であり，病的制御あるいは異常調節によって生体が支配されている状態といえる．自然治癒力が強力であれば，異常な状態は短期間のうちに復元し，正常な制御状態に戻れることになる．

自然の治癒機転を円滑に進め，病気（外傷や疾患）を治癒に導くには，病状に応じた安静・適正な運動・バランスのとれた食事・睡眠といった生活指導が基本となる．部屋の気温・湿度・換気・照明といった環境条件の整備も重要で，さらに，患者の身体的・精神的・社会的立場を十分に配慮し，病気に関する患者教育も大切である．

2）治療法の種類

（1）原因療法

　　疾患を起こした原因（病因）を取り除くことを目標とする治療法である．病巣部分を切除する外科手術，感染症の原因となっている病原体を死滅させる化学療法などは，原因療法の代表であり，一般に劇的な効果が期待される．

　　なお，ビタミン欠乏症に対するビタミン剤投与，インスリン分泌不足による糖尿病に対するインスリン投与，貧血に対する輸血，脱水に対する輸液などは，生体に不足した成分を補うもので，代償療法（補充療法）と呼ばれる．代償療法も，広義には原因療法に属する．

（2）対症療法

　　疾患の原因を除くわけではないが，疾患の主要な症状を抑制し，自然治癒力を高めて治癒を促進する方法を対症療法という．発熱に対する解熱薬の投与，疼痛に対する鎮痛薬の投与，咳に対する鎮咳薬の投与などである．

　　対症療法は，患者が直面している苦痛をすみやかに除くことに意義がある．しかし，これだけで疾患が治癒できるわけではなく，あくまでも原因を追及して，原因治療を並行させることが重要になる．

（3）特殊療法

　　特殊な方法，製剤，装置，設備などを用いて行う治療法をいう．救急療法，リハビリテーション（理学療法など），人工臓器，移植などがある．個々の治療法については後述する．

（4）保存療法

　　病巣を外科的手術によって切除して治癒に導く外科的療法に対し，病変の臓器や組織を切除しないで保存した状態で治療する方法を保存療法という．たとえば，急性虫垂炎の場合，壊疽性ないし穿孔性虫垂炎の場合には外科手術が必須であるが，カタル性虫垂炎では，虫垂を切除しなくても適切な抗菌薬投与などで治癒できる．このように，同部位の疾患であっても，その性質，あるいは患者の体力に応じて外科的療法が行われたり，保存療法が行われる．

（5）生活指導

　　メタボリックシンドロームや糖尿病などの生活習慣病では，栄養食事療法（本章「3.

食事療法」参照）や運動療法で改善したり，発病を防止できる．また，喫煙や飲酒が健康を害することも多い．そこで，生活習慣の改善を目的とした生活指導が重要な治療法となる．

　生活指導は，疾患の種類・病態に応じて，患者およびその周囲に日常生活のあり方を指導することである．指導内容は，食事・安静・運動・入浴・睡眠など日常生活の基本的行為から精神状態・社会活動・生活環境にいたるまで広く含まれる．

2. 薬物療法

(1) 一般原則

　薬物療法は，薬物を投与して疾患の治療を行う治療法である．

　薬物自身のもつ作用によって生体に及ぼす効果を薬理学的効果という．薬理学的効果には，抗菌薬のように疾患の原因となった病原菌などに作用する場合と，利尿薬のように生体の生理的機能を調節する場合がある．その効果によっては，疾患の原因療法に使用されることも，対症療法に使用されることもある．

　薬物には，主たる作用のほかに，副作用として，疾患の治療上好ましくない効果のあることがある．薬物療法では，主作用と副作用を考慮して，薬物の選択を行い，また投与量・投与期間を決定しなければならない．

(2) 薬物の吸収と排泄

　薬物は投与されると生体内のバリアを透過して，循環血中へ移行し，全身組織に分布しながら効果を発揮する．薬物の投与法は経口が一般的であるが，その他注射，吸入，粘膜腔内投与，局所投与（皮膚適用，点眼など）がある．投与法によって薬物の吸収は異なっており，目的に応じて投与法が選択される（表11-1）．

　薬物は効果を発揮した後，肝臓などで代謝され，体外へ排泄される．薬物の排泄経路には，尿，糞，胆汁，汗，乳汁，呼気などがある．一般に，水溶性薬物は生体膜透過性が低く，脂溶性薬物より早く排泄される．

(3) 解熱・鎮痛・抗炎症薬

　感染症，外傷，腫瘍などによって生体に起きている炎症を鎮めるために使用される薬物で，炎症の過程や原因を抑制し，発熱や疼痛などの炎症症状を抑える．副腎皮質ステロイド薬，非ステロイド性抗炎症薬（NSAIDs），抗ヒスタミン薬，抗アレルギー薬，

表 11-1　各薬物療法の特徴・利点および欠点

	特徴・利点	欠点
内服薬	一般に効果発現は注射薬より穏やかで、効果が比較的持続する．自宅など医療施設外での治療が可能で、長期間の継続治療に最適である	薬物が吸収されてから効果が発現するため、即効性に欠けるものが多い 嚥下困難や消化管の吸収障害がある場合には投与困難である しばしば内服忘れによる薬物濃度の低下のため、治療効果が発現しない
外用薬	薬物の服用が困難な場合や局所病変の治療に適応がある	薬物の種類が少なく、適応が限定される
注射薬	消化管の吸収率の影響を受けず、薬物のすみやかな効果発現が期待できる．大量の薬物を確実に投与することが可能である	効果発現が早く、病状が急激に変化することがある 内服薬に比べ急激・重篤な副作用が発症することがある 薬物血中濃度の低下が早く、効果が持続しない

免疫抑制薬，消炎酵素薬などが含まれる．病態や患者の容態に応じて使われるが，一般には非ステロイド性抗炎症薬を使うことが多い．

(4) 抗菌薬

病原体に作用して感染症を治療する薬物を抗菌薬と総称する．抗菌薬には，純化学的に合成した化学療法薬と，糸状菌・放線菌・細菌・酵母などの産生する抗生物質がある．ただし，現在ではほとんどが合成薬であることから，一括して抗菌薬と表現する．

抗菌薬は，細菌の細胞壁の合成を阻害したり，細胞膜の機能を障害することによって細菌を死滅させたり（殺菌作用），蛋白質合成阻害，核酸合成阻害，葉酸その他の代謝阻害によって細菌の増殖分裂を阻止（静菌作用）することなどによって作用を発揮する．

抗菌薬には，ペニシリン系，セフェム系，カルバペネム系，モノバクタム系，アミノグリコシド系，マクロライド系，テトラサイクリン系，ホスホマイシン系，クロラムフェニコール系，新キノロン系，ペプチド系など多くの種類がある．感染症の種類，原因菌，感染部位，重症度，合併症の有無，副作用などを考慮して選択される．

(5) 抗アレルギー薬

気管支喘息，アレルギー性鼻炎，アレルギー性皮膚炎などのアレルギー疾患の治療に用いられる薬物である．主として肥満細胞からの化学物質が関与するⅠ型アレルギー反応を抑制する目的があり，肥満細胞からの化学伝達物質の遊離抑制薬や合成酵素阻害薬，および拮抗薬などがある．

表11-2　おもな精神科用薬

種　類	作　用	おもな薬物
鎮静催眠薬	鎮静，催眠	ベンゾジアゼピン系，バルビツール酸系，非バルビツール酸系
抗精神病薬	興奮・幻覚・妄想などの抑制	フェノチアジン誘導体，ブチロフェノン誘導体
抗うつ薬	うつ状態の改善	三環系抗うつ薬，四環系抗うつ薬　モノアミン酸化酵素（MAO）阻害薬，選択的セロトニン再吸収阻害薬
抗躁薬	躁病の治療	炭酸リチウム
抗てんかん薬	てんかん発作の抑制	バルビツール酸系，ヒダントイン系
抗不安薬	抗不安作用，鎮静催眠作用など	ベンゾジアゼピン系，フェノジアゼピン系，カーバメイト系
脳代謝賦活薬	脳神経細胞の代謝促進	チトクロム C，アテノシンシリン酸（ATP），γ-アミノ酪酸（GABA）

(6) 精神科用薬

精神，神経疾患に用いられる薬物で，表11-2 に示すようなものがある．

(7) 循環器用薬

心機能の改善をもたらす強心薬（ジギタリス薬など）をはじめとして，抗不整脈薬，狭心症治療薬，血管拡張薬，降圧薬，昇圧薬，利尿薬などが使用される．

(8) 呼吸器用薬

気管支拡張薬，気管支喘息治療薬，呼吸促進薬，鎮咳薬，去痰薬などが使用される．

(9) 消化器用薬

消化管疾患に対しては，消化薬，制酸薬，鎮痙薬，抗潰瘍薬，止瀉薬，整腸薬，下剤などが投与される．肝胆道系疾患には，肝庇護薬，利胆薬などが用いられる．

(10) ホルモン薬

内分泌疾患に対して，欠乏するホルモンを補うために，ホルモンそのもの，ホルモン類似物質，合成化合物などが使われる．遺伝子組換えによる製剤も多い．性ホルモン，副腎皮質ホルモン，成長ホルモン，ゴナドトロピンなどの下垂体ホルモン，甲状腺ホルモン，インスリン，消化管ホルモンなどがある．

（11）ビタミン薬

ビタミン欠乏症に対し，欠乏するビタミンを補充する製剤である．経口薬が多いが，胃全摘後のビタミン B_{12} 欠乏性巨赤芽球性貧血には筋注製剤が使われる．

3. 栄養食事療法

（1）意　義

食事内容を是正することで治療する方法で，治療の根幹となる．不足している熱量や栄養素を補充したり，逆に摂取過剰の栄養素を制限したりして治療する．生活習慣病の予防や早期の治療に，とくに重要である．ビタミン欠乏症や鉄欠乏性貧血には疾患の原因となる不足栄養素を補って治療する．

（2）応　用

① 代謝疾患

糖尿病や脂質異常症には，過剰な熱量や糖質・脂質の過剰摂取を控えて治療する．

② 肝疾患

急性肝炎に対しては，炎症で破壊された肝細胞の再生を促すために，熱量やタンパク質を十分に補う．アルコールが原因の肝疾患に対しては飲酒を控えさせる．脂肪肝に対しては，熱量や脂質の摂取を制限する．

③ 腎疾患

慢性腎臓病やネフローゼ症候群には，重症度に応じて蛋白質や塩分・水分の摂取を制限する．

④ 心臓・循環器疾患

循環血液量を減らして心臓・循環器への負担を軽減させるために，食塩や飲水量の摂取を制限する．

4. 理学療法

　　　　身体の障害に対し，基本動作能力を回復させるために行う運動療法や物理療法をいう．運動療法には，関節可動域訓練，筋力増強訓練，複合基本動作訓練，日常生活動作訓練，体力調整訓練などがある．物理療法には，温熱療法，寒冷療法，電気療法，光線療法，牽引療法などがある．現在では，機能訓練や日常生活動作訓練などが主体となり，物理療法は従になっている．詳細は本シリーズの『リハビリテーション医学』を参照のこと．

5. その他の療法

1）手術療法の概要と適応疾患

　　　　手術を前提とした治療法である．手術の適応の判定には，手術によってもたらされる効果や，成功率・死亡率・予後などを十分に考慮し，かつ患者あるいは家族の同意を得ることも必要である．
　　　　手術は，消化管潰瘍穿孔など，診断後速やかに手術しなければならない場合（緊急手術）と，胆石症のように全身状態をみながら適当な機会を選んで手術する場合（待機手術）とがある．さらに，その中間的な，準緊急手術，準待機手術がある．手術をいつ行うかは，病因，疾患の種類，病態，合併症の有無，経過，年齢，社会的・心理的因子などの因子から総合的に判断される．適切な手術のタイミングを選ばないと，手術成績は向上しない．

2）放射線療法の概要

　　　　放射線は，ことに分裂，増殖をさかんに行っている細胞を損傷し，破壊する．この作用を応用して悪性腫瘍の治療に利用されている．また，治療上あるいは美容上，ほかの方法では治療困難な良性疾患，たとえば一部の血管腫やケロイド治療に用いられることもある．X線，γ線，β線，高エネルギー電子線などが治療に応用されている．照射法には，外部照射，腔内照射，組織内照射などがあり，疾患に応じて使い分けられる．
　　　　放射線療法は単独で行われるだけでなく，治療成績を向上させるため，手術，化学療法，高圧酸素療法，温熱療法などとの併用も行われている．

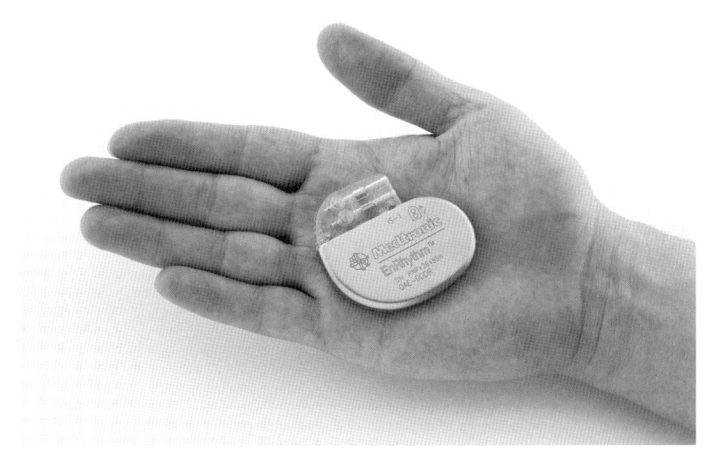

図 11-1　植込み型心臓ペースメーカー
(商品名：メドトロニック社の心臓ペースメーカー"EnRhythm". 写真提供：日本メドトロニック株式会社)

3) 集中治療の概要

　急性心筋梗塞，脳血管障害急性期，重度外傷など，重症患者に対して疾患別や診療科別の治療ではなく，循環，呼吸など生命の維持をはかるため，患者の状態把握のためのモニタリングシステムを完備したユニットで治療を行うものである．あらゆる最先端の医療機器が備えられ，一定のトレーニングを受けた医師や看護師の専門集団によって治療が行われる．これにより，従来は救命しえなかった患者でも社会復帰することが可能になっている．

4) 透析療法の概要

　血液を半透膜を用いて透析し，水分や溶質を除去して血液を浄化する治療法で，急性腎不全および慢性腎不全，薬物中毒の治療として行われる．血液を透析器に導いて浄化する血液透析と，透析液を腹腔内に注入して腹膜の半透膜機能を利用して透析を行う腹膜透析とがある．

5) 人工ペースメーカーの概要

　高度房室ブロックや洞機能不全症候群などでめまい，失神，心不全症状などがある患者や，発作性頻拍のある場合に，心拍リズムを改善させるために行われるものである．体外式ペースメーカーと植込み型ペースメーカーがあり，電気的刺激を与えて不整脈を治療する（図 11-1）．

6）輸液療法の概要

経口摂取ができない場合，または経口摂取のみでは不十分な場合に，①水電解質，酸塩基平衡の是正と維持，②循環血液量の維持，③栄養保持などを目的して点滴で輸液療法が行われる．輸液療法には，水電解質の喪失を補充する補充輸液（欠乏量輸液）と，体液バランスを維持する維持療法がある．長期にわたる維持輸液では，高カロリー輸液が行われる．

7）輸血療法の概要

外傷，手術，消化管潰瘍などで大量の出血が起きた場合や，再生不良性貧血や白血病などの血液疾患で，輸血が行われる．血液製剤には，血液そのものの全血製剤のほか，血液の各成分を分離した血液成分製剤，血漿蛋白を分離精製した血漿分画製剤（免疫グロブリン製剤，アルブミン製剤，凝固因子製剤など）がある．副作用の防止，血液の有効利用からは全血よりも成分輸血が好まれる．

8）体位ドレナージの概要

長期臥床患者などを対象に，肺炎を予防するために痰の排出を行う呼吸理学療法である．事前に気道内加湿や去痰薬などを使用して痰の排出を促進し，体位を変えて重力によって喀痰を排出させる．時間は10〜30分かけて1日2回程度行うのがよいとされる．

9）ネブライザー療法の概要

液体エアロゾル（気体中に分散する液体微粒子）を吸入させ，喀痰の排出を促す療法である．

10）全身麻酔，局所麻酔

麻酔は，手術や検査を円滑に行う目的で，種々の薬物を使って疼痛を一時的に除く手段である．局所麻酔と全身麻酔とがある．

局所麻酔は，患者の意識を失わせることなく，身体の一部を無痛状態とし，手術や処置を行う．表面麻酔，局所浸潤麻酔，神経ブロック，脊椎麻酔，硬膜外麻酔，局所静脈麻酔などがある．

全身麻酔は，患者の意識を喪失させて手術や処置を行う方法である．筋弛緩を伴う吸入麻酔，静脈麻酔，直腸麻酔などがある．

11）神経ブロック

　治療が困難な難治性疼痛に対し，神経に直接あるいはその付近に局麻薬などを注入して神経刺激の伝達を遮断する方法が神経ブロックである．後頭神経痛，三叉神経痛，帯状疱疹後痛，坐骨神経痛などの神経痛や，五十肩，頸腕症候群，頸椎むち打ち症候群，椎間板ヘルニア，変形性脊椎症，悪性腫瘍などに対して行われる．

12）ターミナルケア（緩和医療）

　余命が3～6か月と診断された患者や，現時点ではそれ以上の積極的治療の効果が期待できないと判断された患者，およびそれらの家族に対し，症状の緩和と苦痛の除去を主体としてQOL（生活の質）の向上を目指して行われる医療・看護をいう．たとえば根治療法が期待できない末期癌患者に対し，肉体的および精神的苦痛を除き，本人ならびに家族が残された人生を享受できるように支援する．

　ターミナルケアは，種々の角度からの支援が必要で，医師，看護師，医療ソーシャルワーカー，作業療法士，理学療法士，栄養士，薬剤師，宗教家，ボランティアや家族などを含めたチームで担当することが望まれる．

13）臓器移植

　欠損したり重篤な疾病のために健康な臓器を移植する療法である．皮膚移植，骨移植，骨髄移植，腎移植，心臓移植，肝移植などの臓器移植も行われる．臓器移植では，組織適合性や拒絶反応などの医学的問題に加え，法律的・社会的な制約も課題となっている．

第12章 臨床心理

1. 患者の心理　279
    1）精神・心理機能
    2）心身相関
    3）気分障害（感情障害）／神経症性障害，ストレス関連障害および身体表現性障害
2. 心理学的検査・評価方法　281
    1）面接法
    2）知能検査
    3）人格（性格）検査
    4）ＣＭＩ調査票（コーネルメディカルインデックス Cornell Medical Index：CMI）
    5）認知症の評価
3. カウンセリング　283
    1）カウンセリング
4. その他の療法　284
    1）精神分析法
    2）自律訓練法
    3）心理療法の概要

1. 患者の心理

1）精神・心理機能

　疾患に罹患した患者に対し，前景に出ている種々の身体症状にのみ目を向けるだけでは不十分である．身体症状の背後にあって症状の発生や持続と深い関連のある精神・心理的なストレス状況，生活習慣，患者の人格，病気への心構えなどにも注意をはらい，全人的な立場から患者を理解することが大切である．このためには，身体医学的な知識だけでなく，患者の精神・心理状態や感情と，各器官の機能との密接な関連性について，十分な知識と理解をもつことが不可欠である．

2）心身相関

　大脳とくに辺縁系や視床下部の活動は，自律神経系や内分泌系を介して，身体機能に変化を与える．このため，心理的な要因が身体の機能に影響を与え，逆に身体的な要因が心理・精神機能に影響を与える（心身相関）．たとえば，恐怖という情動が視床下部を刺激し，またアドレナリンの分泌を高めて心拍数を増加させ，自覚的には心悸亢進をもたらし，これがさらに不安を増大させる．

このような心身相関は生理的に認められるが，この場合はある程度にとどまり，かつ一過性である．しかし，正常ではみられない情動と密接な関係が，特定の器官系に持続して存在し，心身症となって発症することがある．このような考えに基づいて，心身相関の立場から生体や病気を総合的に扱うことが重要になる．

3）気分障害（感情障害）／神経症性障害，ストレス関連障害および身体表現性障害

精神的原因（心因）によって起こる精神神経症状をもつ疾患で，複雑かつ多彩な状態像を示す．症状としては，神経衰弱状態，心気状態，不安状態，抑うつ状態，強迫状態，離人状態，敏感状態，ヒステリー状態などがあげられる．症状の発現には，心因によって引き起こされる内的抗争ないし不安が重要な役割を演じている．この心因は，性格要因と環境要因との複雑な働きあいによって形成される．

世界保健機関（WHO）が作成したICD-10（International Statistical Classification of Diseases and Related Health Problems, 10th Revision：疾病および関連保健問題の国際統計分類第10回修正）により，気分障害（感情障害），神経症性障害・ストレス関連障害および身体表現性障害は，次のように分類される．

気分障害（感情障害）
① 躁病エピソード
② 双極性感情障害〈躁うつ病〉
③ うつ病エピソード
④ 反復性うつ病性障害
⑤ 持続性気分障害（感情障害）
⑥ その他の気分障害（感情障害）
⑦ 詳細不明の気分障害（感情障害）

神経症性障害，ストレス関連障害および身体表現性障害
① 恐怖症性不安障害
② その他の不安障害
③ 強迫性障害
④ 重度ストレスへの反応および適応障害
⑤ 解離性障害（転換性障害）
⑥ 身体表現性障害
⑦ その他の神経症性障害

2. 心理学的検査・評価方法

　心身症，神経症など，心理的因子が発病および病変の進展に大きく関与している場合，患者の心理社会面の検査が重要である．すなわち，発病や経過に関係のある感情問題の有無と内容，そのような問題を引き起こした患者の性格や生活環境，患者の性格を培った幼児期からの生活史などをくわしく調べる．この目的には，まず面接により確認するとともに，患者の性格・感情問題などについての客観的データを得るための諸種の心理テストが行われる．

1）面接法

　患者や家族から下記のような事柄を聴取し，現在の身体症状の発生の背後にある感情問題，性格のひずみ，生活環境，生活史などを確認する．

　a．主訴，受診の動機
　b．症状発現時の心理社会的な状況
　　① 対人関係における葛藤（家庭，職場，学校など）
　　② 仕事の内容，経済的状況
　　③ 環境上の変化（転職，近親者の死など）
　c．生育歴
　　① 基本的安定感や甘えの問題（両親との愛情問題，しつけなど）
　　② 両親からの分離，処罰など
　　③ 自己同一性や自主性の障害
　d．性格傾向や適応状態（不適応の繰り返し）
　e．過去の治療関係（医療不信など）

2）知能検査

　知能は1つの精神機能であり，それ自体は測定することができないが，一定の標準化された課題に対する作業を通して，知能を推定する．知能検査によって得られた知能年齢を生活年齢で割ったものが知能指数（intelligence quotient：IQ）である．

　　IQ＝知能年齢／生活年齢×100

　知能検査では，個人を対象とした個人的知能検査と，集団を対象とした集団的知能検査がある．田中・ビネー式知能検査，ウェクスラー成人知能検査（WAIS），児童用ウェクスラー知能検査（WISC），脳研式知能検査などが行われる．また，知能のなかの記

銘力を，数字，文字や言葉，図形などを用いて調べる記銘力検査もあり，三宅式記銘力検査，ベントン式視覚記銘検査などが行われる．

3）人格（性格）検査

人格の傾向・特性や人格障害といった，情意面の測定を目的とする検査法で，質問紙法と投影法がある．

質問紙法は，一定の質問に対して，「はい」「いいえ」「どちらでもない」の答えを選択させる．その結果の妥当性（ある性格傾向を表すのにふさわしいかどうか）と信頼性（同じ人に2回以上繰り返しても人格の変化がないかぎり再現性があるかどうか）について統計的に処理される．健康調査票（CMI），矢田部-ギルフォード（Y-G）性格検査，ミネソタ多面的人格目録（MMPI）などがある．

投影法は，直接的な質問によらず，人格像の内面を何かに投影（精神内界を外界のなんらかの対象に属するものとして知覚する）させて判定する方法である．無意味な図形，意味不明瞭でさまざまに解釈できる絵画，不完全な問いといった，漠然とした課題に対する解釈や反応から性格特徴をとらえる．文章完成テスト（SCT），絵画欲求不満テスト（PFスタディ），ロールシャッハテスト，絵画統覚検査（TAT）などがある．

4）CMI調査票（コーネルメディカルインデックス Cornell Medical Index：CMI）

コーネル大学のブロードマンらによって開発された心理テストで，患者の心身両面における自覚症状を比較的短時間に調査する目的で実施される．質問項目は身体的自覚症160項目，精神的自覚症51項目からなる．心身症外来で使用されている．

5）認知症の評価

認知症の評価には，わが国では改訂長谷川式簡易知能評価スケールが使用されている（図12-1）．

	改訂　長谷川式簡易知能評価スケール（HDS-R） 20点以下を認知症		
（検査日：　　年　　月　　日）			（検査者：　　　　）
氏名：	生年月日：　　年　　月　　日		年齢：　　歳
性別：男／女	教育年数（年数で記入）：　　年	検査場所	
DIAG：	（備考）		

	質問内容		配点
1	お歳はいくつですか？（2年までの誤差は正解）		0　1
2	今日は何年の何月何日ですか？　何曜日ですか？ （年，月，日，曜日が正解でそれぞれ1点ずつ）	年 月 日 曜日	0　1 0　1 0　1 0　1
3	私たちが今いるところはどこですか？（自発的にできれば2点　5秒おいて，家ですか？　病院ですか？　施設ですか？　の中から正しい選択をすれば1点		0　1　2
4	これから言う3つの言葉を言ってみてください．あとでまた聞きますのでよく覚えておいてください． （以下の系列のいずれか1つで，採用した系列に○印をつけておく） 1:a) 桜　b) 猫　c) 電車　2:a) 梅　b) 犬　c) 自動車		0　1 0　1 0　1
5	100から7を順番に引いてください（100引く7は？　それからまた7を引くと？　と質問する．最初の答えが不正解の場合は打ち切る）	（93） （86）	0　1 0　1
6	私がこれから言う数字を逆から言ってください（6-8-2,3-5-2-9を逆に言ってもらう（3桁逆唱に失敗したら打ち切る）	2-8-6 9-2-5-3	0　1 0　1
7	先ほど覚えてもらった言葉をもう一度言ってみてください．（自発的に回答があれば各2点．もし回答がない場合，以下のヒントを与え，正解であれば1点）　a) 植物　b) 動物　c) 乗り物		a：0　1　2 b：0　1　2 c：0　1　2
8	これから5つの品物を見せます．それを隠しますので何があったか言ってください．（時計，鍵，タバコ，ペン，硬貨など必ず相互に無関係なもの）		0　1　2 3　4　5
9	知っている野菜の名前をできるだけ多く言ってください（答えた野菜の名前を右欄に記入する．途中で詰まり，約10秒間待っても出ない場合にはそこで打ち切る）　0～5=0点，6=1点，7=2点，8=3点，9=4点，10=5点		0　1　2 3　4　5
		合計得点：	

図12-1　認知症の知能検査（認知症の評価スケール）

3. カウンセリング

1）カウンセリング

　　心身症では，診断のために行う面接過程そのものが同時に治療的側面を有している．カウンセリングとは，面接による治療を意味している．

　　面接では，治療者が温かい思いやりのある態度で患者の訴えをよく聞き，受け容れ，

受容的な態度で患者に接することが重要である．こうすることで，共感的な理解がはぐくまれ，患者の抑圧された感情のエネルギーが発散される．このような良好な関係のなかで，心理的側面から生体のホメオスタシスの回復が促されるといえる．

　カウンセリングは，具体的には保証や説得・再教育として行われる．保証とは，患者の訴える身体的苦痛をよく聴取し，十分な検査を行い，病気の仕組みを説明し，患者の神経症的な不安感を和らげ，安心感を与えることである．また，説得・再教育では，病気について患者のもっている間違った考え方や不健康な生活の様式に修正を加えるものである．患者の告白・発散（治療者と自由に話をする過程で，抑圧された感情のエネルギーが放出されること）などを通じて精神的な緊張を解放し，患者に心の余裕を与える配慮が必要である．

　この治療法は，人格のゆがみがなく，自我も強く，精神的葛藤がさほど深刻でない患者に適している．また，次に述べる各種療法との適宜併用によって，よりよい治療効果が得られる．

4. その他の療法

1）精神分析法

　フロイトによって創始された治療法である．自由連想法，すなわち頭に浮かぶ考えをなんら選択しないですべてそのまま話すことや，夢の内容の聴取から，患者の抑圧した欲求，とくに幼児期体験を意識することによって，病気の本質と自己に対する洞察を深めるものである．治療者は感情的に中立的態度に終始し，適当な時期をとらえて分析的解釈を与える．このような治療形態のもとで起こる転移（解放された抑圧の感情を治療者に向けてくる状態．信頼・感謝などを向ける陽性転移と，憎悪・敵意などを向ける陰性転移がある）が，患者の抑圧した抵抗を打ち破り，真の自己洞察に導くものとされる．

　通常の面接において，分析的解釈を加えながら治療する方法を精神分析的精神療法といい，寝椅子による自由連想を行うものを古典的精神分析療法という．適応症は，ヒステリー，強迫性障害などがあり，症状として人格要因が強く関与するものである．

2）自律訓練法

　シュルツによって創始された自己催眠法の一種である．注意の集中と自己暗示を反復して練習し，身体機能や心的機能を自己調整する方法である．自律神経失調状態，スト

レス関連疾患などに適応がある．標準練習法，特殊練習法，めい想練習法の3技法がある．以下に標準練習法を述べる．

① 安静感：閉眼し，「気持ちがとても落ち着いている」という言葉を頭のなかで繰り返して，心理的な弛緩を得る．
② 公式1　重量感：「右手が重い」という言葉を頭のなかで繰り返し，右手が重く感じるようになるまで続ける．右手，左手，右足，左足の順に行い，両手，両足に重量感を感じるには通常3～6週間を要する．
③ 公式2　温感：手足に温かさを感じるように練習するもので，重量感練習と同様に行う．
④ 公式3　心臓調整：「心臓が静かに規則正しく打っている」という言葉による練習である．
⑤ 公式4　呼吸調整：「楽に呼吸をしている」という言葉による練習．
⑥ 公式5　腹部調整：「胃のあたりが温かい」という言葉の反復．
⑦ 公式6　頭部調整：「額が涼しい」という言葉の反復．

以上，段階的な公式を各1～2週間かかって修得し，次の公式に進む．最初は5分ぐらい，この後5～10分と延長していく．全段階習得するには，通常2～3か月を要する．

3）心理療法の概要

このほか，心理療法として，森田療法，交流分析法，作業療法，集団療法，環境療法などがある．また，不安・緊張・焦操・抑うつ状態が強い場合には，対症的に抗不安薬・抗うつ薬なども使用される．ソーシャルケースワーク，読書療法などの治療法もある．これらを通じて患者の精神・心理状態を安定させ，心身症状の永続的な緩解を得るようにする．

疾患をもつ患者に対し，通常は，まず身体的な治療が行われ，それに心理・社会面の治療が加えられる．いずれの治療法が行われるにしても，患者と治療者の信頼関係が基本であり，これが最も治療効果に影響を及ぼす．

索　引

欧文

γ-GT　167
γ-GTP　167
γ-グルタミルトランスペプチダーゼ　167
A/G比　165
ADL　144
ALP　167
ALT　167
ASK　168
ASO　168
assessment　18
AST　167
BMI　51, 234
body mass index　51, 234
BUN　166
CK　168
CMI調査票　282
Cr　166
CRP　168
CT　172
C反応性蛋白　168
GOT　167
GPT　167
HbA$_{1C}$　165
HDL-コレステロール　166
JCS（Japan Coma Scale）44, 264
LD　168
LDH　168
LDL-コレステロール　166
MRI　172
objective data　18
PET　174
plan　18
POMR（problem oriented medical record）　15
POS（problem oriented system）　14
ROM　142
SLE　60
SLRテスト　148
SOAP　18
subjective data　18
UN　166

ア行

アキレス腱反射　119
アセトン体　161
アダムス-ストークス症候群　33
アテトーゼ　136
アドソンテスト　146
アフタ性潰瘍　62
アプレイ押し下げ・引き上げテスト　150
アルカリホスファターゼ　167
アルブミン　165
亜急性甲状腺炎　83
悪液質　52
悪性リンパ腫　67
悪性腫瘍のリンパ節転移　67
足クローヌス　121
足の変形　103
圧覚　107
圧痛　92, 99
安静時振戦　135
イートンテスト　146
インピンジメント徴候　148
いちご舌　80
I音　88
位置覚　109
医療面接（問診）　1, 2, 4, 9, 10
易感染性　250
異常歩行　54
意識障害　264
意識状態　43
息切れ　195
一次救命処置の手順　154
一次性筋萎縮　132
一般検査　159
咽頭の異常　81
咽頭反射　115
ウェーバー検査　125
ウェルニッケ失語　47
ウロビリン体　160
植込み型心臓ペースメーカー　275
運動機能検査　129
運動失調　138
運動性失語症　47
運動測定評価　139
運動麻痺　129, 231
運動麻痺の分類　131
エコー検査　171
エックス線CT　172
エックス線検査　171
エデンテスト　146
エビ姿勢　54
栄養状態　51
栄養食事療法　269, 273
嚥下困難　255
嚥下障害　255
鉛管現象　134
折りたたみナイフ現象　134
オッペンハイム反射　121
音声チック　137
悪心　259
黄疸　57
凹足　104
嘔吐　259
温度覚　108

カ行

カウンセリング　283
ガワース・ブラガード徴候　148
ガワーズ徴候　141
下位運動ニューロン障害　131
下顎反射　116
下肢の計測　48
下肢の周径　49
下肢の病的反射　120
下肢の変形　103
下肢伸展挙上（SLR）テスト　148

索引

下肢長　48
下肢痛　228
下垂手　100
下腿周径　49
下腿長　48
仮性肥大　133
仮面様顔貌　42, 43
家族歴　14
痂皮　58, 214
過換気　38
過共鳴音　86
過高熱　30, 239
過多月経　212
潰瘍　58, 244
外因性発熱物質　240
外性器の診察　97
外反足　104
外反母趾　104
踵-膝試験　138
踵・膝試験　139
踵歩行　140
踵足　104
鉤足　104
角膜反射　115
拡張期雑音　89
片足立ち検査　140
片麻痺　131
肩こり　223
肩の痛み　225
肩押し下げ検査法　146
肩関節の検査　146
肩関節痛　226
喀血　256
完全麻痺　131
肝性浮腫　63
肝濁音　85
患者の訴え　18
患者の心理　279
換気亢進　38
渙散　31
間欠性跛行　56
間欠熱　31
間代　116
間代性痙攣　134
感音難聴　192
感覚検査　27, 28
感覚検査法　106
感覚性失語症　47

感情　45
感情障害　280
関節リウマチの手指の変形　100
関節可動域検査　142
関節痛　229
緩和医療　277
鑑別診断　1
眼球　74
眼球運動　123
眼球運動の異常　76
眼球突出　76
眼瞼　75
眼瞼下垂　75
眼振　77, 252
眼精疲労　187
眼底所見　77
眼輪筋反射　116
顔貌, 顔色　42
顔面の診察　73
顔面の麻痺　73
顔面神経麻痺　73
顔面痛　185
企図振戦　135
気管・気管支呼吸音　87
気管支肺胞呼吸音　87
気分障害　280
奇脈　33
既往歴　13
記録　6
起座（坐）位　54
起座（坐）呼吸　37
起立　140
起立性低血圧　36
亀裂　244
基礎データ　15
基礎代謝検査　170
寄生虫検査　162
期外収縮　33
丘疹　58, 244
吸引反射　122
吸啜反射　122
急性消化管出血　264
急速進行・急速治癒型　268
急速進行・増悪型　268
救急時の診察　153
救急処置　155
球麻痺　46

嗅覚　78
巨人症　49, 50
巨大舌　80
協調運動　138
協調性　45
胸囲　49
胸郭の大きさと対称性　84
胸郭出口症候群の検査法　146
胸水　257
胸痛　200
胸部の診察　84
胸部の打診　22
胸部の聴診　24
胸膜の診察　86
胸膜炎　257
胸膜摩擦音　87
強直性痙攣　134
凝固機能検査　163
局所の診察　71
局所覚　111
局所覚の脱失　111
局所覚失認　111
局所的所見　5
局所麻酔　276
棘果長　48
筋トーヌスの異常　133
筋トーヌスの亢進　134
筋トーヌスの低下　134
筋萎縮　99, 132
筋萎縮分布の特徴　133
筋緊張　99
筋性防御　92
筋電図検査　169
筋肉の異常　132
筋肥大　133
筋力低下　132
クレアチニン　166
クレアチンキナーゼ　168
クローヌス　116
グル音　26, 94
くも状指　103
くる病性側彎　98
草刈歩行　54
ケトン体　161
ケルニッヒ徴候　126
下血　262
下熱　31

下痢　209	言語障害　46	高次脳機能検査　127
解熱　31	言語中枢　47	高熱　30, 239
解熱薬　270	限局性痒症　64	高比重リポ蛋白　166
計画　18	原因療法　5, 269	高齢者の診察　156
経過記録　18	原始反射　121	喉頭の異常　82
痙笑　73	原発疹　58	項部硬直　82, 126
痙性片麻痺歩行　54	原発性肥満　235	構音障害　46
痙性対麻痺歩行　55	現症　19	膏顔　43
痙性麻痺　131	現病歴　12	腰の検査　148
痙直　134	コーネルメディカルインデックス　282	骨折による側彎　98
痙攣　134	コレステロール　166	昏睡　43, 264
傾眠　43, 264	コロトコフ音　35	昏迷　43, 264
稽留熱　31	コンピュータ断層撮影　172	根治療法　5
頸肩腕痛　224	ゴードン反射　121	混合性難聴　192
頸椎叩打法　146	ゴンダ反射　121	**サ行**
頸椎疾患のテスト法　145	呼吸　37	サーモグラフィ　172
頸動脈洞反射　119	呼吸の異常　37	3-3-9度方式　44, 264
頸部の診察　82	呼吸音　24	Ⅲ音　89
鶏歩　55	呼吸音の異常　87	嗄声　254
血圧　34	呼吸機能検査　170	座高　49
血圧計　34	呼吸困難　37, 195	猿手　100, 101
血圧測定　34	固縮　134	シェーファー反射　121
血液凝固反応　249	股関節の検査　149	ショック　246
血液検査　162	鼓音　23, 94	シンチグラム　173
血液生化学検査　165	鼓腸　94	ジストニー　136
血液分布異常によるショック　247	口蓋裂　80	ジャクソン型てんかん　135
血液量減少性ショック　247	口渇　253	ジャクソンテスト　145
血管拡張　62	口腔粘膜の異常　80	ジョルト・サイン　127
血管雑音　95	口臭　79	じん麻疹　58
血色素　162	口唇色　79	止血機構　248
血小板数　163	甲状腺の触診　82	四肢長　48
血清トランスアミナーゼ　167	甲状腺癌　83	四肢の周径　48
血清総コレステロール値　166	甲状腺腫　83	四肢の診察　100
血清総蛋白量　165	甲状腺腺腫　83	四肢の長さ　48
血痰　256	交互脈　33	四肢麻痺　131
血糖　165	考察　18	弛緩性麻痺　131
結節　58, 244	抗アレルギー薬　271	弛張熱　31
結節性紅斑　61	抗ストレプトキナーゼ　168	死の転帰　3
結膜の診察　76	抗ストレプトリジンО　168	自然治癒　268
月経異常　212	抗炎症薬　270	姿勢　52
月経困難症　212	抗菌薬　271	指導計画　17
見当識　45	肛門の診察　96	視床の障害　111
倦怠　243	肛門反射　115	視診　19
検査所見　18	後弓反張　53	視野　74
言語　46	紅斑　58	視野欠損　75
	高血圧　35	視野検査　75
	高血圧の分類　36	視力　74

索引

歯痛　186
紫斑　58, 62
自覚症状　3
自律訓練法　284
自律神経反射　119
磁気共鳴画像　172
色素脱失　57
色素沈着　57
識別感覚　110
舌の異常　80
舌の偏位　80
失神　44
失調性歩行　55
失語症　47
膝蓋腱反射　118
質問紙法　282
社会歴　13
斜頸　84
尺骨神経麻痺　101
尺骨反射　117
手指尺側偏位　102
手術療法　274
手長　48
主訴　3, 11
腫瘤　92, 244
周期性呼吸　38
周期熱　31
習慣性側彎　98
集中治療　275
重症筋無力症　46
出血傾向　248
出血時間　163
出血斑　62
循環器用薬　272
初期計画　16
所見　4
書字試験　139
書字漸大　139
女性の診察　154
女性化乳房　86
女性器の診察　97
叙述的記録　18
徐呼吸　37
徐脈　33
除脳硬直　52
除皮質硬直　53
小字症　139
小頭症　72

小児の診察　155
小脳疾患　46
小脳性運動失調　138
消化管出血　263
消化器用薬　272
症候性やせ　237
症候性低血圧　36
症候性肥満　235
症状の診察法　181
上位運動ニューロン障害　131
上肢の計測　48
上肢の周径　48
上肢の病的反射　119
上肢の変形　100
上肢の放散痛　225
上肢長　48
上肢痛　227
上殿神経域圧迫テスト　148
上腕三頭筋反射　117
上腕周径　48
上腕長　48
上腕二頭筋長頭腱伸展検査法　146
上腕二頭筋反射　116
食欲　68
食欲亢進　68
食欲不振　68, 232
触診　20
触覚　107
心音　25
心音の異常　89
心原性ショック　247
心原性浮腫　63
心雑音　89
心雑音と類似音　89
心身相関　279
心尖拍動　88
心臓の診察　88
心臓喘息　39
心臓聴診部位　25
心濁音界　88
心電図検査　169
心ブロック　33
心理学的検査・評価方法　281
心理療法　285
身体計測　48

身体所見　18
身体診察　1, 2, 5
身体表現性障害　280
身長　49
神経系の診察　27, 105
神経症性障害　280
神経性食欲不振症　237
神経性側彎　98
神経ブロック　277
振戦　135
振動覚　110
浸透圧性下痢　209
深部感覚検査　109
深部痛覚　110
深部反射　116
診察　1
診察の意義　1
診察の一般的心得　2
診察の概要　1
診察の順序　4
診察の方法　9
診察，診断，治療のプロセス　2
診察法の種類　4
診断　1
診断計画　17
診療録　6
滲出性下痢　209
滲出性腹水　94
人格（性格）検査　282
人工ペースメーカー　275
腎性浮腫　63
腎臓の微細構造　70
ストレス関連障害　280
スパーリングテスト　146
スパイロメーター　170
スプーン状爪　65
頭痛　182
頭痛の診察の進め方　184
頭痛の分類　183
水痘　60
水頭症　72
水疱　58, 244
睡眠　68
睡眠障害　242
錐体外路系障害　131
錐体路系障害　131
随意性跛行　56

髄液検査　164
髄膜刺激症状検査　126
鋤手　103
せん妄　44
正常血圧　35
正常呼吸　37
正常呼吸音　24, 86
正常心音　88
正常体温　30
正常脈拍　32
正中神経麻痺　101
生活指導　269
生命徴候　29
生理学的検査　169
声音振盪　86
声音聴診　87
清音　22
精神科用薬　272
精神状態　43
精神・心理機能　279
精神分析法　284
精巣挙筋反射　115
静止時振戦　135
静力学的側彎　98
整脈　32
赤沈　162
咳　193
咳の原因　194
咳反射の経路　193
脊髄の障害　112
脊髄横断症候群　112
脊髄神経デルマトーム　108
脊髄性運動失調　138
脊柱の異常　98
脊椎カリエスによる側彎　98
赤血球の容積　162
赤血球数　162
赤血球沈降速度　162
絶対性不整脈　33
舌の異常　80
舌の偏位　80
先端巨大症　50
先天性側彎　98
尖足　103
腺塊形成　67
潜血反応　161
全身性エリテマトーデス　60
全身の診察　41

全身的所見　5
全身麻酔　276
全治　3
前庭・迷路性運動失調　138
前方引き出しテスト　152
前腕周径　48
前腕長　48
喘息性呼吸困難　39
喘鳴　39
漸次増悪型　268
早朝覚醒　242
蒼白　57
総コレステロール　166
総蛋白　165
瘙痒　64
造影撮影　171
臓器移植　277
足長　48
足底反射　115
測定法　26
続発疹　58

タ行

ターミナルケア　277
ダウバーン徴候　147
他覚所見　3
多幸状態　45
多尿　217
多毛症　64
打診　21
打診音の種類　22
唾液腺腫脹　83
太鼓ばち指　102, 103
体位　52
体位ドレナージ　276
体温　29
体温調節のしくみ　239
体温の異常　30
体格　50
体格指数　51, 234
体型　50
体重　49
体重減少の原因　237
体重増加の判断基準　235
体平衡の維持　189
体毛　64
対光反射　119, 125

対症療法　5, 269
退院時要約　18
帯状疱疹（帯状ヘルペス）　60
大字症　139
大腿周径　49
大腿神経伸展テスト　148
大腿長　48
大頭症　72
大脳皮質の障害　111
代償療法　269
濁音　22
脱毛症　72
樽状胸　84, 85
単純X線検査　171
単純性びまん性甲状腺腫　83
単純性やせ　237
単純性肥満　235
単麻痺　131
蛋白分画　165
痰　193
男性性器の診察　97
チアノーゼ　57
チック　137
チャドック反射　120
治療　267
治療計画　17
治療法の種類　6
知的障害　44
知能　44
知能検査　281
蓄尿障害　214
中枢性めまい　189
中枢性運動麻痺　231
中性脂肪　166
中等度熱　239
虫垂炎の圧痛点　93
超音波検査　171
腸管運動異常による下痢　210
腸雑音　26
徴候　4
潮紅　57
聴診　23
聴診音の種類　24
聴診器　23
聴力　79
直腸の診察　96

鎮痛薬　270	動揺性歩行　55	**ハ行**
ツェルマク-ヘーリング反射　119	瞳孔異常　76	ハンター舌炎　80
つま先歩行　140	特殊療法　269	バイタルサイン　29
対麻痺　131	特発性側彎　99	バセドウ病　83
痛覚　108	特発性浮腫　63	バビンスキー反射　120
継足歩行　140	突進歩行　54	バリスムス　136
爪の状態　65	**ナ行**	パーキンソン病　16
爪白癬　65	内因性発熱物質　240	パーキンソン病の肢位　52
デュピュイトラン拘縮　103	内視鏡検査　174	パーキンソン歩行　54
てんかん大発作　135	内臓蓄積型肥満　235	パトリックテスト　150
低栄養性浮腫　63	内反足　104	はさみ脚歩行　55
低血圧　36	難聴　192	はしか　59
低身長症　49, 50	Ⅱ音　89	ばち状指　103
低体温　30, 31	二次性筋萎縮　132	羽ばたき振戦　136
低張性利尿　217	二次性高血圧　35	把握反射　122
低比重リポ蛋白　166	二次性リンパ節炎　66	波状熱　31
点状出血斑　62	二点識別覚　110, 111	長谷川式簡易知能評価スケール　283
転帰　3	日本昏睡尺度　44, 264	歯の異常　81
転子果長　48	日常生活動作　144	肺の診察　86
伝音難聴　192	入眠障害　242	肺の打診　86
伝染性単核（球）症　67	乳酸脱水素酵素　168	肺肝境界　85
トーマステスト　149	乳房の診察　85	肺下界　86
トリグリセリド　166	尿　70	肺胞呼吸音　87
トレムナー反射　120	尿の色調・混濁　159	背部の診察　98
トレンデレンブルグ徴候　150	尿のpH　160	排尿　69
トレンデレンブルグ歩行　56	尿検査　159	排尿障害　214
吐血　262	尿酸　166	廃用性萎縮　132
徒手による整形外科学的検査法　145	尿素窒素　166	梅毒　67
徒手筋力検査法　143	尿蛋白　160	白斑症　80
途中覚醒　242	尿中ビリルビン　160	白板症　80
投影法　282	尿沈渣　161	白血球数　163
疼痛性側彎　99	尿糖　160	白血病　67
疼痛性跛行　56	尿排出障害　214	発汗　63
透析療法　275	尿比重　159	発疹　58, 244
登はん性起立　141	尿量　159	発熱　30, 239
等張性利尿　218	認知症　44	鳩胸　84
橈骨神経麻痺による下垂手　101	認知症の知能検査　283	鼻の診察　78
橈骨反射　117	認知症の評価　282	反射　27, 113
糖化蛋白　165	認知症の評価スケール　283	反射弓　113
頭部の診察　72	ネブライザー療法　276	反射検査　27, 28, 113
洞性不整脈　33	熱型　30	反射性瞳孔強直　125
動眼神経麻痺　123	粘膜の変化　57	反張膝　103
動悸　198	粘膜反射　115	反跳痛　93
	のぼせ　241	反動痛　93
	脳神経系の検査　123	半昏睡　264
	脳波検査　169	半盲　74
	膿疱　58, 244	

汎発性痒症　64	ブルンベルグ徴候　93	便検査　161
斑状出血斑　62	ブローカ失語　47	便通　69
瘢痕　61	不安状態　45	便秘　206
瘢痕性側彎　98	不治　3	ホフマン反射　119
ヒステリー性歩行　56	不随意運動　134	ホルネル症候群　76
ヒポクラテス顔貌　42	不正性器出血　213	ホルモン薬　272
ビタミン薬　273	不整脈　33	ボアス点　92
ビリルビン　167	不全麻痺　131	ボタン穴変形　102
びらん　58, 244	不変型　268	ボンネット徴候　148
皮下組織の変化　57	不眠　242	ボンネットテスト　148
皮膚の変化　57	浮腫　62, 219	ポジトロンCT　174
皮膚温　31	舞踏運動　136	歩行　54, 140
皮膚書字試験　111	風疹　59	保存療法　5, 269
皮膚線条　90	副雑音　87	補充療法　269
皮膚反射　115	副雑音の種類　87	放射線療法　274
皮膚病変　58	腹水　93	乏尿　215
皮膚分節　108	腹痛　203	本態性高血圧　35
冷え　241	腹部の区画　90	本態性低血圧　36
肥満　49, 51, 234	腹部の触診　20	本態性肥満　235
肥満度　234	腹部の診察　90	
疲労　243	腹部内臓の触診　95	マ行
脾腫　96	腹壁静脈の怒張　91	
微熱　30, 239	腹壁の陥凹　92	マックバーネ点　92
鼻汁　188	腹壁の緊張　91	マックマレーテスト　150
鼻粘膜反射　115	腹壁の膨隆　92	マン・ウェルニッケ肢位　52
鼻閉　188	腹壁反射　115	麻疹　59
鼻翼呼吸　78	腹鳴　26, 94	斑　244
膝クローヌス　121	複合感覚検査　110	末梢神経の障害　112
膝の側方動揺性の検査法　151	複視　76	末梢性運動麻痺　231
膝の変形　103	輻輳（調節）反射　119	末梢前庭性めまい　189
膝関節の検査　150	輻輳反射　125	満月様顔貌　42
表在性感覚検査　107	振子様運動　134	満月様顔貌　43
表在性反射　114	分泌性下痢　210	慢性甲状腺炎（橋本病）　83
評価　18	分利　31	慢性進行型　268
標準体重　51, 234	ヘマトクリット　162	ミオクローヌス　137
病的反射　119	ヘモグロビン　162	みずほうそう　60
病変部位別の感覚障害　111	ヘモグロビンA_{1C}　165	味覚の検査　80
病歴聴取　9	ベーチェット病　62	水電解質の調節　70
貧血　251	ベルクロラ音　25	耳の診察　78
貧毛症　64	ベル現象　77	耳鳴り　191
頻呼吸　37	ペインフルアーク徴候　147	脈圧　34
頻脈　33	ヘバーデン結節　102	脈拍　31
ブシャール結節　102	閉塞性ショック　247	脈拍の触診　32
ブラウンセカール症候群　112	変換運動　139	無害性雑音　89
ブルジンスキー徴候　127	変形性膝関節症が起こるメカニズム　230	無尿　215
	扁桃の異常　81	無毛症　64
	扁平足　104	無欲状顔貌　42
		無欲状態　43
		メズサの頭　91

メンデル・ベヒテレフ反射　121
めまい　189
眼の診察　74
面接法　281
モーレイテスト　146
モロー反射　122
網赤血球　162
問診（医療面接）　1, 2, 4, 9, 10
問題リスト　16
問題解決志向システム　14
問題解決志向型診療録　15

ヤ行

ヤーガソンテスト　146
やせ　49, 52, 236
夜間睡眠経過図　69
薬物療法　270, 271
輸液療法　276
輸血療法　276
指の太さ　48
指-鼻試験　138
指-指試験　138
弓そり緊張　53
4の字テスト　150
予後　2
予後不良　2
予後良好　2
腰下肢痛　228
腰痛　228
抑うつ状態　45

ラ行

ライトテスト　146
ラックマンテスト　152
ランツ点　92
落屑　244
落下手　100
リンネ検査　125
リンパ節　66
リンパ節結核　67
リンパ節腫脹　66, 83
梨状筋伸展テスト　148
理学療法　274
立体覚失認　111
立体認知　111
立体認知不能　111
臨床検査法　157
臨床心理　279
臨床診断・治療の過程　158
鱗屑　61, 244
るいそう　49, 236
瘻孔　244
レイノー現象　64
ロザリオ胸　85
ロッソリモ反射　121
ロンベルグ徴候　141
漏出性腹水　94
漏斗胸　85
肋骨念珠　85

ワ行

ワルテンベルグ反射　120
鷲手　100, 101

【著者略歴】

奈良 信雄
- 1950年 香川県に生まれる
- 1975年 東京医科歯科大学医学部卒業
- 1987年 東京医科歯科大学医学部講師（第1内科）
- 1990年 東京医科歯科大学医学部助教授（臨床検査医学）
- 1994年 東京医科歯科大学医学部教授（臨床検査医学）
- 1975年 東京医科歯科大学大学院医歯学総合研究科教授（臨床検査医学分野）
- 2002年 全国共同利用施設医歯学教育システム研究センター教授（併任）
- 2006年 同センター長
- 2015年 順天堂大学医学部特任教授，東京医科歯科大学名誉教授，東京医科歯科大学医学部特命教授（〜2017年）
- 2018年 日本医学教育評価機構常勤理事，順天堂大学客員教授，東京医科歯科大学名誉教授
- 現在に至る　医学博士

臨床医学総論 第2版　　　ISBN978-4-263-24171-4

1991年 7月25日　第1版第 1 刷発行
2008年 1月20日　第1版第19刷発行
2009年 3月25日　第2版第 1 刷発行
2025年 1月10日　第2版第17刷発行

編　集　公益社団法人
　　　　東洋療法学校協会

著　者　奈良信雄

発行者　白石泰夫

発行所　医歯薬出版株式会社

〒113-8612　東京都文京区本駒込1-7-10
TEL.（03）5395—7641（編集）・7616（販売）
FAX.（03）5395—7624（編集）・8563（販売）
https://www.ishiyaku.co.jp/
郵便振替番号 00190-5-13816

乱丁，落丁の際はお取り替えいたします　　印刷・あづま堂印刷／製本・明光社

© Ishiyaku Publishers, Inc., 1991, 2009. Printed in Japan

本書の複製権・翻訳権・翻案権・上映権・譲渡権・貸与権・公衆送信権（送信可能化権を含む）・口述権は，医歯薬出版（株）が保有します．

本書を無断で複製する行為（コピー，スキャン，デジタルデータ化など）は，「私的使用のための複製」などの著作権法上の限られた例外を除き禁じられています．また私的使用に該当する場合であっても，請負業者等の第三者に依頼し上記の行為を行うことは違法となります．

JCOPY＜出版者著作権管理機構 委託出版物＞

本書をコピーやスキャン等により複製される場合は，そのつど事前に出版者著作権管理機構（電話 03-5244-5088，FAX 03-5244-5089，e-mail : info@jcopy.or.jp）の許諾を得てください．